头颈部肿瘤多学科诊疗
病例精选

主　审　唐平章　徐震纲
主　编　李正江
副主编　张宗敏　徐　伟

编　者（以姓氏笔画为序）

王　玲　大连市友谊医院　　　　　　李春齐　云南省玉溪市人民医院

王之奇　山东省肿瘤医院　　　　　　邱小平　陕西省人民医院

田　涛　山东省曹县人民医院　　　　张宗敏　中国医学科学院肿瘤医院

宁文娟　中国医学科学院肿瘤医院　　陈明骞　北京桓兴肿瘤医院

吕正华　山东省耳鼻喉医院　　　　　徐　伟　山东省耳鼻喉医院

刘　杰　中国医学科学院肿瘤医院　　徐思源　中国医学科学院肿瘤医院

刘　皖　中国医学科学院肿瘤医院　　黄　楠　中国医学科学院肿瘤医院

刘学识博杰　吉林大学第二医院　　　黄樱城　中国医学科学院肿瘤医院

李正江　中国医学科学院肿瘤医院　　温树信　山西医科大学第一医院

李会政　大连市友谊医院　　　　　　魏福国　山东省曹县人民医院

秘　书（以姓氏笔画为序）

安常明　中国医学科学院肿瘤医院　　张溪微　中国医学科学院肿瘤医院

张亚冰　中国医学科学院肿瘤医院　　赵博慧　中国医学科学院肿瘤医院

人民卫生出版社

图书在版编目（CIP）数据

头颈部肿瘤多学科诊疗病例精选 / 李正江主编 . —
北京：人民卫生出版社，2019
ISBN 978-7-117-27929-1

Ⅰ.①头… Ⅱ.①李… Ⅲ.①头颈部肿瘤 – 诊疗 – 病
案 – 汇编 Ⅳ.① R739.91

中国版本图书馆 CIP 数据核字（2019）第 079082 号

人卫智网	www.ipmph.com	医学教育、学术、考试、健康， 购书智慧智能综合服务平台
人卫官网	www.pmph.com	人卫官方资讯发布平台

头颈部肿瘤多学科诊疗病例精选

主　　编：李正江
出版发行：人民卫生出版社（中继线 010-59780011）
地　　址：北京市朝阳区潘家园南里 19 号
邮　　编：100021
E - mail：pmph @ pmph.com
购书热线：010-59787592　010-59787584　010-65264830
印　　刷：三河市宏达印刷有限公司（胜利）
经　　销：新华书店
开　　本：787×1092　1/16　　印张：23
字　　数：560 千字
版　　次：2019 年 6 月第 1 版　2019 年 6 月第 1 版第 1 次印刷
标准书号：ISBN 978-7-117-27929-1
定　　价：178.00 元

打击盗版举报电话：010-59787491　E-mail：WQ @ pmph.com
（凡属印装质量问题请与本社市场营销中心联系退换）

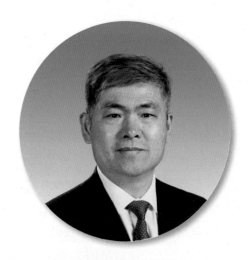

　　李正江，国家癌症中心、国家肿瘤临床医学中心、中国医学科学院北京协和医学院肿瘤医院头颈外科，主任医师，博士生导师。1988 年 7 月毕业于山东医科大学医学系，获学士学位；2000 年 7 月毕业于中国协和医科大学，获博士学位。2004 年以访问学者在英国普尔医院学习。大学毕业后一直在中国医学科学院肿瘤医院工作。目前担任中国医药教育协会常务副理事，中国医药教育协会头颈肿瘤专业委员会主任委员，北京抗癌协会甲状腺癌专业委员会副主任委员；中国医疗保健国际交流促进会耳鼻咽喉头颈外科分会委员；曾担任中国抗癌协会头颈肿瘤专业委员会委员。目前担任《中华耳鼻咽喉头颈外科杂志》《中国耳鼻咽喉头颈外科杂志》《国际耳鼻咽喉头颈外科》《中国医药科学》编委。目前主要从事头颈肿瘤的外科治疗，对甲状腺肿瘤、腮腺肿瘤、喉癌、下咽癌、口腔口咽癌、颈段食管癌、鼻腔鼻旁窦癌和鼻咽癌及头颈部的软组织肿瘤等外科治疗积累了丰富的经验。在根治肿瘤的同时，主张对颈面部术后缺损的一期修复，以提高患者的生活质量。近年来对甲状腺癌，提出了择区性颈淋巴结清扫术在甲状腺癌患者应用，大大改善了患者的生活质量。第一作者和通信作者发表论文 40 余篇，参与著书 5 部，其中主编 1 部。

　　李正江医师等一批后起之秀编写的《头颈部肿瘤多学科诊疗病例精选》，是一本短小精悍、生动活泼的专业读物，所选用的病例都是编者自己诊治过的实例，读来真实可信，既可作为青年专科医生们很好的良师益友，也适合其他科医师浏览。

　　恶性肿瘤多学科综合治疗（multi-disciplinary team，MDT）是诊治恶性肿瘤的重要原则。从20世纪70年代开始，手术方法的精进及多学科综合治疗方案的应用提升了头颈部肿瘤患者的生存时间和生活质量。1990年同步放化疗首次用于头颈部肿瘤，1991年诱导化疗方案用于临床，提高了患者的器官功能保留率；1999年肯定了同步放化疗与单独放疗相比，对晚期头颈部肿瘤治疗效果明显提高；2006年西妥昔单抗靶向治疗联合标准化疗方案用于晚期头颈部肿瘤患者，疗效得到肯定，2011年获得FDA批准。

　　肿瘤诊治的手段、技术在快速发展，针对基因突变或缺失的更多的靶向药物、免疫药物、基因编辑和改造技术、大数据、人工智能等，肿瘤技术进入精准化、智慧化时代，MDT的内容必将更丰富，更好地服务于患者。

　　本书不仅详细描述了常见头颈部肿瘤的诊治过程，同时详细介绍了同种类型肿瘤的不同手术方式，而且结合指南和共识详细阐述了不同头颈部肿瘤的治疗原则。图文并茂，层次清晰。不同手术方式的详细记载，体现了编者精湛的外科技术，同时反映编者在各自的岗位结合各自的特点，合理地应用综合治疗措施。

　　目前我国头颈部肿瘤的治疗水平参差不齐，本书的出版有助于推动头颈部肿瘤的规范化治疗，为提高我国头颈部肿瘤诊治水平尽一份微薄的力量。

　　作为头颈部肿瘤临床工作的一名老兵，我推荐这本书，也希望在今后的再版时，能看到更多精彩的病例。

　　感谢人民卫生出版社为本书的出版提供了有利条件，感谢参与编写的同道们。最后，在编写过程中，难免出现差错，恳请读者海涵并批评指正。

唐平章

2019年3月

肿瘤多学科综合治疗（multi-disciplinary team，MDT）是根据病人的身心状况、肿瘤的具体部位、病理类型、侵犯范围（病期）和发展趋向，结合细胞分子生物学的改变，有计划、合理地应用现有的多学科各种有效治疗手段，以最适当的经济费用取得最好的治疗效果，同时最大限度地改善病人的生活质量。

头颈部肿瘤是人类最常见的类型之一，占全身恶性肿瘤的 5%，是世界范围第 6 大常见的恶性肿瘤，列肿瘤相关死亡原因的第 8 位。全球每年新诊断 644 000 例头颈癌患者，其中 2/3 在发展中国家，发病率也在逐年增加。头颈部肿瘤由于其特殊的解剖学部位，复杂而多样的类型，以及患者对功能保留的生活质量的需求，使得多学科综合治疗的需求更为迫切。由中国医学科学院肿瘤医院头颈外科、放疗科、内科、病理科及影像诊断科成立了头颈部肿瘤多学科综合治疗协作组，科室间对一些头颈部肿瘤疑难病例进行讨论以寻求合理、个性化的综合治疗方案。随着肿瘤治疗专业化的不断推进，头颈部恶性肿瘤的多学科综合治疗理念的不断强化，多学科综合治疗模式已成为提示诊疗质量的重要保障。

本书收集了 53 例常见的头颈部肿瘤，从病史采集、影像学检查、实验室检查、内镜检查、治疗过程、随诊过程，均给予详细记载，针对不同的病例，结合目前的指南和共识，给予分析讨论，为具有初步临床经验的头颈部肿瘤医师，尤其头颈外科医师提供了很好的学习平台。参与该书编写的所有编者均师从中国著名的头颈外科医师唐平章教授，体现了各自在不同的岗位、不同的医院对头颈部肿瘤综合治疗的不同理解和处理，希望该书的出版，能够进一步强化头颈部肿瘤多学科的综合治疗，加强头颈部肿瘤专业队伍的培养，提高头颈部肿瘤患者的生存率，改善其生活质量。

感谢各位同道的阅读，在阅读过程中遇到不当之处，恳请批评指正。

李正江

2019 年 3 月

目 录

甲 状 腺 癌

喉 癌

—————————————　下　咽　癌　—————————————

—————————————　口　咽　癌　—————————————

—————————————　颈段食管癌　—————————————

—————————————　口　腔　癌　—————————————

鼻腔鼻窦癌

其他良性肿瘤

甲 状 腺 癌

【病例简介】

患者男性，51 岁。因体检发现甲状腺肿物 3 周于 2017 年 3 月 23 日收住院。3 周前患者家属发现患者颈部肿胀，无声音嘶哑，无吞咽和呼吸困难。在当地医院检查，颈部超声示：甲状腺右叶囊实性混合结节，甲状腺左叶多发结节，结节性甲状腺肿可能；甲状腺左叶实性结节，建议手术治疗。为进一步诊治，于 2017 年 3 月 10 日来本院就诊。做颈胸部 CT 示：①甲状腺右叶肿物，伸入纵隔，腺瘤？结节性甲状腺肿伴腺瘤样增生？②颈部多发淋巴结肿大，良性可能大。颈部超声示：①甲状腺右叶囊实性肿物，倾向良性；甲状腺左叶上极含钙化实性结节，建议密切随访或结合穿刺；余囊实性结节，倾向良性。②双侧颈部淋巴结肿大。为手术治疗，于 2017 年 3 月 23 日以"胸骨后甲状腺肿"收住院。患者近期自觉气短加重，低头或活动后明显，体重无明显变化。

既往史：否认高血压、糖尿病、冠心病等慢性疾病病史，否认肝炎、结核等传染性疾病病史。家族史：其姐姐患甲状腺癌，健在；否认其他肿瘤史及遗传病史。

【影像学及实验室检查】

1. 2017 年 3 月 16 日颈部超声　甲状腺右叶体积明显增大，下极探及混合回声肿物，约 7.7cm×4.7cm，边界尚清，CDFI 探及少许血流信号（图 1-1）；甲状腺峡部未见明确占位；甲状腺左叶探及多个混合回声结节，大者位于中部偏上极，约 1.0cm×0.8cm，边界清楚，CDFI 探及少许血流信号；另甲状腺左叶上极探及低回声结节，范围约 0.7cm×0.5cm，边界欠清楚，回声不均，可探及点片状强回声，CDFI 探及少许血流信号；双侧中颈部探及低回声结节，右侧大者约 1.0cm×0.6cm，左侧大者约 1.3cm×0.8cm，边界清楚，淋巴门结构显示欠清楚，CDFI 探及少许门样血流信号，余双颈部及锁骨上未见明确异常肿大淋巴结。

超声诊断：

（1）甲状腺右叶囊实性肿物，倾向良性。

（2）甲状腺左叶上极含钙化实性结节，建议密切随访或结合穿刺；余囊实性结节，倾向良性。

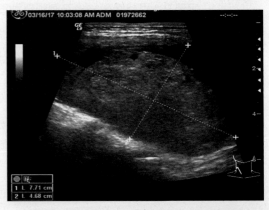

图 1-1　颈部超声示甲状腺右叶下极肿物

（3）双侧颈部淋巴结，定期复查。

2. 2017 年 3 月 10 日颈胸部 CT 甲状腺增大，其内多发结节及肿物，以右侧病变明显，约 5.2cm×6.7cm，边界清楚，部分伸入纵隔，增强后实质性成分中等略不均匀强化，部分区域可见坏死（图 1-2）。双侧颈深链及颈后三角区可见多发淋巴结肿大，大者短径约 0.8cm，锁骨上、纵隔未见明确肿大淋巴结。右下肺条索，余肺内未见明确异常，心包、胸腔未见积液。

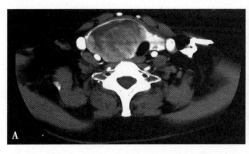 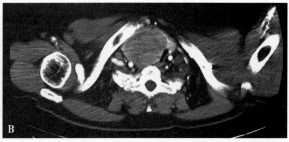

图 1-2 颈部增强 CT 示甲状腺右叶肿物部分伸入上纵隔

影像学诊断：
（1）甲状腺右叶肿物，伸入纵隔，腺瘤？结节性甲状腺肿伴腺瘤样增生？
（2）颈部多发淋巴结肿大，良性可能大。
（3）右下肺慢性炎性条索。

【入院诊断】

胸内甲状腺肿。

【治疗经过】

2017 年 3 月 26 日全麻下做甲状腺全切除 + 左颈部Ⅵ区淋巴结清扫术。

手术过程：患者平卧位，麻醉成功后，常规消毒铺巾，颈前领式切口，颈阔肌下翻皮瓣，切开颈白线，分离颈前肌群，游离双侧甲状腺，探查见甲状腺右叶一巨大肿物，大小约 7.0cm×8.0cm，边界清楚，包膜完整，质韧，部分肿物伸入胸骨后达上纵隔；左叶上极见一枚结节约 0.5cm，质硬。即做甲状腺全切除 + 左颈部Ⅵ区淋巴结清扫术。创面彻底止血后放置引流管，逐层关闭术腔，手术顺利。患者清醒后拔除气管插管，安返病房。

【术后处理】

1. 密切监测生命体征。
2. 注意伤口及引流情况，引流量每日少于 10ml 可拔除引流管。
3. 补钙，以预防暂时性甲状旁腺功能低下引起的低钙血症。
4. 术后口服左甲状腺素（优甲乐）内分泌替代和抑制治疗。
5. 术后第 1 天（2017 年 3 月 27 日）甲状旁腺素（PTH）13.82pg/ml，血钙 2.18mmol/L。

【术后病理】

（甲状腺右叶及峡部）甲状腺组织呈结节性甲状腺肿，伴腺瘤样增生；局灶滤泡上皮异型增生，形态符合滤泡型乳头状癌，镜下最大径0.2cm，未累及甲状腺被膜外组织。

（甲状腺左叶）甲状腺组呈结节性甲状腺肿，伴腺瘤样增生；散在多灶滤泡上皮增生活跃，结合免疫组化结果，诊断恶性证据不足。

（左气管食管沟淋巴结）未见转移癌（0/5）免疫组化结果显示：BRAF-V600E（-），CK19（++），TTF1（+++），Ki-67（+，密集区约2%）。pTNM分期：pT1N0。

【术后随诊】

2017年6月9日甲状腺功能：促甲状腺素（TSH）0.21μIU/ml，甲状旁腺素（PTH）60.14pg/ml，甲状腺球蛋白（TG）0.19ng/ml。

【专家点评】

文献报道结节性甲状腺肿合并甲状腺癌的发生率既往为5%~10%，而近期报道高达8.6%~22%；尸检报告进一步证实了结节性甲状腺肿合并甲状腺癌的发生率稳步上升，自2003年6%上升至2012年20%。确诊的主要手段是高分辨率的超声检查，其准确率取决于肿瘤的大小、医师的经验和耐心细致的检查，高分辨率的超声检查，成人甲状腺结节报告发病率为68%（Guth，2009）。目前，结节性甲状腺肿的外科治疗一直存在争议，争议主要集中在要不要手术干预、什么情况下手术干预及手术切除的范围。2012年中国版《甲状腺结节和分化型甲状腺癌诊治指南》对良性甲状腺结节出现下述情况推荐手术治疗：①出现与结节明显相关的局部压迫症状；②合并甲状腺功能亢进，内科治疗无效者；③肿物位于胸骨后或纵隔内；④结节进行性生长，临床考虑有恶变倾向或合并甲状腺癌高危因素。因外观或思想顾虑过重影响正常生活而强烈要求手术者，可作为手术的相对适应证。其手术原则是在彻底切除甲状腺结节的同时，尽量保留正常甲状腺组织。建议慎重使用全/近全甲状腺切除术式。后者的适应证为：结节弥漫性分布于双侧甲状腺，导致术中难以保留较多正常甲状腺组织。术中应注意保护甲状旁腺和喉返神经。

该患者为一例典型的结节性甲状腺肿，右叶结节明显增大，通过胸骨后伸入上纵隔，压迫气管，且左叶上极超声显示具有潜在的恶性可能，具备明确的手术指征，选择了甲状腺全切除、左气管食管沟淋巴结清扫。术后病理为（甲状腺右叶及峡部）甲状腺组织呈结节性甲状腺肿，伴腺瘤样增生；局灶滤泡上皮异型增生，形态符合滤泡型乳头状癌，镜下最大径0.2cm，未累及甲状腺被膜外组织；（甲状腺左叶）甲状腺组织呈结节性甲状腺肿，伴腺瘤样增生；散在多灶滤泡上皮增生活跃，结合免疫组化结果，诊断恶性证据不足；（左气管食管沟淋巴结）未见转移癌（0/5）。该患者如果术前做超声引导下FNAB或术中冰冻病理检查，也许就可以避免左气管食管沟淋巴结清扫，因此，对影像学检查怀疑恶性的甲状腺结节，建议术前做超声引导下FNAB或术中冰冻病理检查，避免过度治疗以及过度治疗带来的并发症。

颈部淋巴结转移是分化型甲状腺癌患者（尤其是≥45岁者）复发率增高和生存率降低的危险因素。20%~90%的分化型甲状腺癌患者在确诊时即存在颈部淋巴结转移，多发生于颈部中央区。28%~33% 的颈部淋巴结转移在术前影像学和术中检查时未被发现，而是在预防性中央区淋巴结清扫后得到诊断，并因此改变了分化型甲状腺癌的分期术后处理方案。因此，2012 年中国版《甲状腺结节和分化型甲状腺癌诊治指南》建议分化型甲状腺癌术中在有效保留甲状旁腺和喉返神经的情况下，行病灶同侧中央区淋巴结清扫术。而2015 年 ATA 成人甲状腺结节和分化型甲状腺癌的管理指南对肿瘤较小（T1 或 T2）、无外侵和临床淋巴结阴性的甲状腺乳头状癌不推荐预防性中央区淋巴结清扫。NCCN 指南在过去对 cN0 患者均建议预防性中央区淋巴结清扫，而 NCCN 指南 2018.V1 不推荐预防性中央区淋巴结清扫。由此可以看出，对甲状腺微小乳头状癌的中央区淋巴结的处理，目前仍未达成共识，但作者认为，如果术中确诊为甲状腺微小乳头状癌，在确保甲状旁腺功能的前提下，建议行同侧预防性中央区淋巴结清扫，避免在术后的随诊中发现区域淋巴结肿大引起的恐惧和担心。该患者术后病理发现甲状腺右叶局灶滤泡上皮异型增生，形态符合滤泡型乳头状癌，镜下最大径 0.2cm，且未累及甲状腺被膜外组织，故未再二次手术行预防性中央区淋巴结清扫，而给予随诊观察。

结节性甲状腺肿接受甲状腺全切术者，2012 年中国版《甲状腺结节和分化型甲状腺癌诊治指南》推荐术后即开始左甲状腺素（L-T_4）替代治疗，此后定期监测甲状腺功能，保持 TSH 水平在正常范围；不建议 TSH 抑制治疗。TSH 抑制治疗的原理是：应用 L-T_4 将血清 TSH 水平抑制到正常低限甚至低限以下，以求通过抑制 TSH 对甲状腺细胞的促生长作用，达到缩小甲状腺结节的目的。疗效方面：在碘缺乏地区，TSH 抑制治疗可能有助于缩小结节、预防新结节出现、缩小结节性甲状腺肿的体积；在非缺碘地区，TSH 抑制治疗虽也可能缩小结节，但其长期疗效不确切，停药后可能出现结节再生长；TSH 部分抑制方案（TSH 控制于正常范围下限，即 0.4~0.6mU/L）与 TSH 完全抑制方案（TSH 控制于 <0.1mU/L）相比，减小结节体积的效能相似。不良反应方面：长期抑制 TSH 可导致亚临床甲亢（TSH 降低，FT_3 和 FT_4 正常），引发不适症状和一些不良反应（如心率增快、心房颤动、左心室增大、心肌收缩性增加、舒张功能受损等），造成绝经后妇女的骨密度（BMD）降低。权衡利弊，不建议常规使用 TSH 抑制疗法治疗良性甲状腺结节；可在小结节性甲状腺肿的年轻患者中考虑采用；如要使用，目标为 TSH 部分抑制。该患者为结节性甲状腺肿合并甲状腺微小乳头状癌，且最大直径为 0.2cm，局限于腺体内，经分化型甲状腺癌复发风险评估属低危人群，因此，术后 TSH 水平控制正常值低线即可，5 年后控制在正常范围，避免长期 TSH 抑制带来的负面影响。

（田　涛　李正江）

【病例简介】

患者男性，42 岁。因发现甲状腺肿物 1 个月余于 2017 年 2 月 22 日收住院。1 个月前患者体检发现甲状腺肿物，无声嘶、吞咽不适、呛咳、憋气等症状。为行进一步诊治就诊于本院，超声检查：甲状腺右叶上极外侧实性病变，恶性；右颈Ⅲ、Ⅳ、Ⅴ、Ⅵ区多发淋巴结肿大，符合转移瘤；颈胸部增强 CT 检查：①甲状腺右叶上极实性小结节，需警惕恶性，请结合超声及穿刺活检，②右侧颈深链、锁骨上多发淋巴结转移；甲状腺肿物穿刺，细胞学检查为乳头状癌。为进一步治疗收入我科。发病以来，精神尚可，大小便基本正常，体重无明显变化。

既往史：否认结核、肝炎等传染病史。高血压 3 年，目前口服厄贝沙坦治疗，血压控制尚可；否认心脏病及糖尿病病史。否认药物过敏史；否认家族肿瘤遗传病史。

【影像学检查】

1. 2017 年 2 月 16 日颈部超声　甲状腺右叶上极外侧见低回声结节，约 0.7cm×1.0cm，边界不清，内回声不均匀（图 2-1）；余腺体未见明确结节及肿物。右颈Ⅲ~Ⅵ区见多发低回声病变，较大者位于 4 区，约 1.3cm×2.9cm，边界不清，内见无回声区。余颈部未见明确可疑肿大淋巴结。

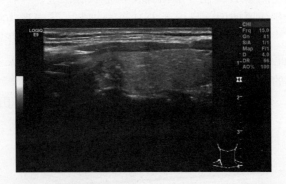

图 2-1　颈部超声示甲状腺右叶上极外侧见低回声结节

超声诊断：

（1）甲状腺右叶上极外侧实性病变，恶性。

（2）右颈Ⅲ~Ⅵ区多发淋巴结肿大，符合转移瘤。

2. 2017 年 2 月 17 日颈胸部 CT　甲状腺右叶上极可见实性小结节，大小约 0.8cm×0.6cm，强化较明显、不均、边界欠清楚（图 2-2A）；余甲状腺未见明确异常。右侧颈深链、锁骨上可见多发肿大淋巴结，大者短径约 1.6cm，部分强化较明显（图 2-2B）；左颈部、锁骨上未见明确肿大淋巴结。

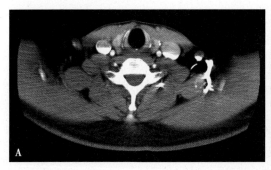 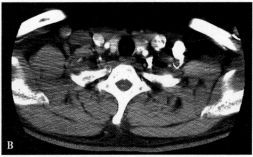

图 2-2　颈部增强 CT

A. 甲状腺右叶上极实性小结节；B. 右侧颈深链、锁骨上多发肿大淋巴结

影像学诊断：

（1）甲状腺右叶上极实性小结节，需警惕恶性，请结合超声及穿刺活检诊断。

（2）右侧颈深链、锁骨上多发淋巴结转移。

3. 2017 年 2 月 22 日超声引导下穿刺细胞学　甲状腺肿物穿刺，细胞学检查为乳头状癌。

【入院诊断】

甲状腺乳头状癌，右颈淋巴结转移。

【治疗经过】

2017 年 2 月 24 日全身麻醉下行全甲状腺切除，右颈淋巴结清扫（Ⅱ~Ⅵ区）。

手术过程：全麻成功后，常规消毒铺巾，颈前领式切口，颈阔肌下翻皮瓣，游离右胸锁乳突肌中下段，解剖颈鞘，清除Ⅲ、Ⅳ区淋巴脂肪组织，选取Ⅲ区肿大淋巴结 1 枚送冷冻；切开颈白线，游离甲状腺，探查见甲状腺右叶上极结节，直径约 1.5cm，质硬；游离甲状腺左叶，解剖左喉返神经，切除甲状腺左叶送冰冻病理检查，而后解剖右侧喉返神经，将右叶及峡部切除，随后清扫右气管食管沟淋巴脂肪组织；冰冻病理检查报告：右颈Ⅲ区淋巴结转移性甲状腺乳头状癌，左叶甲状腺结节性甲状腺肿；即向右沿皮纹延长颈部切口至斜方肌前缘，游离胸锁乳突肌上段，解剖颈鞘和副神经，予以保护，分别清扫Ⅱ和Ⅴ区的淋巴脂肪组织；彻底止血，冲洗术野，放置负压引流，逐层关闭术腔。患者清醒后拔除气管插管，安返病房。

【术后处理】

1. 密切监测生命体征。

2. 注意观察伤口及引流情况；引流量每日少于 10ml 可拔除引流管。

3. 静脉补钙以预防暂时性甲状旁腺功能低下引起的低钙血症。

4. 术后口服左甲状腺素（优甲乐）内分泌替代和抑制治疗。

5. 2017 年 2 月 25 日实验室检查（术后第 1 天）　甲状旁腺素（PTH）5.82pg/ml，血钙 2.22mmol/L，甲状腺球蛋白（TG）24.61ng/ml。

【术后病理】

（甲状腺右叶及峡部）甲状腺乳头状癌，经典型，肿瘤大小 1.1cm×0.8cm×0.6cm，累及甲状腺被膜外脂肪组织，未见明确脉管瘤栓及神经侵犯，周围甲状腺呈结节性甲状腺肿。

（甲状腺左叶）冷冻剩余组织中见甲状腺微小乳头状癌，经典型，直径 1.5mm，未累及甲状腺被膜外，未见明确脉管瘤栓及神经侵犯，周围甲状腺呈结节性甲状腺肿。

淋巴结转移性癌（8/65），部分累及淋巴结被膜外。

（1）（右颈Ⅲ区淋巴结）冰 1/1

（2）（右颈ⅡA 区淋巴结）0/10

（3）（右颈ⅡB 区淋巴结）0/2

（4）（右颈Ⅲ区淋巴结清扫）1/12

（5）（右颈Ⅳ区淋巴结清扫）2/7

（6）（右颈Ⅴ区淋巴结清扫）1/27

（7）（右气管食管沟淋巴结清扫）3/8

pTNM 分期：pT3（m）N1b

【术后随诊】

1. 2017 年 3 月 31 日实验室检查　甲状旁腺素（PTH）37.19pg/ml，促甲状腺素（TSH）2.68μIU/ml，甲状腺球蛋白（TG）0.07ng/ml。

2. 2017 年 6 月 22 日实验室检查　甲状旁腺素（PTH）44.85pg/ml，促甲状腺素（TSH）0.03μIU/ml，甲状腺球蛋白（TG）0.07ng/ml。

3. 2017 年 8 月 23 日实验室检查　甲状旁腺素（PTH）37.48pg/ml，促甲状腺素（TSH）<0.01μIU/ml，甲状腺球蛋白（TG）0.06ng/ml。

4. 2017 年 11 月 2 日实验室检查　甲状旁腺素（PTH）27.86pg/ml，促甲状腺素（TSH）0.12μIU/ml，甲状腺球蛋白（TG）0.11ng/ml。

【专家点评】

患者术前结合病史和辅助检查，确诊为甲状腺癌右颈淋巴结转移，故拟行甲状腺全切除，右颈淋巴结清扫。由于术前右颈淋巴结未行穿刺细胞学检查，故术中先行颈部Ⅲ、Ⅳ区淋巴结清扫，切取明显转移的肿大淋巴结，术中冰冻病理检查，这样可避免过度手术；这样在等待冰冻病理检查结果的时候，开始行甲状腺手术，可以节省手术等候时间；在甲状腺手术时，由于术前右叶结节穿刺细胞学已证实，故先做左叶甲状腺切除，送冰冻病理检查，而后再行右叶及峡部切除，右颈部Ⅵ区淋巴脂肪组织清扫，这时冰冻病理检查结果回报：右颈部Ⅲ区淋巴结转移性甲状腺乳头状癌，左叶甲状腺结节性甲状腺肿，结合术前影像检查，即向右沿皮纹延长颈部切口至斜方肌前缘，完成右侧颈部Ⅱ区和Ⅴ区的淋巴脂肪组织清扫；左侧颈部Ⅵ区淋巴结因左叶甲状腺冰冻病理检查结果为结节性甲状腺肿而予以观察；这样安排手术顺序，既避免浪费手术时间，也不违背肿瘤外科治疗原则。由于右颈转移的淋巴结较小，且无明显的外侵，故保留胸锁乳突肌、副神经和颈内静脉，这样改善了右颈和右肩的运动功能，减轻了右面部的水肿，改善了患者的生活质量。

　　术后病理报告甲状腺右叶及峡部为甲状腺乳头状癌，经典型，肿瘤大小 1.1cm×0.8cm×0.6cm，累及甲状腺被膜外脂肪组织，未见明确脉管瘤栓及神经侵犯，周围甲状腺呈结节性甲状腺肿；甲状腺左叶冷冻剩余组织中见甲状腺微小乳头状癌，经典型，直径1.5mm，未累及甲状腺被膜外，未见明确脉管瘤栓及神经侵犯，周围甲状腺呈结节性甲状腺肿；淋巴结转移性癌（8/65），部分累及淋巴结被膜外。目前对微小甲状腺癌中央区淋巴结的处理，仍未达到共识。2012 年中国版《甲状腺结节和分化型甲状腺癌诊治指南》建议分化型甲状腺癌术中在有效保留甲状旁腺和喉返神经情况下，行病灶同侧中央区淋巴结清扫术；2015 年 ATA 成人甲状腺结节和分化型甲状腺癌的管理指南对肿瘤较小（T1 或 T2）、无外侵和临床淋巴结阴性的甲状腺乳头状癌不推荐预防性中央区淋巴结清扫；NCCN 指南在过去对 cN0 患者均建议预防性中央区淋巴结清扫，而 NCCN 指南 2018.V1 不推荐预防性中央区淋巴结清扫。因此，该例患者尽管术后病理报告甲状腺左叶冷冻剩余组织中见甲状腺微小乳头状癌，且直径 1.5mm，未累及甲状腺被膜外，结合术前检查和术中探查，左气管食管沟均未发现肿大淋巴结，建议患者对左气管食管沟随诊观察，不主张二次手术。目前对甲状腺癌术后 ^{131}I 清甲治疗（外科手术切除原发灶之后的残余甲状腺组织的清除或去除治疗）的适应证尚存争议，主要问题集中于低危患者是否从中获益，结合 ATA 的推荐、国内的实际情况和临床经验，建议对分化型甲状腺癌术后患者进行实时评估，根据 TNM 分期，选择性实施 ^{131}I 清甲治疗。2012 年中国版《甲状腺结节和分化型甲状腺癌诊治指南》推荐除所有癌灶均 <1cm 且无腺外浸润、无淋巴结和远处转移的分化型甲状腺癌外，均可考虑 ^{131}I 清甲治疗。该患者术前穿刺细胞诊断甲状腺乳头状癌，且影像学诊断颈部淋巴结转移，故拟行甲状腺全切除，以便术后清甲治疗；术后病理证实为甲状腺右叶及峡部甲状腺乳头状癌，且累及甲状腺被膜外脂肪组织，颈部淋巴结转移，部分累及淋巴结被膜外。因此，建议患者就诊核医学科进行综合评估，决定清甲治疗，以降低复发和转移的概率。

　　甲状腺全切除术后，由于甲状旁腺受到一定程度的损伤，常常出现甲状旁腺功能障碍，导致低钙血症，Filho 等（2004）报道甲状腺术后低钙血症的发生率为 4%~42%，而永久性低钙为 0~8%。因此，术后常规给予静脉补钙，一般每日 10% 葡萄糖酸钙 40ml，以预防甲状腺全切除后甲状旁腺功能暂时性低下导致的低钙血症，有利于甲状旁腺功能的恢复，避免患者及家属因低钙引起恐惧和紧张心理，必要时可以追加口服钙剂，出院后口服钙剂，以维持血钙水平，避免发生低钙血症。该患者术后第 1 天 PTH 5.82pg/ml，血钙 2.22mmol/L，术后 1 个月后 PTH 恢复正常。甲状腺全切除术为避免术后发生甲状旁腺功能低下，除原位保留甲状旁腺外，术中保护甲状旁腺的血供是非常重要的，文献（Park I et al，2016）报道可以明显降低甲状旁腺功能降低的发生率。

　　术后第 5 天口服左甲状腺素（优甲乐）150μg/d，以补充体内所需要的甲状腺素和抑制肿瘤的复发和转移；依据 2012 年中国版《甲状腺结节和分化型甲状腺癌诊治指南》，对该患者复发风险分层和 TSH 抑制治疗不良反应风险进行综合评估，指南推荐促甲状腺素应控制在 0.1μIU/ml 以下。该患者术后 1 个月复查 TSH 为 2.68μIU/ml，因此，建议患者优甲乐每天加 25μg，1 个月后复查甲状腺功能，直至 TSH 在 0.1μIU/ml 以下。但 TG 的化验结果很好，仅仅为 0.07ng/ml，一般说明体内无甲状腺组织残存或肿瘤残留；甲状腺全切除的患者，TG 水平是预测甲状腺癌术后复发和转移的特异性肿瘤标记物，对临床有较高的参考价值。

（刘　皖　李正江）

【病例简介】

患者女性，32 岁。因体检发现甲状腺肿物 20 余天入院手术治疗。患者 20 天前体检发现甲状腺肿物，2018 年 1 月 15 日于大连大学附属中山医院行甲状腺及颈部淋巴结彩超检查，提示：甲状腺右叶实质性占位性病变并钙化（RJ-TIRADS 5 类）；甲状腺左叶低回声（甲状腺双叶多发微钙化灶）；右侧颈部Ⅳ、Ⅵ区多发肿大淋巴结。2018 年 1 月 25 日复查甲状腺彩超提示：甲状腺右叶实质性占位性病变并钙化（浸润颈前软组织可能、RJ-TIRADS 5 类），建议其手术治疗。入院查体：颈部对称，气管居中，右侧颈部甲状腺可触及大小约 2.0cm×1.5cm 肿物，质硬，边界不清，随吞咽上下移动，无压痛，颈部无抵抗，右颈可扪及肿大淋巴结，约 3.0cm×1.0cm，边界不清，形态不规整。

【影像学及实验室检查】

1. 2018 年 1 月 15 日甲状腺及颈部淋巴结彩超（大连大学附属中山医院）　甲状腺右叶中段探及低回声光团，大小 1.4cm×1.2cm×1.3cm，边界不清晰，形态不规整，内回声不均匀，后方回声衰弱，其内可见强光点，其内及周边探及血流信号；甲状腺右叶实质性占位性病变并钙化（RJ-TIRADS 5 类）；甲状腺左叶低回声（甲状腺双叶多发微钙化灶）；右侧颈部Ⅳ、Ⅵ区多发肿大淋巴结；左侧颈部多发低回声结节（符合淋巴结回声）。

2. 2018 年 1 月 25 日甲状腺及颈部淋巴结彩超（大连大学附属中山医院）　甲状腺右叶距上极约 1.7cm 腺体前缘探及回声光团，大小 2.0cm×1.4cm×2.1cm，前缘与颈前软组织关系密切，边界不清晰，形态不规整，内回声不均匀，其内可见多量强光点，其内及周边探及血流信号；甲状腺右叶实质性占位性病变并钙化（浸润颈前软组织可能 RJ-TIRADS 5 类）；甲状腺双叶多发微钙化灶（弥漫性占位病变不除外）；右侧颈部Ⅵ区及右颈部Ⅱ、Ⅲ、Ⅳ区多发肿大淋巴结，部分并钙化。

3. 2018 年 1 月 30 日颈胸部 CT（大连市友谊医院）　甲状腺右叶占位，恶性病变可能，右颈部多发富血供淋巴结（图 3-1~图 3-3）。

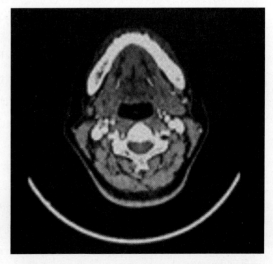

图 3-1　颈部 CT 示右颈部多发富血供淋巴结

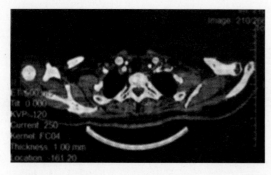
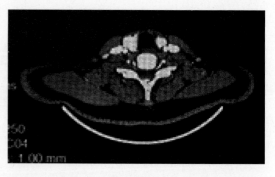

图 3-2　颈胸部 CT 示右颈部多发富血供淋巴结　　图 3-3　颈部 CT 示甲状腺右叶占位恶性病变可能

4. 甲状腺功能　TSH 1.980μIU/ml，FT_3 5.00poml/L，FT_4 16.71poml/L，A-TG 60.45IU/ml，A-TPO 69.44IU/ml，血钙 2.23mmol/L，甲状旁腺激素 103.2pg/ml。

5. 2018 年 1 月 29 日彩超引导下甲状腺肿物细针穿刺活检术，细胞学结果：甲状腺右叶倾向乳头状癌。

【入院诊断】

甲状腺乳头状癌，右颈淋巴结转移。

【治疗经过】

2018 年 2 月 1 日全麻下行甲状腺全切、右颈淋巴结清扫（Ⅱ、Ⅲ、Ⅳ区），双侧气管食管沟淋巴结清扫术。

手术经过如下：患者取仰卧位，肩部垫高，全麻完成后，颈部常规消毒铺巾。在胸骨切迹上约两横指处顺皮纹方向做弧形领式切口，长约 8cm。依次切开皮肤、皮下组织和颈阔肌。用组织钳牵开颈阔肌，在其深面用电刀分离皮瓣，上至甲状软骨切迹，下至胸骨切迹，两侧越过胸锁乳突肌前缘。牵开上下皮瓣并固定。用止血钳提起颈白线两侧组织，切开颈白线直达甲状腺固有被膜，然后上下切开。向两侧牵拉带状肌，充分暴露双侧甲状腺，探查见患者右侧甲状腺有一约 2cm×1.5cm×1.0cm 左右结节，质硬，肉眼见肿瘤侵及颈前带状肌。左侧甲状腺多发质韧结节。结合术前检查，考虑右侧甲状腺癌，左侧甲状腺癌不除外。首先行右侧甲状腺切除术，用超声刀切断甲状腺峡部，切除部分与甲状腺粘连的颈前带状肌，贴甲状腺上极分离结扎甲状腺上动脉分支，喉返神经监测仪监测喉上神经信号，保护喉上神经，将上极向前牵拉，在后方保留甲状腺上旁腺。向下结扎中静脉，保留下旁腺及供血的下动脉分支，喉返神经监测仪监测喉返神经信号，保护神经，切除右侧甲状腺，同法行左侧甲状腺切除。双侧甲状腺冰冻病理检查报告：右侧乳头状癌，左甲状腺未见恶性病变。探查右侧气管食管沟淋巴结，见多发肿大质硬淋巴结，最大者约 0.8cm，解剖右侧喉返神经，同时行气管食管沟淋巴结清扫，外侧为颈总动脉，内侧为气管，保护喉返神经同时清扫淋巴结，之后将清扫标本用超声刀逐步切除。同法行左侧气管食管沟淋巴结清扫术。探查右侧颈部Ⅲ区，可扪及多个肿大淋巴结，质地不一，在颈深筋膜浅层、肩胛舌骨肌上游离右侧胸锁乳突肌前缘，切除Ⅲ区淋巴结送冰冻病理检查，回报右颈部淋巴结 2/3 恶性肿瘤转移。在右侧胸锁乳突肌深面，带状肌外侧，锥前筋膜浅层，上达二腹肌，下至锁骨，从上至下清除Ⅱ、Ⅲ、Ⅳ区淋巴结及脂肪组织等，保留副神经、舌下神经、膈神经、颈外静脉、肩胛舌骨肌、颈丛、颈内静脉及动脉、迷走神经等。充分止血，见无明显活动性出血及淋巴液漏出。于手术区放置 14# 硅胶引流管两根，持续负压吸引。清点器械无误后，依次缝合各层，表面皮肤以特殊缝合法缝合。术中麻醉平稳，病人完全清醒后安返病房。

【术后处理】

1. 观察生命体征。
2. 清淡饮食 1 周。
3. 保持颈部负压引流，观察引流液的量和颜色，择期拔管。
4. 每日晨起顿服左甲状腺素片 100μg，监测甲状腺功能、血钙及甲状旁腺素。

【术后病理】

右甲状腺乳头状癌，病灶大小约 2cm×1.5cm×2.0cm 大小，肿瘤侵及周围骨骼肌，未见血管及神经侵犯。左结节性甲状腺肿伴桥本甲状腺炎。

送检左颈Ⅵ区（2/2）、右颈Ⅵ区（2/2）淋巴结见乳头状癌转移；送检右颈Ⅱ区（2/8）、右颈Ⅲ区（2/5）淋巴结见乳头状癌转移、右颈Ⅳ区（0/3）淋巴未见癌转移。

【术后随诊】

1. 术后 1 日实验室检查　钙 2.2mmol/L，甲状旁腺激素 60.97pg/ml。
2. 术后 6 周复查甲状腺功能　TSH 0.02μIU/ml，FT_3 7.00poml/L，FT_4 20.71poml/L，A-TG 102.45IU/ml，A-TPO 120.54IU/ml，血钙 2.32mmol/L，甲状旁腺激素 65.1pg/ml。

【专家点评】

甲状腺癌占全身恶性肿瘤的 0.2%~1%。病理类型有 4 种：甲状腺乳头状癌、滤泡状癌、髓样癌、未分化癌，其中以甲状腺乳头状癌预后最好、未分化癌预后最差。大部分情况下，甲状腺癌的病因无从得知。辐射是为数不多的、得到科学证明的甲状腺癌致病因素之一。超声引导下甲状腺肿物细针穿刺是国际及国内指南明确指出对术前诊断甲状腺结节良恶性敏感度和特异度最高的方法。针对分化型甲状腺癌，根据不同的分期，术式不同，术后需 TSH 抑制治疗，并根据指征评估是否需 [131]I 清甲治疗。

1. 术前彩超引导下细针穿刺活检的选择（FNAB）　术前通过 FNAB 诊断甲状腺癌的敏感度为 83%（65%~98%），特异度为 92%（72%~100%），阳性预测率为 75%（50%~96%），假阴性率为 5%（1%~11%），假阳性率为 5%（0~7%）。FNAB 不能区分甲状腺滤泡状癌和滤泡细胞腺瘤：术前 FNAB 检查有助于减少不必要的甲状腺结节手术，并帮助确定恰当的手术方案。凡直径 >1cm 的甲状腺结节，均可考虑 FNAB 检查。直径 <1cm 的甲状腺结节，不推荐常规行 FNAB。但如存在下述情况，可考虑超声引导下 FNAB：①超声提示结节有恶性征象；②伴颈部淋巴结超声影像异常；③童年期有颈部放射线照射史或辐射污染接触史；④有甲状腺癌或甲状腺癌综合征的病史或家族史；⑤ ^{18}F-FDG PET 显像

阳性；⑥伴血清 TG 水平异常升高。与触诊下 FNAB 相比，超声引导下 FNAB 的取材成功率和诊断准确率更高。

《甲状腺结节和分化型甲状腺癌诊治指南》推荐：术前评估甲状腺结节良恶性时，FNAB 是敏感度和特异度最高的方法（推荐级别 A）。超声引导下 FNAB 可以提高取材成功率和诊断准确率（推荐级别 B）。

2. 甲状腺切除范围的选择　建议 DTC 的全 / 近全甲状腺切除术适应证包括：①童年期有头颈部放射线照射史或放射性尘埃接触史；②原发灶最大直径 >4cm；③多癌灶，尤其是双侧癌灶；④不良的病理亚型，如 PTC 的高细胞型、柱状细胞型、弥漫硬化型、实体亚型，FTC 的广泛浸润型，低分化型甲状腺癌；⑤已有远处转移，需行术后 ^{131}I 治疗；⑥伴有双侧颈部淋巴结转移；⑦伴有腺外侵犯（如气管、食管、颈动脉或纵隔侵犯等）。全 / 近全甲状腺切除术的相对适应证是：肿瘤最大直径介于 1~4cm 之间，伴有甲状腺癌高危因素或合并对侧甲状腺结节。

3. 是否行淋巴结清扫术　《甲状腺结节和分化型甲状腺癌诊治指南》推荐：DTC 术中在有效保留甲状旁腺和喉返神经情况下，行病灶同侧中央区淋巴结清扫术（推荐级别 B）。建议对临床颈部非中央区淋巴结转移（cNlb）的 DTC 患者，行侧颈部淋巴结清扫术（推荐级别 B）。建议根据Ⅵ区转移淋巴结的数量和比例、DTC 原发灶的位置、大小、病理分型和术中对非Ⅵ区淋巴结的探查情况等，进行综合评估，对部分临床颈部中央区淋巴结转移（cNla）患者行择区性颈部淋巴结清扫术（推荐级别 C）。

中央区淋巴结清扫术的范围上界至甲状软骨，下界达胸腺，外侧界为颈动脉鞘内侧缘，包括气管前、气管旁、喉前淋巴结等。侧颈区淋巴结清扫术的范围上至二腹肌，下至锁骨上，内侧界为带状肌外侧缘，外界至斜方肌前缘，包括Ⅱ~Ⅴ区的淋巴结和软组织。

4. DTC 术后 ^{131}I 清甲治疗的适应证　^{131}I 是 DTC 术后治疗的重要手段之一。^{131}I 治疗包含两个层次：一是采用 ^{131}I 清除 DTC 术后残留的甲状腺组织，简称 ^{131}I 清甲；二是采用 ^{131}I 清除手术不能切除的 DTC 转移灶，简称 ^{131}I 清灶。结合 ATA 的推荐、国内的实际情况和临床经验，建议对 DTC 术后患者进行实时评估，根据 TNM 分期，选择性实施 ^{131}I 清甲治疗。总体来说，除所有癌灶均 <1cm 且无腺外浸润、无淋巴结和远处转移的 DTC 外，均可考虑 ^{131}I 治疗。妊娠期、哺乳期、计划短期（6 个月）内妊娠者和无法依从辐射防护指导者，禁忌进行 ^{131}I 清甲治疗。DTC 患者 ^{131}I 清甲治疗后 24~72 小时内开始（或继续）L-T$_4$ 治疗（推荐级别 B）。

《甲状腺结节和分化型甲状腺癌诊治指南》推荐：DTC 手术后，选择性应用 ^{131}I 清甲治疗（推荐级别 A）。清甲治疗前，停用 L-T$_4$ 至少 2~3 周或使用重组人 TSH（rhTSH），使血清 TSH 升高至 >30mU/L（推荐级别 A）。^{131}I 清甲治疗前低碘饮食（<50μg/d）至少 1~2 周，避免应用含碘造影剂和药物（如胺碘酮等）（推荐级别 B）。^{131}I 清甲治疗前对患者进行辐射安全防护指导（推荐级别 B）。清甲治疗前评估发现有再次手术指征者，应先行手术治疗；仅在患者有再次手术的禁忌证或拒绝再次手术时，可考虑直接进行清甲治疗（推荐级别 A）。

该患者甲状腺右叶病灶约 2cm×1.5cm×2.0cm 大小，肉眼侵及周围肌肉，伴淋巴结转移，TNM 分期 T3N1M0，依据《甲状腺结节和分化型甲状腺癌诊治指南》需行甲状腺全切术，术前检查考虑右颈淋巴结转移，同期行侧颈淋巴结清扫术；术后需进一步行 ^{131}I 清甲治疗，定期复查。术后 6~8 周复查甲状腺功能调整左甲状腺素片用量，3~6 个月复查甲状腺及颈部淋巴结彩超；6 个月复查胸部 CT，定期复查 TG 值。

（王　玲　李会政）

病例 4 甲状腺乳头状癌外院术后复发，右颈部淋巴结及双肺转移

【病例简介】

患者女性，33岁。因甲状腺肿物外院术后10余年，颈部肿块9年于2017年2月23日收住院。10年前患者因甲状腺肿物在当地医院行"甲状腺肿物切除术"，具体术式不详，术后病理为"良性"；9年前发现右颈肿块，大小约"鸽子蛋"，患者无明显不适，未予重视，9年来肿块逐渐变大，现约"鸡蛋"大小。患者为进一步诊治就诊于本院，颈部超声检查提示：双侧甲状腺结节，考虑良性，右颈多发肿物，倾向良性，考虑甲状腺来源可能性大；颈胸部CT检查提示：①甲状腺多发病灶，部分考虑为癌，建议穿刺活检；②右侧颈部及锁骨水平及上纵隔多发结节及肿物影，考虑转移淋巴结；③双肺多发转移瘤。为进一步手术治疗于2017年2月23日收入头颈外科。患者发病以来无声嘶、吞咽不适、呛咳、憋气等症状，无体重下降。

既往史：否认结核、肝炎等传染病史。否认高血压、心脏病及糖尿病病史。5年前做腹腔镜卵巢囊肿切除术，否认家族性肿瘤遗传病史。

【影像学及实验室检查】

1. 2017年2月16日颈部超声 甲状腺右叶体积增大，形态失常，内见多个等回声结节，大者2.7cm×1.2cm，边界清楚，见少许血流信号；甲状腺左叶见一混合回声结节，大小约2.3cm×2.0cm，边界清楚，内部回声不均，见少许血流信号。右颈部见多个大小不等中等回声结节，部分融合，大者5.3cm×3.3cm，边界清楚，血流信号较丰富。颈部结节回声与甲状腺回声一致。左颈部未探及明确肿大淋巴结。超声诊断：双侧甲状腺结节，考虑良性。右颈部多发肿物，倾向良性，考虑甲状腺来源可能性大。

2. 2017年2月20日颈胸部CT 甲状腺弥漫不规则增大，密度不均匀，右叶为著，内有多发高、低密度结节影，大者最大截面约2.5cm×2.2cm，边界不清，增强扫描呈不均匀强化，向下伸入上纵隔胸骨后（图4-1）；另见甲状腺左叶低密度结节，大小约1.6cm×1.0cm，不均匀轻中度强化。右侧颈部、锁骨水平及上纵隔区可见多发结节及肿物影，呈多结节融合状，最大截面约5.1cm×3.6cm，部分层面似与甲状腺右叶肿物相连续，包绕右侧颈动脉鞘，压迫右侧舌骨及下咽腔，增强扫描呈明显强化（图4-2）。双肺可见多发结节影，大者约1.9cm×1.4cm，边界清楚，明显强化（图4-3）。

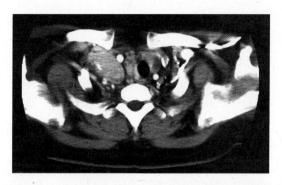

图 4-1　颈部增强 CT 示甲状腺右叶低密度结节

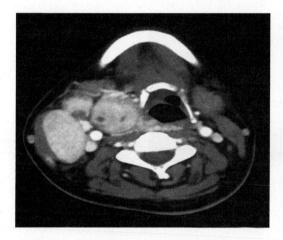

图 4-2　颈部增强 CT 示右侧颈部多发肿物
包绕右侧颈动脉鞘

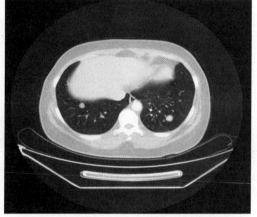

图 4-3　胸部增强 CT 示双肺可见多发结节
影明显强化

影像学诊断：

（1）甲状腺多发病灶，部分考虑为癌，建议穿刺活检。

（2）右侧颈部及锁骨水平及上纵隔多发结节及肿物影，考虑转移淋巴结。

（3）双肺多发转移瘤。

【入院诊断】

1. 甲状腺癌外院术后复发，右颈淋巴结转移，双肺转移。

2. 甲状腺肿物外院术后复发，右颈淋巴结肿大。

3. 双肺结节待查。

【治疗经过】

2017 年 2 月 24 日全身麻醉下做甲状腺全切 + 右颈淋巴结清扫（Ⅱ～Ⅶ区）+ 左气管食管沟淋巴结清扫术。

手术过程：全麻成功后，常规消毒铺巾，取原颈前领式切口，颈阔肌下翻皮瓣，游离右侧胸锁乳突肌中下段，解剖颈鞘，切取明显肿大的淋巴结送冰冻病理检查；切开颈白线，分离带状肌，游离双侧甲状腺，探查见甲状腺右残叶上极弥漫性肿大，质韧，至颌下腺，中部结节与气管和喉返神经粘连密切难以锐性分开；左残叶不大，质软；双侧Ⅵ区及上纵隔多发肿大淋巴结，光滑，质硬；故游离双侧甲状腺，行甲状腺全切除，双侧气管食管沟及上纵隔淋巴结清扫，术中将右叶及肿物送冰冻病理检查。

冰冻病理检查报告：①右颈淋巴结：腺瘤样甲状腺组织，滤泡上皮有异型，周围未见淋巴结结构，不能明确为转移；②甲状腺右叶及肿物：腺瘤样增生的甲状腺组织，滤泡上皮生长活跃，疏密分布不均，目前无法明确为恶性病变。

即向右沿皮纹延长颈前切口至斜方肌前缘，颈阔肌下分离皮瓣，游离胸锁乳突肌，解剖颈鞘和副神经，清除颈部Ⅱ～Ⅴ区淋巴脂肪组织（图4-4）；创面彻底止血后，冲洗术野，放置引流管，逐层关闭术腔；患者清醒后拔除气管插管，安返病房。

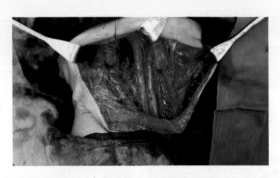

图 4-4　术中Ⅱ～Ⅴ区颈清扫后

【术后处理】

1. 密切监测生命体征。
2. 注意观察伤口及引流情况；引流量每日少于10ml可拔除引流管。
3. 补钙以预防暂时性甲状旁腺功能低下引起的低钙血症。
4. 术后口服左甲状腺素（优甲乐）内分泌替代和抑制治疗。
5. 2017年2月25日（术后第1天）实验室检查：甲状旁腺素（PTH）12.76pg/ml，血钙1.81mmol/L。

【术后病理】

（甲状腺右叶）冰及冰余甲状腺乳头状癌，滤泡型，肿瘤最大径5cm，累及甲状腺被膜外纤维脂肪组织，可见脉管内癌栓，未累及横纹肌组织。肿瘤周围伴纤维化及慢性炎症细胞浸润，局灶可见异物（缝线）及多核细胞反应，符合术后改变。

（右喉旁肿物）、（右后返神经入喉处肿物）纤维组织及横纹肌组织肿可见甲状腺乳头状癌浸润。

（甲状腺左叶）甲状腺组织内见一纤维化结节，未见肿瘤。

淋巴结可见转移癌（19/95）。

（右颈淋巴结）冰1/1。

（右颈淋巴结清扫）6/80。

（右气管食管沟及上纵隔淋巴结清扫）9/10，另少许甲状腺组织，其内可见癌组织浸润。

（左气管食管沟淋巴结清扫）3/4。

【术后随诊】

1. 2017 年 3 月 28 日实验室检查　甲状旁腺素（PTH）42.28pg/ml，促甲状腺素（TSH）0.02μIU/ml，甲状腺球蛋白（TG）33.27ng/ml。

2. 2017 年 11 月 20 日术后碘治疗后 5 个月颈部超声　甲状腺区术后改变，未见复发和转移。

【专家点评】

该患者术前不能提供 10 年前的手术资料和病理切片，且超声检查考虑良性病变，导致该次诊断难以确定；但肿瘤较广泛，且 CT 检查考虑甲状腺多发病灶，部分考虑为癌；右侧颈部及锁骨水平及上纵隔多发结节及肿物影，考虑转移淋巴结；双肺多发转移瘤。所以，结合病史临床首先考虑为甲状腺癌外院术后复发，右颈淋巴结转移，双肺转移。故选择术中冷冻下甲状腺全切除、右颈淋巴结清扫；由于右颈肿大的淋巴结较多，故仅仅选择右颈Ⅲ区 1 枚肿大的淋巴结切除冰冻病理检查；术中探查发现甲状腺右叶肿物侵及右喉返神经，更加坚信甲状腺癌的可能，坚信术前的手术方案，决定行甲状腺全切除，将右叶及肿物切除后冰冻病理检查，这时右颈Ⅲ区淋巴结冰冻病理检查结果：右颈淋巴结腺瘤样甲状腺组织，滤泡上皮有异型，周围未见淋巴结结构，不能明确为转移。如果临床医师确定送检的右颈Ⅲ区淋巴结是淋巴结，尽管冰冻病理检查未报癌细胞和淋巴结构，而是腺瘤样甲状腺组织，临床医师应考虑为分化好的甲状腺癌。这时应进一步确信术前诊断和术前手术方案。即完成甲状腺全切除、双侧气管食管沟和上纵隔淋巴结清扫。这时甲状腺右叶及肿物的冰冻病理检查报告：腺瘤样增生的甲状腺组织，滤泡上皮生长活跃，疏密分布不均，目前无法明确为恶性病变。这时要结合术中所见甲状腺右叶肿瘤侵及喉返神经和右颈淋巴结的冰冻病理检查结果，坚信术前诊断，继续完成右颈淋巴结清扫。

术后病理报告甲状腺右叶为甲状腺乳头状癌，滤泡型，且累及甲状腺被膜外纤维脂肪组织，可见脉管内癌栓；淋巴结可见转移癌（19/95）。进一步证实术前 CT 检查。Mazzaferri 等（1994）报道分化型甲状腺癌的复发率约 30%，大部分复发发生在首次术后 10 年内。尽管分化型甲状腺癌患者 10 年生存率在 90% 以上，但复发或转移时患者的生存率明显降低，Ito 等（2010）报道如伴有远处转移时患者 10 年生存率减少为 50%。对复发转移性甲状腺癌的治疗，不能仅仅依赖手术治疗，需要多学科参与的综合治疗，Magarey 等（1994）报道可选择的治疗方案有：内分泌抑制治疗情况下观察、手术切除、^{131}I 治疗、外放射治疗、化学治疗、靶向治疗、射频消融和超声引导下无水乙醇注射等方法。对符合手术指征的患者优先考虑手术，术后综合评估安全性后可考虑行 ^{131}I 治疗，进一步清除可能残留的复发灶或转移灶，延缓病情进展。因此，该患者术后建议给予同位素治疗，以控制肺内转移灶、降低局部复发的概率。

对甲状腺全切除，尤其复发性甲状腺全切除，术后常规给予静脉补钙，每日 10% 葡萄糖酸钙 40ml，以预防甲状腺全切除后甲状旁腺功能暂时性低下导致的低钙血症，同时有利于甲状旁腺功能的恢复，避免患者及家属因低钙引起的恐惧和紧张心理，必要时可以追加口服钙剂，出院后给予口服钙剂，以维持血钙水平，避免发生低钙血症。该患者术后第1天甲状旁腺素（PTH）12.76pg/ml（15.0~65.0pg/ml）、血钙1.81mmol/L（2.11~2.52mmol/L），经补钙后术后1个月甲状旁腺素（PTH）42.28pg/ml（15.0~65.0pg/ml。Filho等（2004）报道甲状腺术后低钙血症的发生率为4%~42%，而永久性低钙为0~8%。近年来，随着甲状腺手术精细化操作的推广和应用，低钙血症的发生在一定程度上有所下降，但仍要引起术者的高度重视，避免低钙血症的发生。

该患者由于无法提供原手术病理切片，所以导致该手术前难以确诊；术前将可能的手术方案充分和患者及家属沟通，可能的手术意外应告知患者及家属，征求甲状腺全切除同意，愿意承担所引起一切后果，否则，应分次手术，避免不必要的医患矛盾。

术后第5天口服左甲状腺素（优甲乐）125μg/d，以补充体内所需要的甲状腺素和抑制肿瘤的复发和转移；依据2012年中国版《甲状腺结节和分化型甲状腺癌诊治指南》，对该患者复发风险分层和TSH抑制治疗不良反应风险进行综合评估，指南推荐促甲状腺素应控制在0.1μIU/ml以下。该患者术后1个月复查促甲状腺素（TSH）为0.02μIU/ml，故继续维持原给药量，3个月后复查。

（刘　皖　李正江）

病例 5　甲状腺乳头状癌侵犯气管，双侧颈、上纵隔淋巴结转移，双肺转移及无名动脉出血

【病例简介】

患者男性，51 岁。因颈部肿物 4 个月，伴咳嗽、痰中带血 1 个月于 2013 年 6 月 24 日住院治疗。4 个月前无意间发现右颈部有一肿物，无肿痛，肿物呈渐进性增大，近 1 个月余伴咳嗽、痰中带血，无呼吸困难。2013 年 5 月 27 日来本院检查，颈胸部 CT：甲状腺右叶、峡部癌，可疑侵及气管；左叶病变，性质待定，建议增强 MRI 检查观察肿瘤与气管关系。双侧颈深组、右侧食管气管沟、纵隔 1、2R、4R 区多发淋巴结转移。双肺多发转移瘤。右颈部肿物细针穿刺示甲状腺乳头状癌。为进一步治疗 2013 年 6 月 24 日收入我科。自发病以来，患者无声嘶、吞咽不适、呛咳、憋气等症状；精神、睡眠尚可，大小便无异常，体重无明显改变。既往体健，其父死于胃癌。

【影像学及实验室检查】

1. 2013 年 6 月 1 日颈部超声　甲状腺右叶及峡部可探及不规则肿物，大小约 3.1cm×1.7cm，呈多结节融合状，边界欠清楚，内部回声不均，可探及多发强回声光点，可探及丰富血流信号；甲状腺左叶未见明确占位。

右颈部、左下颈、双侧锁骨上可探及多发低回声结节，右侧大者约 3.4cm×1.8cm，左侧大者约 2.5cm×1.7cm，边界清楚，可探及血流信号。

超声诊断：甲状腺右叶及峡部肿物，考虑为恶性；右颈部、左下颈、双侧锁骨上多发淋巴结转移。

2. 2013 年 6 月 1 日颈胸部 CT　甲状腺形态饱满，峡部及右叶可见低密度结节，边缘不规则，最大截面约 2.3cm×3.3cm，伴钙化，结节与气管关系密切。左侧甲状腺内亦可见密度略低区域，具体范围难以确定（图 5-1）。

右颈 Ⅱ、Ⅲ、Ⅳ 区及左颈 Ⅳ 区、右食管气管沟、纵隔 1、2R、4R 区多发肿大淋巴结，较大者约 3.3cm×2.1cm，不均匀强化（图 5-2、图 5-3）。

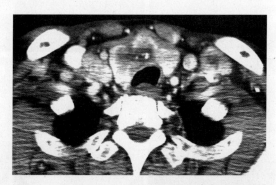

图 5-1　颈部增强 CT 示甲状腺峡部及右叶低密度结节，左侧甲状腺内亦可见密度略低区域

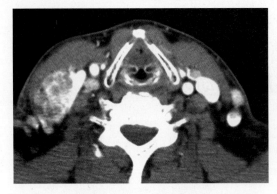

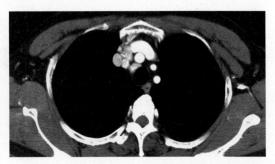

图 5-2　颈部增强 CT 示右侧颈部肿大淋巴结　　　　图 5-3　胸部增强 CT 示纵隔多发肿大淋巴结

余扫描范围鼻咽、口咽、喉未见明确异常。

双肺多发小结节，较大者约 0.6cm，边界光整。余双肺野未见明确异常。

心包及双侧胸腔未见积液。

影像学诊断：

（1）甲状腺右叶、峡部癌，可疑侵及气管；左叶病变，性质待定，建议增强 MRI 检查观察肿瘤与气管关系。

（2）双侧颈深组、右侧食管气管沟、纵隔 1、2R、4R 区多发淋巴结转移。

（3）双肺多发转移瘤。

3. 2013 年 6 月 5 日电子鼻咽喉镜检查　鼻腔进镜顺利。鼻咽部结构完整，黏膜光滑，未见明显异常。口咽双侧扁桃体未见肿大。舌根部淋巴滤泡增生。下咽部表面基本光滑，未见明显异常。双侧声带活动，未见明显受限。声门下、上段气管（距声带下约 2.5cm）右前壁可见隆起性肿物，病变长度约 2.0cm，气管腔略变窄（图 5-4）。病变下方气管正常。

内镜诊断：气管肿物，结合影像学检查，考虑为甲状腺癌侵及。

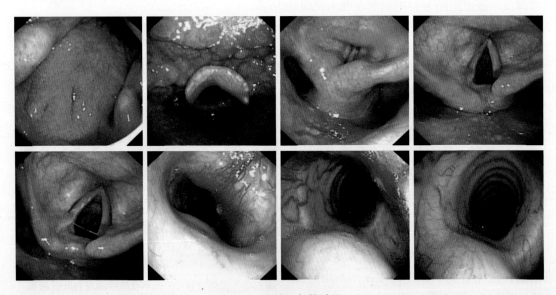

图 5-4　内镜示气管肿物

4. 2013 年 6 月 15 日右颈部肿物细针穿刺细胞学　发现甲状腺乳头状癌细胞。

【入院诊断】

甲状腺癌，双颈、纵隔淋巴结转移，双肺转移。

【治疗经过】

2013 年 6 月 26 日在全麻下行甲状腺全切除，气管袖状切除术，双颈淋巴结清扫，胸骨劈开上纵隔淋巴结清扫。

手术过程：患者仰卧位，麻醉成功后，取颈部 U 形切口，先做双颈淋巴结清扫和甲状腺全切除、双侧气管食管沟淋巴结清扫、气管袖状切除。术中见：甲状腺右叶多发结节，质硬，峡部结节直径约 2.0cm，外侵，累及带状肌，右侧气管食管沟多枚肿大淋巴结，包绕喉返神经，锐性剥离，勉强保留，峡部肿物侵及气管内，第 1 气管环至第 6 气管前壁及右侧壁均肿瘤累及；第 7 气管环下方切开气管，直视下切除肿瘤及气管 1~7 环全周，环状软骨与第 8 气管环吻合并加固一层。

颈部手术完毕后，第 2 肋间 L 型劈开胸骨，行上纵隔淋巴结清扫，术中见肿大淋巴结主要在右前上纵隔，下界达主动脉弓下，部分融合，未侵及血管。即彻底清除上纵隔的淋巴脂肪组织，创面彻底止血后，关闭胸腔，置负压引流，分层关闭切口，清醒后安全回病房。

【术后处理】

1. 密切观察生命体征的变化。
2. 密切观察引流的量和颜色。
3. 静脉补充钙剂，避免发生低钙症状。
4. 2013 年 6 月 26 日甲状旁腺素（PTH）15.90pg/ml。
5. 2013 年 7 月 1 日术后第 5 天出现伤口积气，急进手术室行清创、气管造瘘术。术中见：气管吻合口前壁 0.5cm×0.5cm 裂口，其余未见异常。考虑气管前壁裂开合并感染，难以 I 期愈合，即行气管造瘘术。剪开气管前壁缝线，将气管前壁缺损与皮肤间断缝合造瘘，转双侧胸锁乳突肌加固造口，检查颈部无漏气后放置负压引流，术后应用抗生素。回病房密切观察。
6. 2013 年 7 月 3 日术后第 7 天早晨发现引流管内引流出少量鲜血，未予处理，给予密切观察。上午 11：30 左右患者突然出现气管内喷血，汹涌喷射状，值班医生立即放置带气囊气套管，避免血液灌入气管，并打开切口，发现颈根部出血，手指按压止血。患者随即意识丧失，自主呼吸丧失，心搏未停止，紧急气囊给氧，开放静脉通道，给予补液，输血，预防脑水肿等治疗。抢救过程患者心率最低 75 次 /min，血压一过性降低至 53/30mmHg，经按压后出血暂时控制，估计出血量 3000ml，请麻醉科及 ICU 医生协助抢救，行深静脉穿刺，加压补液，输血及药物升压治疗。患者病情趋于稳定，血压 110/60mmHg，心率 145 次 /min，SPO$_2$ 99%，意识仍未恢复，于 12：30 左右急入手术室，消毒后，打开颈部及胸前伤口，剪断胸骨固定钢丝，裂开胸骨。见无名动脉后壁一约 0.5cm×0.5cm 破口，确认出血点为此破口处。以无损伤血管钳控制无名动脉近端，并序贯夹闭右颈总动脉及锁骨下动脉，出血停止。因无名动脉壁炎症反应较重，无法修补，遂决定结扎无名动脉，右锁骨下动脉及颈总动脉。将无名动脉表面组织分离向下推开，用双7号线分别将无名动脉近端、右颈总动脉及锁骨下动脉各结扎2道，检查出血停止，将结扎处动脉切除。清除上纵隔坏死组织，向下剪除气管前壁至无名动脉气管瘘口下方。向右延长胸部切口，游离右胸壁肌肉及皮肤，皮下组织。切除右锁骨头，将胸壁组织转移至上纵隔消灭死腔，皮肤与气管缺损下方及右侧缝合行气管造瘘。颈部冲洗，放置双颈，上纵隔负压引流。术后患者意识未恢复，血压90~60mmHg左右，转入重症监护病房密切监护。当日意识逐渐苏醒，呼之能应，遵嘱活动可完成，第2天神志恢复好，应用低分子肝素钠5000U（q12h）及右旋糖酐防止脑梗死，静脉营养、神经营养、补充白蛋白、抗感染、化痰、抑制胃酸治疗。术后4天左上肢肌力3~4级，右上肢肌力5级。术后12天自ICU转回我科，术后50天出院，出院时左上肢肌力较前改善。

7. 2013年8月16日颅脑MR　右侧大脑额、颞、顶叶及枕叶皮质及皮质下可见多发片状异常信号（图5-5），呈脑回样改变，$T_2WI/FLAIR$呈高信号，增强扫描部分呈片状条状强化，局部脑沟变宽。左侧大脑半球、小脑、脑桥未见明显异常强化结节和肿物影。双侧脑室系统基本对称，未见明确扩张和移位，中线结构居中。

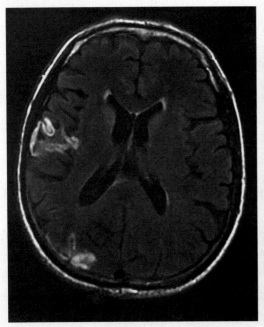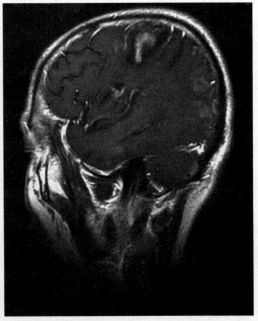

图5-5　颅脑MRI示右侧大脑额、颞、顶叶及枕叶皮质及皮质下多发片状异常信号

影像学诊断：右侧大脑额、颞、顶叶及枕叶区多发异常信号影，考虑为多发脑梗死，请结合临床。

8. 2013年8月20日颈胸部CT：参阅2013年6月1日术前CT图像。

（1）甲状腺术后，术区未见明确异常强化结节或肿物；气管切开术后，双侧颈部清扫术后改变，颈前皮肤略增厚，皮下多发索条影，双侧胸锁乳突肌密度不均匀，边界不清楚，考虑术后改变，请随诊。右颈总动脉内可见栓子形成（图5-6）

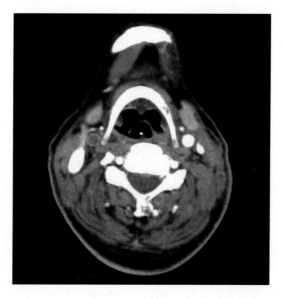

图 5-6　颈部增强 CT 示右颈总动脉内栓子形成

（2）双肺透气度较前减低，双肺散在斑片及索条影，以双下肺为著，考虑炎症，请随诊；双肺多发小结节，部分较前饱满，边界光整，左肺下叶胸膜下类结节及胸膜结节状增厚，大者 0.7cm，以上建议密切随诊。

（3）心包少许积液。双侧胸腔未见积液。

（4）肝脏左右叶交界处结节，约 0.6cm×1.3cm，边界不清楚，密度不均匀，建议超声。

（5）鼻咽、口咽、喉未见明确异常。

（6）颈部、纵隔及双侧肺门未见明确肿大淋巴结。

【术后病理】

（甲状腺右叶）、（甲状腺左叶）、（甲状腺峡部）、（气管前壁）甲状腺乳头状癌，呈多灶性浸润，最大者大小 2.4cm×2cm×1.5cm，侵犯甲状腺被膜外纤维脂肪及周围横纹肌组织，可见脉管瘤栓，累及气管前壁。左叶旁见甲状旁腺。

淋巴结转移性癌（52/128）：

（右颈 2 区淋巴结）1/12

（右颈 3 区淋巴结）2/5

（右颈 4 区淋巴结）3/16

（右颈 5 区淋巴结）1/6

（左颈 2 区淋巴结）1/6

（左颈 3 区淋巴结）0/5

（左颈 4 区淋巴结）6/24

（左颈 5 区淋巴结）0/11

（右气管食管沟淋巴结）10/11，部分累及被膜外；另见甲状旁腺。

（左气管食管沟淋巴结）3/4

（右锁骨后淋巴结）1/1

（上纵隔清扫）24/27，部分累及被膜。

pTNM 分期：pT4N1M

【术后随诊】

1. 2014 年 2 月 11 日实验室检查　促甲状腺素（TSH）0.535μIU/ml，甲状腺球蛋白（TG）22.07ng/ml。

2. 2014 年 2 月 13 日做颈胸部 CT　"甲状腺癌术后"复查，并同 2013 年 8 月 20 日 CT 图像比较。

（1）甲状腺术后，术区未见明确异常强化结节或肿物；气管切开术后，双侧颈部清扫术后改变；颈前皮肤略增厚及皮下多发索条影较前减轻；双侧胸锁乳突肌密度不均匀，边界不清楚，考虑术后改变，请随诊。

（2）双肺散在斑片及索条影，较前减轻；双肺多发小结节及胸膜下类结节，大致同前，建议密切随诊。

（3）心包积液较前吸收。双侧胸腔未见积液。

（4）肝脏左右叶交界处结节，较前不明显。

（5）扫描范围鼻咽、口咽、喉未见明确异常。

（6）颈部、纵隔及双侧肺门未见明确肿大淋巴结。

3. 2017 年 7 月 14 日电话随诊患者外院碘治疗一次，因不吸碘未再做碘治疗。2016 年 11 月外院诊断为脑瘤，2016 年 12 月死于脑瘤。

【专家点评】

近年来，甲状腺癌发生率有明显的增加趋势，随着超声仪器的发展和技术的提高，检出率的增加更明显。国内资料报道（Chen et al，2016）2015 年我国甲状腺肿瘤的发生率为 90.0/10 万，男性为 22.2/10 万，女性为 67.9/10 万。甲状腺乳头状癌为甲状腺癌最常见的类型，与甲状腺滤泡状癌统称为分化型甲状腺癌，文献报道（Mao et al，2016）占所有甲状腺恶性肿瘤的 80%~90%；甲状腺乳头状癌组织学上分为不同的亚型，常见的亚型为传统的甲状腺乳头状癌和滤泡型乳头状癌，占所有甲状腺乳头状癌的 90% 以上。

甲状腺乳头状癌的术前诊断，主要依赖于超声检查和穿刺细胞学检查，CT 和 MRI 检查主要是了解肿瘤和周围解剖结构的关系及侵犯范围。2012 年中国版《甲状腺结节和分化型甲状腺癌诊疗指南》明确指出高分辨率超声检查是评估甲状腺结节的首选方法，但鉴别能力与超声医师的经验相关；不建议将 CT、MRI 和 ^{18}F-FDG PET 作为评估甲状腺结节的常规检查。术前评估甲状腺结节良恶性时，FNAB 是灵敏度和特异性最高的方法，超声引导下 FNAB 可以提高取材成功率和诊断准确率。

该例患者术前超声检查甲状腺右叶及峡部肿物，考虑为恶性，右颈部、左下颈、双侧锁骨上多发淋巴结转移。右颈肿物穿刺细胞学检查发现乳头状癌细胞，得到进一步确诊。术前 CT 检查提示甲状腺右叶、峡部癌，可疑侵及气管；左叶病变，性质待定，双侧颈深组、右侧食管气管沟、纵隔 1、2R、4R 区多发淋巴结转移；双肺多发转移瘤。后经电子喉镜进一步确诊肿瘤侵及气管。甲状腺乳头状癌由于对放化疗缺乏敏感性，其主要的治疗手段是手术治疗，术后选择性应用碘治疗和 TSH 抑制治疗。

2012 年中国版《甲状腺结节和分化型甲状腺癌诊疗指南》对分化型甲状腺癌推荐：①原发灶：应用全 / 近全甲状腺切除术或甲状腺腺叶 + 峡部切除术；②中央区：术中在有效保留甲状旁腺和喉返神经情况下，行病灶同侧中央区淋巴结清扫术；③颈部：对临床颈部非中央区淋巴结转移（cN1b）的患者行侧颈区淋巴结清扫；对部分临床颈部中央区淋巴结转移（cN1a）的患者，行择区性颈淋巴结清扫术。建议分化型甲状腺癌的全 / 近全甲状腺切除术适应证包括：①童年期有头颈部放射线照射史或放射性尘埃接触史；②原发灶最大直径 >4cm；③多癌灶，尤其是双侧癌灶；④不良的病理亚型，如 PTC 的高细胞型、柱状细胞型、弥漫硬化型、实体亚型，FTC 的广泛浸润型，低分化型甲状腺癌；⑤已有远处转移，需行术后 [131]I 治疗；⑥伴有双侧颈部淋巴结转移；⑦伴有腺外侵犯（如气管、食管、颈动脉或纵隔侵犯等）。全 / 近全甲状腺切除术的相对适应证是：肿瘤最大直径介于 1~4cm 之间，伴有甲状腺癌高危因素或合并对侧甲状腺结节。

2018 年 5 月美国国家综合癌症网络（NCCN）发布了《甲状腺癌指南》2018 年第 1 版，该指南推荐甲状腺全切除的适应证为下列任何一项：①明确的远处转移；②甲状腺外侵犯；③肿瘤直径 >4cm；④颈部淋巴结转移；⑤分化差；⑥辐射暴露史；⑦双侧结节。对颈部临床明确或穿刺证实的患者行受累区域的治疗性颈清扫。

该例患者诊断明确，在充分的术前准备后完成甲状腺全切除、双颈双气管食管沟淋巴结清扫、胸骨劈开上纵隔淋巴结清扫、受累气管的袖状切除。甲状腺癌侵及气管常见的处理方式有三种：①气管袖状切除，适应于至少一侧喉返神经正常和肿瘤侵犯长度 <6cm 者；②锁骨骨膜瓣修复，适应于一侧喉返神经正常和侧壁肿瘤侵犯不超过环周的一半者；③气管造瘘，适应于双侧喉返神经受侵和肿瘤侵犯环周的一半以上者。Chen 等（2017）认为甲状腺癌侵及气管的袖状切除是具有挑战性的，受肿瘤侵犯气管的长度和患者颈部长度的双重影响，必要时可行舌骨上和 / 或纵隔腔松解。该例患者幸运的是手术非常顺利，但不幸的是术后发生气管瘘，可能的原因是患者清醒后颈部过仰导致气管撕裂引起，随后继发感染，引起无名动脉出血。事后反思，该例患者术中给予舌骨上松解，或术后采取避免颈部过仰的措施，有可能避免后续事件的发生；再者术中直接行气管造瘘，手术既简单，术后又避免了严重并发症的发生。因此，手术方式的选择尤为重要，术前周密设计，术中谨慎处理，术后可避免严重并发症的发生。幸运的是患者经医务人员及时积极地抢救和治疗，最终生存下来，虽然出现肢体的活动障碍，但患者能够自理生存。

患者术后病理甲状腺乳头状癌，呈多灶性浸润，侵犯甲状腺被膜外纤维脂肪及周围横纹肌组织，可见脉管瘤栓，累及气管前壁；淋巴结转移性癌（52/128）。由于病情较晚，肿瘤侵及范围广泛，且出现肺转移，故出院后建议碘治疗，由于转移灶不吸碘，患者仅接受一次碘治疗。2012 年中国版《甲状腺结节和分化型甲状腺癌诊疗指南》明确指出 [131]I 清灶治疗适用于无法手术切除、但具备摄碘功能的分化型甲状腺癌转移灶（包括局部淋巴结转移和远处转移），其治疗目的为清除病灶或部分缓解病情；清灶治疗的疗效与转移灶摄取 [131]I 的程度和 [131]I 在病灶中的滞留时间直接相关，还受到患者年龄、转移灶的大小和部位，以及病灶对 [131]I 的辐射敏感性等因素的影响。

2018 年 5 月美国国家综合癌症网络（NCCN）发布了甲状腺癌指南 2018 年第 1 版，

指南推荐以下情况的甲状腺乳头状癌患者应用碘治疗：①肉眼可见甲状腺外侵犯，②原发灶 >4cm，③术后非刺激性 Tg>5~10ng/ml，④明确的或怀疑远处转移的病变。对甲状腺乳头状癌碘治疗无效者推荐 TSH 抑制治疗，其抑制水平，对明确肿瘤残留或复发高危的患者，TSH 控制在 0.1mU/L 以下；对无明确肿瘤残留或复发低危的患者，TSH 控制在参考范围的低线或以下；对长期无瘤患者 TSH 可维持在参考范围。同时指南对长期 TSH 抑制的患者推荐每日口服 1200mg 钙剂和 1000u 维生素 D。该指南指出对碘难治性复发的远处转移的甲状腺乳头状癌可应用小分子激酶抑制剂等靶向药物，

　　患者术后半年复查甲状腺功能，TSH 为 0.535μIU/ml，而 TG 为 22.07ng/ml，说明 TSH 抑制治疗效果不理想，肿瘤得不到控制；且肺转移灶不吸碘，说明碘治疗无效，肿瘤不断进展，导致 2 年后出现脑转移。如果患者碘治疗后加强 TSH 抑制治疗，必要时再给予靶向治疗，也许肿瘤生长能够得到限制，延缓患者的生存时间。

　　总之，本例患者病情较晚，手术较大，术后出现严重的并发症。对该类患者术前应周密设计，反复与患者和家属沟通，一旦出现并发症应积极应对和处理；治疗成功后应加强多学科的综合治疗，以确保患者的长期生存。

（王之奇　李正江）

病例6　甲状腺滤泡癌外院术后复发，双侧颈部及上纵隔淋巴结转移

【病例简介】

患者男，58岁。因甲状腺癌外院二次术后3年余，右颈肿物1个月余于2012年10月16日收住院手术治疗。2009年5月因甲状腺肿物在外院行甲状腺右叶次全切除术，术后无声音嘶哑，术后病理为"甲状腺髓样癌"，遂于术后12天行甲状腺右残叶切除，右颈清扫术，术后无声音嘶哑，右肩麻木，抬举受限。2012年9月份患者自行发现右下颈部肿物，无不适，1个月后来本院就诊，行穿刺细胞学检查提示发现癌细胞，病理会诊考虑甲状腺滤泡状癌，颈胸CT检查提示双颈、上纵隔淋巴结转移瘤。门诊拟以"甲状腺癌外院术后双颈、纵隔淋巴结转移"收住院手术治疗。患者发病以来，精神正常，食欲较差，睡眠不安，体重无明显改变。平素体健，否认"高血压病"，"糖尿病"等慢性病史，否认家族肿瘤史。

【影像学及特殊检查】

1. 2012年9月29日颈胸部CT　"甲状腺髓样癌外院术后"复查，所见如下：

（1）甲状腺呈局切术后改变，残余甲状腺腺体密度不均匀，可见低密度灶，请结合超声及临床。

（2）左侧上颌窦黏膜下囊肿，余扫描范围咽、喉、鼻窦未见明确异常。

（3）双下颈深、上纵隔1、3、3A、4R区可见多发淋巴结肿大，大者约2.8cm×3.0cm，考虑为多发转移瘤（图6-1）。

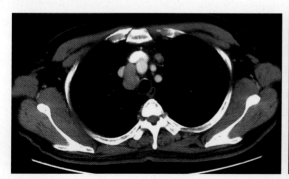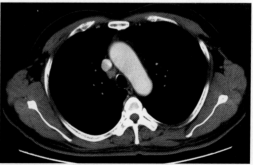

图6-1　胸部增强CT示上纵隔多发肿大淋巴结

（4）右肺结节，密度稍高，倾向陈旧病变，请密切随诊。

（5）未见胸腔积液及心包积液。

2. 2012 年 10 月 17 日颈部超声　甲状腺局部切除术后，甲状腺峡部可探及不均质回声区，范围约 2.6cm×0.9cm，CDFI 可探及血流信号。双下颈及双锁骨上可探及数个低回声结节和肿物，边界尚清，分叶状，右侧大者约 3.5cm×1.9cm，左侧大者约 3.0cm×2.0cm，CDFI 可探及丰富血流信号。双上颈未探及明显肿大淋巴结。

超声诊断：

（1）甲状腺峡部所见，不除外肿瘤复发。

（2）双下颈及双锁骨上淋巴结转移。

3. 病理会诊　甲状腺肿瘤，局灶包膜浸润，结合免疫组化结果提示甲状腺滤泡癌。免疫组化结果显示：TG（++），TTF1（+），CK19（-），Chromogranin A（-），Synaptophysin（-），Calcitotin（-）。

【入院诊断】

甲状腺滤泡状癌外院术后复发双颈及上纵隔淋巴结转移。

【治疗经过】

2012 年 10 月 22 日在全麻下行甲状腺全切除，双侧颈淋巴结清扫（右Ⅲ~Ⅳ区，左Ⅱ~Ⅵ区），胸骨劈开上纵隔淋巴结清扫术。

手术过程：患者取仰卧位，麻醉成功后，常规消毒铺巾，颈前领式切口，颈阔肌下翻瓣，先行右颈部Ⅲ、Ⅳ区淋巴结清扫，而后行左颈部Ⅱ~Ⅴ区淋巴结清扫，颈清扫完毕后行甲状腺全切除，双Ⅵ区淋巴结清扫，术中见甲状腺左叶不大，未及明确结节，右甲状腺残叶可触及直径 1cm 结节，质硬。颈部手术完成后第 2 肋间 L 型劈开胸骨行上纵隔淋巴结清扫，术中见右上纵隔、无名静脉后方、无名动脉下方多发肿大淋巴结，均予以清扫；创面彻底止血后，置引流管，逐层关闭术腔，手术顺利。术中患者生命体征平稳，术毕安返病房。

【术后处理】

1. 观察生命体征的变化。

2. 观察颈部引流的量和颜色。

3. 术后静脉补充钙剂，避免低钙引起的不适。

4. 2012 年 10 月 23 日实验室检查　甲状旁腺素（PTH）28.54pg/ml，血清降钙素（CAL）<2.00pg/ml，癌胚抗原（CEA）1.22ng/ml。

5. 建议术后给予同位素治疗。

【术后病理】

甲状腺癌外院二次手术后。

（甲状腺右残叶）、（甲状腺左叶）双侧甲状腺分化差的癌，结合免疫组化符合甲状腺滤泡状癌，肿瘤侵及包膜外纤维脂肪及横纹肌组织。未累及颈前组织。

淋巴结转移性癌（11/51）：

（1）（右下颈淋巴结）冰及冰余 1/1

（2）（右下颈清扫）1/7

（3）（左颈 2 区淋巴结清扫）0/6

（4）（左颈 3 区淋巴结清扫）0/7

（5）（左颈 4 区淋巴结清扫）1/9

（6）（左颈 5 区淋巴结清扫）0/9

（7）（右气管食管沟清扫）0/2

（8）（上纵隔清扫）6/6，另见胸腺组织。

（9）（左气管食管沟淋巴结）2/4，另见甲状旁腺免疫组化结果显示：CK19（－），Calcitotin（－），ChromograninA（－），Synaptophysin（－），TG（+++），TTF1（+++）。

【术后随诊】

1. 2015 年 10 月 28 日胸部 X 线片　"甲状腺癌术后"，所见如下：

（1）胸骨呈术后改变，局部见金属丝影。

（2）右肺下叶后基底段胸椎旁可见一高密度结节，大小约 2.0cm×1.9cm，侧位相与胸 10 椎体相重叠，建议胸部 CT 扫描。另见右肺中野第 4 前肋重叠处可见斑片影，请随诊或结合胸部 CT 检查。

（3）左肺未见明确结节及实变。

（4）双肺门不大，纵隔不宽，心影不大。

（5）双侧膈肌位置正常，双侧肋膈角锐利。

2. 2015 年 11 月 19 日外院 CT 提示双肺结节，考虑转移。外院同位素治疗 4 次，具体剂量不详，外院骨扫描提示，肺部结节不摄碘。建议内科治疗。

3. 2017 年 7 月 22 日电话随诊　因内科无特效药物，未行药物治疗，一直在当地复查，建议来本院接受靶向药物的试验治疗。

【专家点评】

甲状腺滤泡状癌为甲状腺癌组织类型中的其中一种，与甲状腺乳头状癌统称为分化型甲状腺癌。据美国 Mao 等（2016）报道，其发生率占所有甲状腺癌的 9.2%，居第 2 位。甲状腺滤泡状癌的诊断主要依据病理组织学检查，但病理学诊断有时也相当困难。镜下：可见不同分化程度的滤泡，有时分化好的滤泡癌很难与腺瘤区别，须多处取材、切片，注意是否有包膜和血管侵犯加以鉴别；分化差的呈实性巢片状，瘤细胞异型性明显，滤泡少而不完整。因此，穿刺细胞学和术中冰冻病理检查难以诊断。包膜、血管（包括癌块内微血管）、淋巴管浸润是恶性的指标，但并非所有的标本中都能见到，因此，对所有呈滤泡性结构的肿瘤，即使细胞学或组织学检查结果为良性，仍需提高警惕。甲状腺滤泡状癌手术治疗原则对已确诊者行患侧腺叶加峡部切除或全甲状腺切除；对不能肯定者，应以患侧腺叶加峡部切除为好，可减少再次手术的难度。中央区淋巴结清扫应在确保甲状旁腺和喉返神经无损伤的前提下完成；侧颈淋巴结不常规预防性清扫。

2012 年中国版《甲状腺结节和分化型甲状腺癌诊疗指南》明确指出分化型甲状腺癌的

根本治疗目的为：

1. 切除肿瘤原发灶、扩散至甲状腺被膜外的病变组织及受累颈部淋巴结。

2. 降低与治疗和疾病相关的致残率。

3. 对肿瘤进行精确分期。

4. 便于在术后适当时机行 ^{131}I 放疗。

5. 便于医师在术后长期精确监控疾病的复发情况。

6. 有利于将肿瘤的复发和转移危险控制在最低。该指南对分化型甲状腺癌推荐：①原发灶：应用全/近全甲状腺切除术或甲状腺腺叶＋峡部切除术；②中央区：术中在有效保留甲状旁腺和喉返神经情况下，行病灶同侧中央区淋巴结清扫术；③颈部：对临床颈部非中央区淋巴结转移（cN1b）的患者行侧颈区淋巴结清扫；对部分临床颈部中央区淋巴结转移（cNla）的患者，行择区性颈淋巴结清扫术。

分化型甲状腺癌手术后，应选择性应用 ^{131}I 清甲治疗，其目的：①利于通过血清 Tg 和 ^{131}I 全身显像（WBS）监测疾病进展；②是 ^{131}I 清灶治疗的基础；③可能治疗潜在的肿瘤病灶。

分化型甲状腺癌手术后应及时给予 TSH 抑制治疗，TSH 抑制治疗最佳目标值应满足：既能降低分化型甲状腺癌的复发、转移率和相关死亡率，又能减少外源性亚临床甲亢导致的不良反应，提高生活质量。近年来，TSH 抑制治疗的理念发生了转变，提倡兼顾分化型甲状腺癌患者的肿瘤复发危险度和 TSH 抑制治疗的不良反应风险，制定个体化治疗目标，摒弃单一标准。本指南借鉴这一理念，根据双风险评估结果，建议在不同时期设立相应 TSH 抑制治疗目标，一般 TSH 控制在 0.1~0.5mU/L。

2018 年 5 月美国国家综合癌症网络（NCCN）发布了甲状腺癌指南 2018 年第 1 版，指南推荐发生外侵和转移的甲状腺滤泡状癌，行甲状腺全切除，对颈部临床明确或穿刺证实的患者行受累区域的治疗性颈清扫，否则，可行甲状腺腺叶和峡部切除；如果肿瘤无残存，以下情况指南推荐可选择性应用碘治疗：①原发灶 2~4cm；②较小的血管侵犯；③颈部淋巴结转移；④术后非刺激性 Tg<5~10ng/ml；⑤镜下切缘阳性。而对下列情况指南推荐应用碘治疗：①肉眼可见甲状腺外侵犯；②原发灶 >4cm；③广泛的血管侵犯；④术后非刺激性 Tg>5~10ng/ml；⑤明确的或怀疑远处转移的病变。对甲状腺滤泡状癌术后和碘治疗推荐 TSH 抑制，其抑制水平，对明确肿瘤残留或复发高危的患者，TSH 控制在 0.1mU/L 以下；对无明确肿瘤残留或复发低危的患者，TSH 控制在参考范围的低限或以下，一般控制在 0.5mU/L；对长期无瘤患者 TSH 可维持在参考范围。同时指南对长期 TSH 抑制的患者推荐每日口服 1200mg 钙剂和 1000U 维生素 D。

对于分化型甲状腺癌，尤其病理确诊为滤泡癌，结合术前影像学检查，能手术尽可能行甲状腺全切除、转移灶清除。该患者术前影像学检查甲状腺局部复发、颈部及纵隔多发淋巴结转移，故行甲状腺残叶及复发灶切除、转移区域治疗性淋巴结清扫，术后给予 ^{131}I 清甲治疗 4 次，符合 NCCN 治疗指南，不幸的是 3 年后发生肺转移，且肺转移灶不吸碘。中国版指南明确指出 ^{131}I 清灶治疗适用于无法手术切除、但具备摄碘功能的 DTC 转移灶（包括局部淋巴结转移和远处转移）。治疗目的为清除病灶或部分缓解病情。清灶治疗的疗效与转移灶摄取 ^{131}I 的程度和 ^{131}I 在病灶中的滞留时间直接相关，还受到患者年龄、转移灶的大小和部位，以及病灶对 ^{131}I 的辐射敏感性等因素的影响。年轻患者获得治愈的可能性较大，软组织和肺部的微小转移灶易被清除；已形成实质性肿块的转移灶或合并骨质破坏的骨转移，即使病灶明显摄取 ^{131}I，清灶治疗的效果也往往欠佳。因此，该患者由于转移灶不摄取碘，未再接受 ^{131}I 治疗而带瘤生存。近年来，随着靶向药物在临床中的应用，一些靶向药物，如索拉非尼、阿罗替尼等，在分化型甲状腺癌中取得一定疗效，肿瘤得到了控制和缓解。因此，我们建议患者如果条件允许，应接受靶向治疗。

　　总之，甲状腺滤泡癌血行转移为其最常见的转移途径，临床较少发生淋巴结转移，对临床淋巴结阴性的患者可不做预防性淋巴结清扫，但是，一旦有临床淋巴结转移，能手术切除，均应行淋巴结清扫，术后给予 ^{131}I 清甲治疗或 ^{131}I 清灶治疗，对于转移灶不摄碘者，可考虑行靶向药物治疗。

（王之奇　李正江）

【病例简介】

患者女性，31 岁。因查体发现癌胚抗原升高 2 年，发现甲状腺肿物 2 个月余，于 2018 年 3 月 5 日收入本院头颈外科。2 年前查体发现癌胚抗原升高，数值逐渐增长，多次检查胃肠系统和全身其他部位未见肿瘤征象。2 个月前可疑甲状腺结节，超声检查示：右侧甲状腺结节，2.6cm，囊实性，有钙化，双颈部未见肿大淋巴结。考虑良性可能大。检查降钙素 1866pg/ml，反复检查其他部位，未见肿瘤。因临床符合甲状腺髓样癌收入院。入院当天外院穿刺结果显示甲状腺乳头状癌可能大。发病以来，精神尚可，食欲尚可，大小便基本正常，体重无明显变化。既往史：否认家族肿瘤遗传病史。

【影像学及特殊检查】

1. 2018 年 2 月 27 日超声检查　右侧甲状腺中部深面有低回声结节，约 0.8cm×1.4cm，边界欠清楚，内有钙化。其浅面有囊实性病变，约 1.0cm×2.6cm，边界清楚，内有多发强回声小斑点。余双叶回声粗糙不均匀，有结节感。双颈部未见可疑肿大淋巴结。

超声诊断：右侧甲状腺中部深面实性病变伴钙化，倾向恶性；其浅面囊实性病变，符合良性。

2. 2018 年 3 月 2 日颈胸腹部增强 CT　右侧甲状腺不规则结节，大小约 2.0cm×1.3cm，密度不均，边缘可见囊性变（图 7-1）；甲状腺左叶未见明确肿物。双侧颈部未见明确肿大

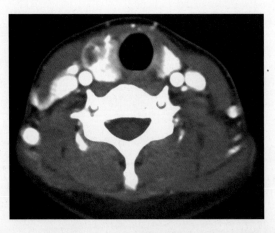

图 7-1　颈部增强 CT 示右侧甲状腺不规则结节伴囊性变

淋巴结。双肺未见明确结节及实变；纵隔及双肺门未见明确肿大淋巴结；双侧胸腔及心包未见积液。肝脏、胆囊、胰腺、脾、双肾及双侧肾上腺未见明确异常；上腹部腹腔及腹膜后未见明确肿大淋巴结；未见腹水。

影像学诊断：甲状腺右叶结节，请结合超声检查。

3. 2018 年 2 月 6 日实验室检查　降钙素 1866pg/ml；癌胚抗原 31.04ng/ml，正常参考范围 0.0~5.0ng/ml。

【入院诊断】

甲状腺癌，髓样癌可能大。

【治疗经过】

2018 年 3 月 7 日在全身麻醉下，做全甲状腺切除，双侧颈部Ⅱ~Ⅳ、Ⅵ区淋巴结清扫。

全麻成功后，常规术野消毒铺巾，行胸骨切迹上两横指沿皮纹横行切口长约 7cm，切开皮肤及皮下颈阔肌，上下游离皮瓣，中线分开带状肌探查如下：右侧甲状腺中部腺内结节 1.8cm，质中等，上极结节 0.4cm，质中等偏硬。双侧 6 区小淋巴结 0.3cm，质中等。双颈部多发小淋巴结，0.3~1.5cm，质中等，无外侵。

切除右侧中部结节和上极结节术中冰冻病理检查示：上极结节为炎症，中部结节考虑髓样癌可能大。遂决定行全甲状腺切除，双颈择区性淋巴结清扫术。双侧分开带状肌，用双极电凝分开上极和环甲肌，紧贴甲状腺断开上极血管并找到甲状旁腺保护好。外侧结扎中静脉，找到甲状旁腺保护好，解剖并保护喉返神经，切除双侧甲状腺及峡部。双侧中央区淋巴脂肪组织清扫。

双侧择区性淋巴结清扫包括 2、3、4 区：分开双侧胸锁乳突肌，向后至肌肉后缘。上界为二腹肌，下界为锁骨，前界为带状肌表面。解剖副神经和颈内静脉并保护好，将 2、3、4 区淋巴脂肪组织清扫干净。

冲洗伤口，彻底止血，置引流管，关闭伤口。拔管后安返病房。

【术后处理】

1. 监测生命体征。
2. 注意伤口及引流情况。
3. 观察术后降钙素、癌胚抗原和病理情况。

【术后病理】

甲状腺右叶及峡部：甲状腺髓样癌。肿瘤直径 2cm，未累及甲状腺被膜外。周围甲状腺呈桥本甲状腺炎。

甲状腺右叶上极结节：甲状腺组织呈桥本甲状腺炎。

甲状腺左叶：桥本甲状腺炎，局部滤泡上皮增生。

淋巴结未见转移癌（0/43）：

（1）（右气管食管沟淋巴结）0/8

（2）（右喉返神经深部淋巴结）0，纤维脂肪组织

（3）（左气管食管淋巴结）0/7

（4）（右颈 2 区淋巴结）0/9

（5）（右颈 3 区淋巴结）0/3

（6）（右颈 4 区淋巴结）0/1

（7）（左颈 2 区淋巴结）0/6

（8）（左颈 3 区淋巴结）0/6

（9）（左颈 4 区淋巴结）0/3

【术后随诊】

2018 年 3 月 8 日术后第 1 天降钙素化验结果：降钙素 45.54pg/ml.

【专家点评】

术前诊断：根据术前各项检查结果来看是有手术指征的。超声可疑恶性，外院穿刺示乳头状癌。降钙素和癌胚抗原远超正常范围，外院检查未发现引起降钙素和癌胚抗原升高的原因。所以临床上考虑甲状腺髓样癌可能大。尽管如此，还需要术中冰冻病理检查符合髓样癌才可以按照髓样癌治疗。结果术中冰冻病理检查符合髓样癌。

髓样癌的临床特点是：特别容易发生淋巴结转移，术后降钙素不易降到完全正常。所以为了尽可能地控制肿瘤的复发和转移，根据 2015 年 ATA 甲状腺髓样癌指南决定行甲状腺全切，双侧择区性淋巴结清扫。尽管有可能术后病理不一定都会有淋巴结转移，但是髓样癌淋巴结转移的概率高达 85% 以上，为了防止淋巴结转移，有必要进行双侧择区性颈清扫。

根据患者的病史到确诊的过程中，患者本人对于自己的病情怀有一种比较执着的情绪。查体开始发现癌胚抗原升高后，患者积极地进行各方面检查，多次检查未发现肿瘤的可能，患者自己进行了全方位的体检，最后发现甲状腺问题。但是开始发现时，超声恶性特点不明显，未能确诊。在多次无法找到其他病灶的情况下，进行穿刺并来本院进行检查。根据患者的描述临床符合甲状腺髓样癌的特点，结合本院超声考虑甲状腺癌，才收入院进行手术。但是外院穿刺考虑甲状腺乳头状癌，确实和临床不符，最后只能根据术中冰冻病理检查结果决定术式。

（黄　楠　张宗敏）

【病例简介】

患者女性，44 岁。因体检发现甲状腺肿物 8 天于 2017 年 3 月 24 日收住院治疗。患者 2017 年 3 月 16 日在当地医院体检时超声发现甲状腺右叶实性结节，考虑恶性，建议进一步检查。患者无声嘶、吞咽不适、憋气及腹泻等不适，为求进一步治疗，于 2017 年 3 月 24 日就诊本院头颈外科门诊，颈部超声示：甲状腺右叶中上部实性病变，恶性。甲状腺右叶中下部实性病变，倾向恶性。右颈Ⅲ、Ⅳ、Ⅵ区多发淋巴结肿大，考虑转移瘤。甲状腺功能：血清降钙素 413.9pg/ml，CEA 19.57ng/ml。门诊以甲状腺癌收住我科手术治疗。发病以来，无任何不适。既往史：否认高血压、糖尿病、冠心病等慢性疾病病史，否认肝炎、结核等传染性疾病病史。否认家族肿瘤史及遗传病史。

【影像学及实验室检查】

1. 2017 年 3 月 24 日颈部超声　甲状腺右叶中上部见低回声结节，约 1.0cm×1.1cm，边界不清，内回声欠均（图 8-1），右叶中下部见低回声结节，约 0.3cm×0.5cm，边界不清，内回声欠均。余未见明确占位。右颈Ⅲ、Ⅳ、Ⅵ区见数个低回声结节，较大者约 1.2cm×0.9cm，边界欠清楚，内回声尚均（图 8-2）。左颈未见明确异常肿大淋巴结。

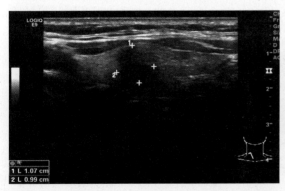
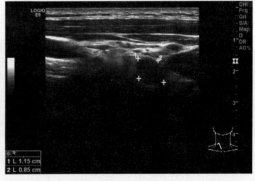

图 8-1　颈部超声示甲状腺右叶中上部低回声结节　　　图 8-2　颈部超声示右颈低回声结节

超声诊断：
（1）甲状腺右叶中上部实性病变，恶性。
（2）甲状腺右叶中下部实性病变，倾向恶性。
（3）右颈Ⅲ、Ⅳ、Ⅵ区多发淋巴结肿大，考虑转移瘤。

2. 2017 年 3 月 24 日实验室检查　血清降钙素（CAL）413.90pg/ml，癌胚抗原（CEA）19.57ng/ml（参考值 ≤ 5ng/ml）。

【入院诊断】

甲状腺髓样癌，右颈部淋巴结转移。

【治疗经过】

2017 年 3 月 26 日全麻下甲状腺全切术 + 右颈淋巴结清扫术（Ⅱ ~ Ⅳ、Ⅵ）。

手术过程：麻醉成功后，常规消毒铺巾；颈前皮纹切口，切口后缘至右侧胸锁乳突肌后缘，颈阔肌下分离皮瓣，游离胸锁乳突肌和肩胛舌骨肌至胸锁乳突肌后缘，解剖颈鞘和副神经，清除Ⅱ~Ⅳ区淋巴脂肪组织；切开颈白线，分离带状肌，游离甲状腺，探查见甲状腺右叶多发结节，质硬，大者位于中上极，直径 1.0cm 左右，累及甲状腺被膜，即行甲状腺全切术和右气管食管沟淋巴结清扫。术后创面彻底止血后，冲洗创面，放置引流管，逐层关闭术腔。患者清醒后拔除气管插管，安返病房。

【术后处理】

1. 密切监测生命体征。
2. 注意观察伤口及引流情况，引流量每日少于 10ml 可拔除引流管。
3. 静脉补钙以预防暂时性甲状旁腺功能低下引起的低钙血症。
4. 术后口服左甲状腺素（优甲乐）内分泌替代治疗。
5. 2017 年 3 月 27 日（术后第 1 天）实验室检查　血清降钙素（CAL）28.72pg/ml，癌胚抗原（CEA）13.48ng/ml（≤ 5），甲状旁腺素（PTH）26.79pg/ml。

【术后病理】

（甲状腺右叶及峡部）：甲状腺髓样癌，呈多灶性，直径 0.2~1.2cm，累及甲状腺被膜外纤维脂肪组织，周围甲状腺呈结节性甲状腺肿改变。

（甲状腺左叶）：甲状腺组织，呈结节性甲状腺肿改变。

淋巴结转移性癌（21/38）：

（甲状腺左叶旁淋巴结）1/1

（右气管食管沟清扫）9/9

（右肩胛舌骨肌上淋巴结）1/1

（右 4 区淋巴结清扫）7/10

（右 3 区淋巴结清扫）3/6

（右 2a 区淋巴结清扫）0/11

（右 2b 淋巴结清扫）0，纤维脂肪组织

免疫组化结果：CD56（+++），CT（+++），CgA（+++），Syn（+++），TG（+），TTF1（+++）。

【术后随诊】

1. 2017 年 6 月 17 日实验室检查　促甲状腺素（TSH）<0.01μIUml，血清降钙素（CAL）21.99pg/ml，癌胚抗原（CEA）1.72ng/ml，甲状旁腺素（PTH）47.99pg/ml。

2. 2017 年 11 月 16 日术后半年复查　颈部超声显示甲状腺区术后改变，未见复发和转移。促甲状腺激素（TSH）0.13μIU/ml，癌胚抗原（CEA）1.99ng/ml，血清降钙素（CAL）17.28pg/ml。

【专家点评】

甲状腺髓样癌无腹泻和类癌综合征出现时，难以和分化型甲状腺癌相鉴别，基本上按分化型甲状腺癌的诊断程序处理。早期甲状腺髓样癌无任何症状，主要依赖体检时超声检查发现，随着肿瘤不断增大，当肿瘤侵及周围组织器官时，可以表现出不同的症状，譬如，肿瘤侵及喉返神经和喉内肌肉时，可表现声音嘶哑；肿瘤侵及气管和喉内时，可表现为呼吸困难；肿瘤侵及或压迫食管时，可表现进食困难等。但实验室检查有助于甲状腺髓样癌的诊断，甲状腺髓样癌患者常常伴有血清降钙素升高，血清降钙素是甲状腺髓样癌特异性肿瘤标志物，与瘤负荷密切相关，同时常常伴有癌胚抗原升高，但癌胚抗原不是甲状腺髓样癌特异性肿瘤标记物，主要表现在消化道肿瘤。如果影像检查发现甲状腺内结节，实验室检查血清降钙素和癌胚抗原均升高，基本上可以诊断甲状腺髓样癌。

该例患者病灶较小，无任何症状，查体超声发现甲状腺结节，结合实验室检查血清降钙素和癌胚抗原均升高，诊断甲状腺髓样癌基本成立。患者拒绝穿刺，即以"甲状腺髓样癌，右颈淋巴结转移"拟行"甲状腺全切除，右颈淋巴结清扫（Ⅱ~Ⅳ区，Ⅵ区）"，术后病理证实"甲状腺右叶及峡部：甲状腺髓样癌，呈多灶性，直径 0.2~1.2cm，累及甲状腺被膜外纤维脂肪组织，周围甲状腺呈结节性甲状腺肿改变；甲状腺左叶为甲状腺组织，呈结节性甲状腺肿改变；右颈淋巴结转移性癌（21/38），其中甲状腺左叶旁淋巴结 1/1，右气管食管沟清扫 9/9"。就以上病理报告，我们可以看到甲状腺左叶旁淋巴结 1/1，右气管食管沟清扫 9/9，结合手术情况，意味着左侧气管食管沟、左侧颈及上纵隔淋巴结复发转移的风险较高。中国医学科学院肿瘤医院统计分析 73 例初治甲状腺髓样癌的临床资料，局部区域复发率 28.8%（21/73），所以，将来的随诊过程中，该例患者应重视左侧气管食管沟、左侧颈及上纵隔淋巴结的情况，一旦怀疑转移，尽早手术。因此，2015 年 3 月美国甲状腺协会（ATA）公布了甲状腺髓样癌的管理指南修订版，指南推荐对甲状腺髓样癌建议全甲状腺切除，中央区淋巴结清扫；术前影像检查侧颈淋巴结转移，应行侧颈淋巴结清扫（Ⅱ~Ⅴ区）；术前影像检查侧颈淋巴结无转移，可依据血清降钙素的水平考虑侧颈淋巴结清扫（Ⅱ~Ⅴ区）；术前影像检查同侧颈淋巴结转移，对侧颈淋巴结无转移，如果血清降钙素超过 200pg/ml，应考虑对侧颈淋巴结清扫（Ⅱ~Ⅴ区）；而 2017 年 NCCN 第 2 版甲状腺癌指南，对甲状腺髓样癌推荐甲状腺全切除；单侧病变、肿瘤直径小于 1cm，建议清扫同侧颈Ⅵ区淋巴结，其余均建议清扫双侧颈Ⅵ区淋巴结；对临床或影像明确侧颈转移的患者，建议同侧或双侧治疗性颈淋巴结清扫（Ⅱ~Ⅴ区），而对中央区广泛转移 cN0 患者，可考虑同侧预防性颈淋巴结清扫。该患者术前血清降钙素 413.90pg/ml，且肿瘤直径超过 1.0cm，是双侧中央区和对侧颈淋巴结预防性清扫的适应证，这样术后血清降钙素有望降到正常。我们总结了 82 例甲状腺髓样癌患者的临床资料，结果发现对侧腺叶复发率为 5.8%，所以我们提出：单侧散发型甲状腺髓样癌首次治疗时应行患侧腺叶 + 峡部切除，术后应密切随访，而对于双侧病灶或家族型者应行甲状腺全切除术。因此，甲状腺髓样癌原发灶的处理是否全甲状腺切除，国内学者的意见未完全统一，建议应综合考虑后患者因素、术后并发症和技术因素后个体化处理。

该例患者术后 3 个月血清降钙素 21.99pg/ml，仍未降至正常范围，而癌胚抗原降到 1.72ng/ml；如果 3 个月后血清降钙素仍不能降到正常范围，且有升高，建议应用靶向药物，如范德他尼和卡博替尼，这两种药物文献报道在美国已被 FDA 批准用于进展或转移性甲状腺髓样癌的治疗。因此，甲状腺髓样癌有望获得控制。

（陈明骞　李正江）

病例 9　甲状腺髓样癌双侧颈部淋巴结转移

【病例简介】

患者男性，60岁。因体检发现甲状腺肿物10天于2013年10月11日收住院。患者10天前在外院体检发现甲状腺肿物，无声嘶、吞咽不适、腹泻及憋气等症状。为进一步诊治于2013年10月9日就诊本院，门诊超声检查提示：双侧甲状腺上极实性病变，恶性；双侧颈部多发淋巴结转移瘤；颈胸部CT提示：①甲状腺病变，考虑恶性，请结合超声；②双侧颈部、锁骨上淋巴结，应警惕转移；癌胚抗原（CEA）30.09ng/ml，血清降钙素（CAL）844pg/ml，为手术治疗于2013年10月11日收入本院。自发病以来，患者精神、睡眠尚可，体重无明显改变。既往体健，否认结核、肝炎等传染病史。高血压病史16年，口服降压药及阿司匹林；否认家族肿瘤遗传病史。

【影像学及实验室检查】

1. 2013年10月9日颈部超声　右侧甲状腺上极有低回声病变，约1.6cm×1.8cm，边界不清（图9-1）。左叶上极有低回声病变，约0.7cm×1.1cm，边界不清（图9-2）。右颈Ⅱ、Ⅲ、Ⅳ、Ⅵ、Ⅶ区及左颈Ⅳ、Ⅵ区多发低回声结节，大者约1.3cm，居于右侧气管食管沟。

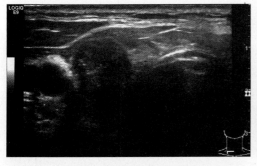

图9-1　颈部超声示右侧甲状腺上极
　　　　低回声病变

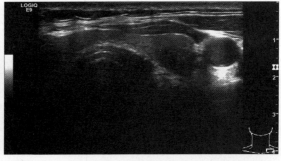

图9-2　颈部超声示甲状腺左叶上极低回声病变

超声诊断：双侧甲状腺上极实性病变，恶性；双颈（范围如上）多发淋巴结转移瘤。

2. 2013年10月10日颈胸部CT　检查所见：甲状腺左右叶内可见低密度结节，大者位于右叶，约1.6cm×1.2cm，其内可见高密度灶（图9-3）。扫描范围内鼻窦、鼻咽、口咽未见明确异常。

双颈深、右下颈甲状腺旁、双侧锁骨上、气管前、可见多发淋巴结肿大，部分明显强化，大者约 1.2cm×0.9cm（图 9-4~图 9-6）；余颈未见明确肿大淋巴结。

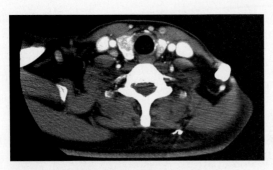 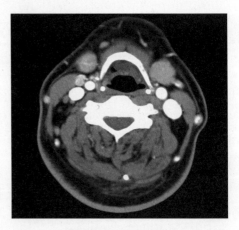

图 9-3　颈部 CT 示甲状腺左右叶内低密度结节　　　图 9-4　颈部增强 CT 示右颈肿大淋巴结

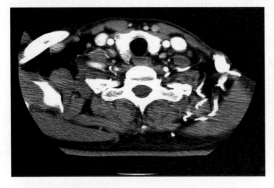 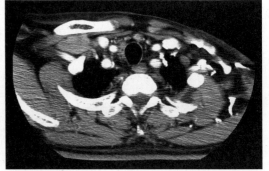

图 9-5　颈部增强 CT 示双颈多发肿大淋巴结　　　图 9-6　颈部增强 CT 示气管前及锁骨上肿大淋巴结

　　双肺可见淡片影，余肺未见明确异常。纵隔、肺门未见明确肿大淋巴结。双侧胸腔、心包未见积液。

　　影像学诊断：

　　（1）甲状腺病变，考虑恶性，请结合超声。

　　（2）双颈、锁骨上淋巴结，应警惕转移。

　　（3）双肺淡片影，请随诊。

　　3. 2013 年 10 月 11 日血清降钙素（CAL）844pg/ml。

【入院诊断】

甲状腺髓样癌，双颈淋巴结转移。

【治疗经过】

2013 年 10 月 14 日全麻下行甲状腺全切除，双颈淋巴结清扫（Ⅱ~Ⅵ区、Ⅶ区）。

　　手术过程：经口腔插管给予全麻，常规消毒铺巾，取颈前领式切口，切开皮肤皮下组织及部分颈阔肌，分离翻瓣；切取左侧颈部淋巴结冰冻病理检查：左颈淋巴结转移癌，首先考虑甲状腺髓样癌，请待石蜡进一步证实。即向两侧延长切口至斜方肌前缘，颈阔肌下分离皮瓣后，游离胸锁乳突肌，解剖颈动脉鞘和副神经，分别完成双侧颈淋巴结清扫（Ⅱ~Ⅴ区）；切开颈白线，分离带状肌，游离双侧甲状腺，探查所见：甲状腺左叶上极直径 1.0cm 硬结，光滑；右叶中上直径 1.5cm 硬结；左Ⅵ区直径约 0.5cm 淋巴结，光滑，质硬；右Ⅵ多发肿大淋巴结，相互融合，侵及包绕喉返神经近喉段 1.0cm 左右；Ⅶ区见直径 1.0cm 左右淋巴结，光滑，质硬；故行甲状腺全切除，双Ⅵ区及Ⅶ区淋巴结清扫，同时切除受累的右侧喉返神经。创面彻底止血后冲洗，置负压引流管，逐层关闭切口，清醒后安返病房。

【术后处理】

1. 密切监测生命体征。
2. 密切观察颈部伤口和颈部引流，引流量每日少于 10ml 可拔除引流管。
3. 监测血清降钙素、CEA、PTH、血钙等变化等。2013 年 10 月 16 日癌胚抗原（CEA）30.09ng/ml；术后第 1 天测血清降钙素 51.1pg/ml，PTH 6.4pg/ml，血钙 1.93mmol/L；术后第 3 天测 CEA 30.09ng/ml。
4. 静脉及口服补钙，预防低钙血症。
5. 口服左甲状腺素（优甲乐）替代治疗。

【术后病理】

（甲状腺左叶）、（甲状腺右叶）甲状腺髓样癌，肿瘤呈多灶（3 灶）分布，最大者 2cm×1cm×1cm，累及被膜外纤维脂肪组织。左叶周围见甲状旁腺。

（甲状腺峡部）甲状腺组织，未见癌。

淋巴结转移性癌（20/71），部分累及被膜外。

（1）（左颈Ⅳ区淋巴结 1）冰 1 1/1
（2）（左颈Ⅳ区淋巴结 2）冰 2 0/1
（3）（左颈Ⅲ区淋巴结 1）冰 3 0/1
（4）（左颈Ⅲ区淋巴结 2）冰 4 1/1
（5）（左颈Ⅳ区清扫）1/2
（6）（左颈Ⅲ区清扫）3/7
（7）（上纵隔清扫）0/1
（8）（右气管食管沟清扫）0/4
（9）（右颈Ⅱ区清扫）9/14
（10）（右颈Ⅲ区清扫）0/3
（11）（右颈Ⅳ区清扫）1/13
（12）（右颈Ⅴ区清扫）3/9
（13）（左颈Ⅱ区清扫）0/6
（14）（左颈Ⅴ区清扫）0/7
（15）（左Ⅵ区清扫）0，胸腺组织。
（16）（左Ⅶ区清扫）0，胸腺组织。

（17）（右Ⅵ区清扫）1/1，另见甲状旁腺。免疫组化：AE1/AE3（+），CEA（+++），Calcitotin（+++），ChroA（+），CD56（++），Syna（+++），TTF1（+++），PTH（-），TG（-），Ki-67（+，<2%）。淋巴结转移癌：CEA（+++），TG（-），TTF-1（+++）。pTNM分期：T3（m）N1。

【术后随诊】

1. 2013年12月16日实验室检查　癌胚抗原（CEA）2.12ng/ml，血清降钙素（CAL）5.11pg/ml；甲状旁腺素（PTH）4.56pg/ml。

2. 2014年4月16日实验室检查　癌胚抗原（CEA）1.02ng/ml，血清降钙素（CAL）5.09pg/ml，甲状旁腺素（PTH）21.68pg/ml。

3. 2014年10月8日颈部超声　双侧甲状腺术后缺如，局部未见明显病灶。双颈部可见数个低回声结节，最大位于右上颈，0.7cm×1.7cm，边界清楚，未见明显血流信号。提示：双颈部多发肿大淋巴结，符合炎性，随诊。

4. 2014年10月8日X线胸片　未见明确异常。

5. 2014年10月9日实验室检查　癌胚抗原（CEA）1.12ng/ml，血清降钙素（CAL）4.98pg/ml，甲状旁腺素（PTH）21.57pg/ml。

6. 2015年10月9日实验室检查　癌胚抗原（CEA）1.21ng/ml，血清降钙素6.88pg/ml（0~8.4）；甲状旁腺素（PTH）34.30pg/ml。

7. 2015年10月9日胸片未见明确异常。

8. 2015年10月10日颈部超声　双侧甲状腺术后缺如，术区未见明显异常回声。双侧颈部未探及明显异常肿大淋巴结。提示甲状腺术后改变。

9. 2016年10月18日实验室检查　血清降钙素（CAL）7.66pg/ml；甲状旁腺素（PTH）31.99pg/ml。

10. 2016年10月18日胸片　未见异常。

11. 2016年10月20日颈部超声　甲状腺双叶术后缺如，术区未见明确结节及肿物。双颈未见明确肿大淋巴结。

12. 2017年3月28日实验室检查　癌胚抗原（CEA）1.03ng/ml；血清降钙素9.35pg/ml；甲状旁腺素（PTH）29.63pg/ml。

13. 2017年3月29日颈胸部CT　"甲状腺髓样癌术后3年余"复查，参阅2013年10月10日术前颈胸部CT图像，所见如下：

（1）甲状腺术后缺如，术区局部未见明确肿物，请结合超声检查。

（2）双侧腮腺区、双侧颌下、右颈部皮下多发小淋巴结，大者短径约0.7cm，请结合超声一并随诊。

（3）双侧上颌窦轻度炎症，建议随诊；鼻咽、口咽、喉部、下咽未见明确异常。

（4）双肺多发小淡片影，双后胸膜局限性增厚，同前大致相仿，建议随诊；余肺未见明确异常。

（5）纵隔、双肺门未见明确肿大淋巴结。

（6）双侧胸腔、心包未见积液。

14. 2017年10月9日实验室检查　癌胚抗原（CEA）1.02ng/ml，血清降钙素9.09pg/ml，

甲状旁腺素（PTH）28.54pg/ml。

【专家点评】

甲状腺髓样癌颈部淋巴转移较常见，转移的部位一般为气管食管沟或颈内静脉周围淋巴结，随着淋巴循环的改变，经过气管前和气管旁淋巴结通往对侧或上纵隔淋巴结。甲状腺髓样癌早期容易发生颈淋巴转移，据文献报道，颈淋巴总转移率为 60%~80%。对于甲状腺髓样癌颈部的处理，目前国内外仍未达成共识。2015 年 3 月美国甲状腺协会（ATA）公布了甲状腺髓样癌的管理指南修订版，指南推荐对甲状腺髓样癌建议全甲状腺切除，中央区淋巴结清扫；术前影像检查侧颈淋巴结转移，应行侧颈淋巴结清扫（Ⅱ~Ⅴ区）；术前影像检查侧颈淋巴结无转移，可依据血清降钙素的水平考虑侧颈淋巴结清扫（Ⅱ~Ⅴ区）；术前影像检查同侧颈淋巴结转移，对侧颈淋巴结无转移，如果血清降钙素超过 200pg/ml，应考虑对侧颈淋巴结清扫（Ⅱ~Ⅴ区）；而 2018 年 NCCN 第 1 版甲状腺癌指南，对甲状腺髓样癌推荐甲状腺全切除；单侧病变、肿瘤直径小于 1cm，建议清扫同侧Ⅵ区淋巴结，其余均推荐清扫双侧Ⅵ淋巴结；对临床或影像明确侧颈转移的患者，建议同侧或双侧治疗性颈淋巴结清扫（Ⅱ~Ⅴ区），而对中央区广泛转移 cN0 患者，可考虑同侧预防性颈淋巴结清扫。我们的资料显示，Ⅲ、Ⅳ、Ⅵ区是甲状腺髓样癌主要的淋巴转移区域，因此，我们提倡行Ⅵ区淋巴结清扫加患侧全颈淋巴结清扫术。这样涵盖了Ⅴ区的淋巴清扫，消除了潜在的约 11.4% 的转移概率；同时显示，甲状腺髓样癌对侧颈部淋巴转移率为 12.5%，相对来讲对侧淋巴转移率低，随着近年来超声技术的发展和诊断水平的提高，对 cN0 患者，无论同侧还是对侧，不建议预防性淋巴结清扫。

上纵隔淋巴转移是甲状腺髓样癌的一个特点，我们资料显示对于淋巴结直径不超过 2cm，且无包膜外侵犯时，一般可以考虑经颈部切口行上纵隔淋巴清扫术，对于淋巴结直径大于 2cm 或考虑有淋巴结包膜外侵者，需采取胸骨劈开上纵隔淋巴清扫术。我们的资料显示甲状腺髓样癌上纵隔淋巴转移率为 27.% 左右。上纵隔淋巴转移可能是Ⅵ区淋巴结沿喉返神经向下引流至上纵隔，或是通过气管前或气管旁淋巴结引流至上纵隔，而上纵隔淋巴转移可能是发生肺转移的重要原因。因此对Ⅵ区淋巴结较大或较多时，我们主张行选择性上纵隔淋巴清扫术，避免因上纵隔淋巴转移而导致肺门淋巴转移或肺转移的发生。对于手术方式来讲，经颈部领式切口适合于初次手术或转移的淋巴结位于前上纵隔，胸骨部分劈开适合于转移的淋巴结位于主动脉弓以上，全胸骨劈开术式适合于转移的淋巴结位于主动脉弓以下的位置。

因此，对甲状腺髓样癌颈部 cN0 患者可行同侧Ⅵ区淋巴结清扫；对颈部 cN+ 患者可行同侧Ⅱ~Ⅵ区淋巴结清扫；对双侧甲状腺病灶或双颈淋巴结转移患者，可行双侧Ⅱ~Ⅵ区淋巴结清扫；对气管前或气管旁有多枚淋巴结转移患者，可行上纵隔淋巴结清扫；对影像学上发现上纵隔淋巴转移，应依据转移淋巴结的位置和特点选择上纵隔淋巴结清扫的方式。

该患者术前结合影像学检查和实验室检查，诊断甲状腺髓样癌双颈淋巴结转移是成立的。根据影像学检查显示的肿瘤范围，制定了甲状腺全切除，双侧Ⅱ~Ⅵ区和上纵隔淋巴结清扫，术中通过快速冰冻病理检查证实甲状腺髓样癌颈部淋巴结转移后完成手术。术中发现右Ⅵ区转移淋巴结，相互融合，且侵及包绕喉返神经近喉段，为彻底切除肿瘤同时切除受累的右侧喉返神经。术后通过检查癌胚抗原和血清降钙素，了解肿瘤切除是否彻底、肿瘤是否复发和转移。患者术前癌胚抗原（CEA）30.09ng/ml，血清降钙素（CAL）844pg/ml，术后第1天癌胚抗原（CEA）30.09ng/ml（参考值0~5ng/ml），血清降钙素51.1pg/ml，术后第3天测CEA30.09ng/ml。癌胚抗原和降钙素的降解需要一个过程，具体术后多长时间降到正常范围，受肿瘤分期和代谢的影响；该患者术后2个月复查，癌胚抗原（CEA）2.12ng/ml，血清降钙素（CAL）5.11pg/ml，均降为正常，说明肿瘤切除干净，且随后的3年中均未升高，同时影像学检查也未发现复发和转移。因此，术前必要的影像检查很重要，可了解肿瘤的范围，是制定合理的手术方案的重要依据；术中果断处理是彻底切除肿瘤的前提，该患者术中发现转移淋巴结侵及喉返神经，为根除肿瘤，在确保对侧喉返神经正常的前提下，切除受累的喉返神经，如果双侧喉返神经受累，切除受累的喉返神经能够根除肿瘤，应给予切除，然后气管造瘘，虽然生活质量有所下降，但患者能够生存。术后检测癌胚抗原和血清降钙素有利于早期发现肿瘤复发和转移。

（魏福国　李正江）

【病例简介】

患者男性，46 岁。因甲状腺肿物 3 年余于 2017 年 5 月 15 日收住院治疗。3 年前患者体检发现甲状腺肿物，未行诊治；1 个月前在当地综合医院超声检查提示：甲状腺右叶实性结节伴沙砾样钙化，右下颈部可疑淋巴结肿大；2 周前即到河南省肿瘤医院，超声检查提示甲状腺右叶低回声病变，性质待定。双颈可见淋巴结肿大，超声引导下穿刺：右甲状腺下极结节考虑为癌，右甲状腺上极结节考虑为癌，右颈淋巴结考虑癌转移。CEA 148.90ng/ml，降钙素 >2000pg/ml。为进一步诊治 2017 年 5 月 11 日来本院，门诊超声提示甲状腺右叶肿物，考虑恶性；甲状腺左叶结节，考虑良性；右颈淋巴结探及；甲状腺功能：血清降钙素 2647.00pg/ml。颈胸部 CT：甲状腺右叶低密度结节，边界欠清楚，右侧气管壁受压，管腔受压略左移。即于 2017 年 5 月 15 日收住院手术治疗。患者发病以来，无声嘶、吞咽不适、呛咳、憋气等症状。

既往史：2010 年曾行肠息肉内镜手术。否认结核、肝炎等传染病史。否认高血压、心脏病及糖尿病病史。否认药物、食物过敏史。

【影像学及实验室检查】

1. 2017 年 5 月 12 日颈部超声　甲状腺右叶肿物，大小约 4.2cm×2.0cm，边界欠清楚，形态不规则，CDFI 可见血流信号（图 10-1、图 10-2）。左叶低回声结节，大小约 0.3cm。右侧气管旁，中下颈及锁骨上多个低回声结节，较大者约 1.1cm×0.6cm。余双颈未见肿大淋巴结。

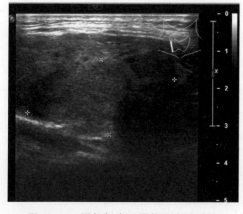

图 10-1　颈部超声示甲状腺右叶肿物

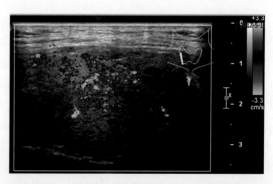

图 10-2　颈部超声示甲状腺右叶肿物 CDFI 可见血流信号

超声诊断：甲状腺右叶肿物，考虑恶性；甲状腺左叶结节，考虑良性；右颈淋巴结探及。

2. 2017年5月15日颈胸部CT　甲状腺右叶低密度结节，约3.2cm×2.2cm，边界欠清楚，右侧气管壁受压，管腔受压略左移（图10-3）；右侧气管食管沟、双侧锁骨上区及上纵隔多发淋巴结影，大者短径约1.5cm（图10-4）；双下肺条索影，余双肺及纵隔未见明确结节或实变；双侧肺门未见明确肿大淋巴结；双侧胸腔、心包未见积液。

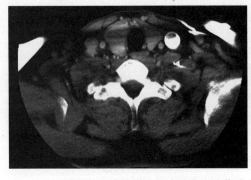 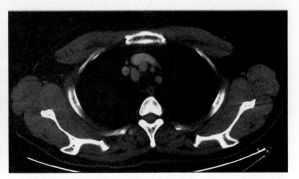

图10-3　颈部CT示甲状腺右叶低密度结节致　　　图10-4　胸部CT示上纵隔多发淋巴结影
　　　　　气管壁受压左移

影像学诊断：

（1）甲状腺右叶低密度结节，考虑为恶性，请结合超声观察。

（2）右气管食管沟、双侧锁骨上区及上纵隔多发淋巴结影，需警惕转移。

（3）双下肺条索影，建议随诊。

3. 2017年5月12日实验室检查　血清降钙素（CAL）2647pg/ml，癌胚抗原（CEA）160.80ng/ml。

【入院诊断】

甲状腺髓样癌，双颈纵隔淋巴结转移。

【治疗经过】

2017年5月17日在全麻下行甲状腺全切除，双颈淋巴结清扫（右Ⅱ～Ⅵ区，左Ⅲ、Ⅳ、Ⅵ区），胸骨劈开上纵隔淋巴结清扫术。

手术过程：经口腔插管给予全麻，麻醉成功后，常规术区消毒铺巾，取颈前领式切口，先行甲状腺左叶及左Ⅵ区淋巴结清扫，术中送冰冻病理检查，而后行右颈Ⅱ～Ⅴ区淋巴结清扫、甲状腺右叶及峡部切除和右Ⅵ区淋巴结清扫，依据术中左Ⅵ区淋巴结冰冻病理检查报告淋巴结转移癌，行左颈Ⅲ、Ⅳ区淋巴结清扫。术中探查见甲状腺腺叶内多发结节，大者于右叶中下直径3.0cm，质硬，与右Ⅵ区肿大淋巴结融合，侵及周围带状肌，右Ⅵ区多发肿大淋巴结，融合，质硬，包绕喉返神经。左侧Ⅵ区多发直径0.5cm肿大淋巴结，质硬；颈部手术完毕后，取第2肋间L形胸骨劈开，上纵隔淋巴结清扫，术中见右上纵隔无名静脉深面多发淋巴结肿大并融合，直径2.0cm左右。冲洗术野，创面彻底止血，放置引流管，关闭胸腔，逐层缝合切口，患者清醒后拔除气管插管，安返病房。

【术后处理】

1. 密切观察生命体征的变化。
2. 密切观察引流的量和颜色。
3. 静脉补充钙剂，避免发生低钙症状。
4. 2017 年 5 月 18 日实验室检查　甲状旁腺素（PTH）45.47pg/ml，癌胚抗原（CEA）137.70ng/ml，血清降钙素（CAL）126.50pg/ml。

【术后病理】

（甲状腺右叶）甲状腺癌，结合免疫组化结果符合髓样癌。肿瘤最大径 4cm，累及甲状腺被膜外纤维脂肪组织，可见脉管瘤栓，周围甲状腺呈结节性甲状腺肿改变。

（甲状腺左叶）结节性甲状腺肿。

（右上纵隔肿物）纤维脂肪及神经组织，未见癌累及。

淋巴结转移性癌（24/88），部分累及淋巴结被膜外。

（左颈Ⅵ区淋巴结 1）1/1

（左颈Ⅵ区淋巴结 2）1/1

（1）（左气管食管沟淋巴结）2/2

（2）（右颈Ⅱ区淋巴结）1/18

（3）（右颈Ⅲ区淋巴结）5/11

（4）（右颈Ⅳ区淋巴结）6/9

（5）（右颈Ⅴ区淋巴结）0/5

（6）（右气管食管沟淋巴结）5/5

（7）（左颈Ⅲ区淋巴结）1/21

（8）（左颈Ⅳ区淋巴结）0/8

（9）（左颈Ⅴ区淋巴结）0/1

（10）（右颈前肌肉）0，肌肉组织

（11）（上纵隔淋巴结清扫）2/6

免疫组化结果显示：TTF1（+++），TG（+），CT（+++），ChrA（+++），Syno（+++），CD56（+++），AE1/AE3（+++），CK19（+++），CEA（+++），Ki-67（+<5%）。

pTNM：pT3N1b（请结合临床）。

【术后随诊】

1. 2017 年 6 月 26 日实验室检查　促甲状腺激素（TSH）6.71μIU/ml，癌胚抗原（CEA）14.33ng/ml，血清降钙素（CAL）125.40pg/ml。

2. 2017 年 9 月 13 日实验室检查　促甲状腺激素（TSH）0.04μIU/m；癌胚抗原（CEA）4.38ng/ml；血清降钙素（CAL）94.50pg/ml。

3. 2018 年 1 月 23 日术后 8 个月门诊复查　颈部超声：甲状腺区术后改变，未见复发和转移。实验室检查：促甲状腺激素（TSH）0.06μIU/ml，癌胚抗原（CEA）5.04ng/ml，血清降钙素（CAL）125.20pg/ml。

【专家点评】

甲状腺髓样癌起源于甲状腺滤泡旁细胞（C细胞），是甲状腺癌病理类型中的其中一类，约占甲状腺癌的2%，由于近年来甲状腺乳头状癌相对发病率明显升高，甲状腺髓样癌的百分比低于之前报道的3%~5%。其发病、诊断和治疗都独具特点，其预后介于分化型甲状腺癌和未分化癌之间。

甲状腺髓样癌可分为散发性和遗传性两大类。临床表现为单侧或双侧甲状腺肿物；肿瘤侵犯喉返神经时可出现声音嘶哑；肿瘤较大，压迫气管、食管时可出现呼吸不畅或吞咽困难；部分病人可出现面部潮红、心悸、腹泻、消瘦等类癌综合征；淋巴结转移多见，且较早出现，转移率高，约10%出现双颈淋巴结转移，初诊时颈淋巴结转移率可高达70%，其中1/4患者以此为首诊症状。手术切除是治疗甲状腺髓样癌首选的根治方法。

降钙素是由C细胞合成分泌的，是髓样癌特异性的肿瘤标志物，降钙素是起源于滤泡旁细胞的甲状腺髓样癌的诊断、判断手术疗效和术后随诊的重要指标。但其他恶性肿瘤，如燕麦细胞癌、肺癌、胰腺癌、子宫癌、前列腺癌等；某些异位内分泌综合征、严重骨病、肾脏疾病、嗜铬细胞瘤、自身免疫性甲状腺疾病、高胃泌素血症等，降钙素也会升高。降钙素是甲状腺髓样癌敏感而特异性的指标，但临床上也发现部分甲状腺髓样癌患者降钙素水平不高，这部分患者不能用降钙素来诊断及评价手术效果和作为术后随诊指标。降钙素术后1周左右降至稳定水平，故可将此时降钙素水平作为一个监测点。术前降钙素水平增高经手术治疗的甲状腺髓样癌患者术后1个月时血清降钙素水平降至正常，说明肿瘤彻底切除，降钙素仍高于正常的患者多有肿瘤残留。术后随访甲状腺髓样癌患者若发现降钙素持续增高，提示肿瘤残留复发或有远处转移。

癌胚抗原（CEA）是大肠癌组织产生的一种糖蛋白，最初发现于结肠癌和胎儿肠组织中，CEA升高常见于大肠癌、胰腺癌、胃癌、乳腺癌、甲状腺髓样癌等。但吸烟、妊娠期和心血管疾病、糖尿病、非特异性结肠炎等疾病也会升高，所以CEA不是恶性肿瘤的特异性标志，在诊断上只有辅助价值。超过50%的甲状腺髓样癌存在血清CEA的高表达，表达水平与降钙素具有同步性。甲状腺髓样癌患者检测到的血清CEA增高一般不会像消化道肿瘤那样明显，CEA升高更容易发生在肿瘤分化比较差的患者中，如果甲状腺髓样癌患者的降钙素水平稳定而CEA持续升高往往说明肿瘤去分化，是预后不佳的标志。由于血清CEA半衰期较降钙素长，约为2~8天，因此甲状腺髓样癌术后血清CEA恢复正常的时间将更长。如肿瘤切除彻底，降钙素及CEA一般在术后3个月全部恢复正常，但血清CEA下降的过程较降钙素滞后。因此动态检测降钙素和癌胚抗原对于判断手术效果和肿瘤复发具有重要意义。

该例患者术前结合影像检查、穿刺细胞学检查及实验室检查，诊断甲状腺髓样癌右颈及上纵隔淋巴结转移是成立的。目前对甲状腺髓样癌的治疗主要是手术。2015年3月美国甲状腺协会（ATA）公布了甲状腺髓样癌的管理指南修订版，指南推荐对甲状腺髓样癌建议全甲状腺切除，中央区淋巴结清扫；术前影像检查侧颈淋巴结转移，应行侧颈淋巴结清扫（Ⅱ~Ⅴ区）；术前影像检查侧颈淋巴结无转移，可依据血清降钙素的水平考虑侧颈淋巴结清扫（Ⅱ~ Ⅴ区）；术前影像检查同侧颈淋巴结转移，对侧颈淋巴结无转移，如果血清降钙素超过 200pg/ml，应考虑对侧颈淋巴结清扫（Ⅱ~ Ⅴ区）；而 2018 年 NCCN 第 1 版甲状腺癌指南，对甲状腺髓样癌推荐甲状腺全切除；单侧病变、肿瘤直径小于 1cm，建议清扫同侧颈Ⅵ区淋巴结，其余均建议清扫双侧颈Ⅵ区淋巴结；对临床或影像明确侧颈转移的患者，建议同侧或双侧治疗性颈淋巴结清扫（Ⅱ~ Ⅴ区），而对中央区广泛转移 cN0 患者，可考虑同侧预防性颈淋巴结清扫；术后一般不推荐辅助性放射治疗，除非手术无法切除的患者，可考虑放射治疗。由此看来，甲状腺髓样癌的手术相比分化型甲状腺癌的手术更加积极。该例患者术前尽管超声和 CT 检查结果病变范围不一致，我们仍然完成双侧颈淋巴结清扫，基本符合 2017 年 NCCN 第二版甲状腺癌指南，术中肿瘤切除彻底，未见明确肿瘤残存；术后第 1 天血清降钙素明显降低到 126.50pg/ml，术后 1 个月复查血清降钙素，降低不明显，为 125.40pg/ml；结合术后病理报告：（甲状腺右叶）甲状腺癌，结合免疫组化结果符合髓样癌，肿瘤最大径 4cm，累及甲状腺被膜外纤维脂肪组织，可见脉管瘤栓，不能排除潜在微小病灶存在的可能，建议靶向药物（范德他尼）治疗。该指南对手术无法切除或远处转移的病灶，推荐范德他尼或卡博替尼或临床试验或其他小分子激酶抑制剂。范德他尼作为甲状腺髓样癌的靶向治疗的首选药物，在美国已获得 FDA 批准。

为探讨甲状腺髓样癌初治合理的手术术式，中国医学科学院肿瘤医院曾回顾性分析 73 例甲状腺髓样癌初治病例资料，结果显示多灶性甲状腺髓样癌占 26.0%（19/73），全组颈淋巴结转移率为 58.9%（43/73），其中中央区淋巴结转移率 52.1%（38/73），同侧颈淋巴结转移率 53.4%（39/73），双侧侧颈转移率 11.0%（8/73），临床 N0 颈淋巴结隐匿性转移率为 18.9%（7/37）。多因素 logistic 回归分析显示，中央区淋巴结转移是该侧侧颈淋巴结转移的独立危险因素，原发灶 T4 是对侧侧颈淋巴结转移的独立危险因素。因此，我们建议甲状腺髓样癌手术应常规行患侧中央区清扫，并包含上纵隔区域；术中证实有中央区淋巴结转移的病例，建议行该侧侧颈清扫术；T4 病例建议行全甲状腺切除 + 中央区 + 双颈清扫术。

目前，对甲状腺髓样癌手术方式的选择，国内缺乏相应指南，基本上参考分化型甲状腺癌的手术处理原则。

（王之奇　李正江）

【病例简介】

患者男性，18 岁。因颈部肿物 2 年，活动后气促 2 月余，外院气管切开后 10 天于 2014 年 6 月 20 日收入本院头颈外科。2 年前无意中发现颈部肿物，无任何不适，未予重视。2 个月前患者无明显诱因出现活动后气促，当地医院考虑气胸、哮喘，给予相应治疗，具体不详，效果不佳。10 天前去当地省级肿瘤医院检查发现颈部肿物，PET-CT 显示颈段气管癌伴软组织弥漫性浸润，甲状腺受侵犯，气管狭窄，颈部淋巴结转移，左侧气胸。当地医院行气管切开 + 颈前肿物活检术。术后病理报告：（颈前）纤维、横纹肌组织内转移或浸润癌（结合酶标结果首先考虑甲状腺来源）。本院病理会诊示：（甲状腺）纤维组织中见分化差的癌，结合免疫组化结果支持低分化鳞癌，甲状腺来源可能大。患者无声音嘶哑、吞咽不适、呛咳等，为进一步治疗收入院。发病以来，精神尚可，食欲尚可，大小便基本正常，体重无明显变化。既往史：否认家族肿瘤遗传病史；查体：颈前气管已经切开，甲状腺区质硬，未触及明确肿物，双颈部可触及多发肿大淋巴结，质中等，活动。

【影像学及特殊检查】

1. 2014 年 6 月 24 日电子鼻咽喉镜检查　鼻腔进镜顺利，未见明显异常。鼻咽未见明显异常。口咽及下咽部未见明显异常。喉部结构清晰，会厌及左、右披裂未见明显异常。双侧声带活动明显减弱（图 11-1）。检查时患者反应明显，声门下无法观察。

检查所见：

（1）双侧声带活动明显减弱，具体请结合临床。

（2）检查时患者反应明显，声门下无法观察，建议本院进一步检查。

2. 2014 年 6 月 24 日颈胸部 CT　甲状腺形态大部分失常、边缘部分毛糙，其周围可见边界不清低密度影（与相邻肌肉密度相仿），与食管分界欠清楚，气管受压变窄（可见气管插管影）（图 11-2）。

双侧颈深组、锁骨上及双侧气管食管沟多发肿大淋巴结，较明显强化（图 11-3），大者短径约 1.5cm。

左侧上颌窦黏膜下囊肿。咽、喉、腮腺、颌下腺及余扫描所示鼻窦未见明确肿物。

右肺斜裂区浅淡细条索、右胸膜下微小类结节。余双肺未见明确结节与实变。余纵隔及双肺门未见明确肿大淋巴结。

双侧胸腔及心包未见积液。

扫描范围内第 11 胸椎椎体中部可见一不规则裂隙、边缘较光滑密度较高。

影像学诊断：

（1）甲状腺病变、考虑恶性，范围详述如上。

（2）双侧颈深、锁骨上及气管食管沟多发肿大淋巴结，考虑转移。

（3）左侧上颌窦黏膜下囊肿。

（4）右肺胸膜下细条索、微小类结节，建议随诊。

（5）第 11 胸椎椎体改变，先天发育畸形？建议结合临床考虑。

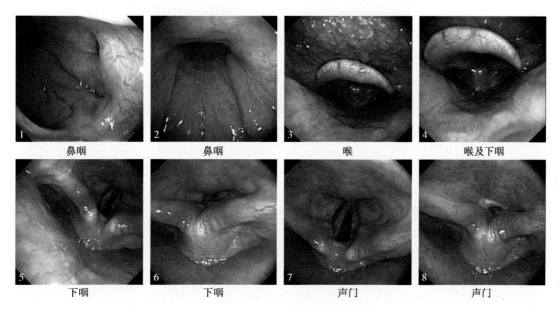

图 11-1　喉镜示双侧声带活动明显减弱

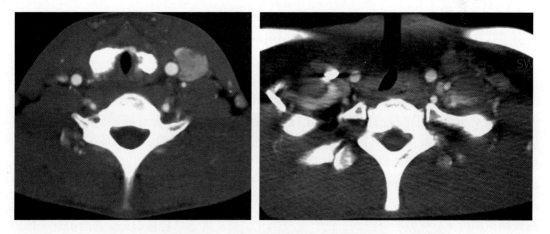

图 11-2　颈部增强 CT 示甲状腺周围边界不清低密度影，气管受压

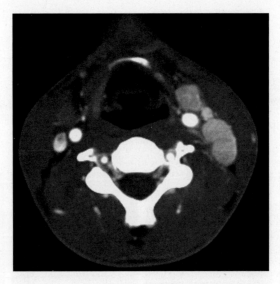

图 11-3　颈部增强 CT 示双侧颈多发肿大淋巴结

3. 2014 年 6 月 24 日超声　"气管切开术后"，甲状腺观察不满意，内见粗大钙化，甲状腺回声不均。双颈、双侧锁骨上多发低回声结节，右侧大者约 1.9cm×1.2cm，左侧大者约 2.6cm×1.1cm，CDFI 可见较丰富血流信号。

超声诊断：

（1）甲状腺内粗大钙化，考虑甲状腺癌可能大。

（2）双颈、双侧锁骨上多发淋巴结转移。

4. 病理会诊　（甲状腺）纤维组织中见分化差的癌，结合免疫组化结果支持低分化鳞癌，甲状腺来源可能大。

【入院诊断】

甲状腺鳞癌双颈淋巴结转移，双侧喉返神经麻痹，外院气管切开术后。

【治疗经过】

2014 年 6 月 25 日在全身麻醉下，做甲状腺部分切除、左颈淋巴结活检术。经气管切开处插管给予全麻后常规消毒铺巾，先行左上颈部弧形切口，分开胸锁乳突肌与颈内静脉，切除 2 枚淋巴结关闭伤口。后行正中切开伤口，分开带状肌，解剖环甲膜，探查示：甲状腺峡部及双侧甲状腺均为肿瘤占据，下缘为气管切开口。切除甲状腺峡部和部分双侧甲状腺及肿瘤，冰冻病理检查示分化差的癌，关闭伤口。

2014 年 7 月 3 日术后病理：（甲状腺峡部）、（部分左叶）、（部分右叶）纤维结缔组织及横纹肌组织内见分化差的癌浸润，结合免疫组化结果及淋巴结转移形态，符合分化差的甲状腺乳头状癌伴鳞状分化。淋巴结转移性乳头状癌（2/2），可见脉管癌栓，肿瘤累及淋巴结被膜外组织。

2014 年 7 月 9 日再次全麻下行全甲状腺切除，气管袖状切除，气管造瘘，双侧颈 Ⅱ～Ⅵ区淋巴结清扫。经气管切开切口插管全麻成功后，常规术野消毒铺巾，行中颈部沿皮纹弧形切开皮肤皮下颈阔肌，游离皮瓣。探查如下：

双颈部多发肿大淋巴结，双侧颈Ⅱ区多发淋巴结肿大，0.5~2.5cm，质硬，累及肌肉少许；双侧颈Ⅲ区多发淋巴结肿大，0.5~2.5cm，质硬，累及交感干。双侧颈Ⅳ区多发淋巴结肿大，0.5~3.0cm，质硬，活动，向锁骨下伸展，均与颈内静脉粘连，可分开。双侧颈Ⅴ区多发小淋巴结。双侧甲状腺弥漫性肿瘤，左侧5cm×4cm×3cm，右侧6.5cm×4cm×3cm，双侧肿瘤侵犯包裹喉返神经，不能分开，侵犯气管环2个，另侵犯带状肌、咽缩肌、食管肌层。双侧颈Ⅵ区多发淋巴结肿大，0.5~1.5cm，质硬。

行双侧颈Ⅱ~Ⅵ区淋巴结清扫，保留双侧胸锁乳突肌、颈内静脉和副神经。切除颈前双侧带状肌、甲状腺及受侵犯的喉返神经，术中因肿瘤累及广泛，未见甲状旁腺。气管2~4环全周切除，切除部分食管受侵犯肌层，保留食管黏膜和黏膜下层，将气管断端上下拉拢缝合，并于气管切开处行气管皮肤造瘘。

本例特点：肿瘤累及广泛，淋巴结转移较多，手术切除尚满意，至少肉眼切净，术后需要放疗和碘–131治疗。

【术后处理】

1. 保持气道通畅，雾化防止痰痂形成，清理气管造瘘口痰液，保持干净。
2. 注意伤口及引流情况。
3. 应用抗生素预防感染。
4. 术后可经口腔进食。

【术后病理】

2014年7月16日病理报告："气管切开术后"。

甲状腺右叶、右气管食管沟淋巴结和带状肌：甲状腺癌。部分呈乳头状，部分呈实性、筛状，符合甲状腺乳头状癌，筛状癌亚型，伴大量沙砾样钙化，侵犯被膜外横纹肌组织，局灶可见神经侵犯。

甲状腺左叶、左气管食管沟淋巴结和带状肌：甲状腺癌。部分呈乳头状，部分呈实性、筛状，符合甲状腺乳头状癌，筛状癌亚型，伴大量沙砾样钙化，侵犯被膜外横纹肌组织，局灶可见神经侵犯。癌旁纤维组织中见异物（缝线）肉芽肿反应及炎细胞浸润，符合术后改变。另见少许甲状旁腺组织。

淋巴结转移性癌（38/129），符合甲状腺乳头状癌。

（1）（左颈2区淋巴结）1/20，另于纤维组织中见多核巨细胞反应，符合术后改变。

（2）（左颈3区淋巴结）6/25，3枚累及淋巴结被膜外纤维组织。

（3）（左颈4区淋巴结）8/12，3枚累及淋巴结被膜外纤维组织。

（4）（左颈5区淋巴结）0/9。

（5）（右颈2区淋巴结）4/15，2枚累及淋巴结被膜外纤维组织。

（6）（右颈3区淋巴结）3/3，1枚累及淋巴结被膜外纤维组织，1枚累及淋巴结被膜外横纹肌组织。

（7）（右颈4区淋巴结）6/15，3枚累及淋巴结被膜外纤维组织。

（8）（右颈5区淋巴结）1/21，累及淋巴结被膜外纤维组织，邻近神经纤维。

（9）（甲状腺右叶、右气管食管沟淋巴结和带状肌）4/4，1 枚累及淋巴结被膜外纤维组织。

（10）（甲状腺左叶、左气管食管沟淋巴结和带状肌）5/5，4 枚累及淋巴结被膜外纤维组织。

（11）（气管壁）冰：纤维组织中可见癌组织浸润，组织烧灼，观察欠清楚，符合甲状腺乳头状癌。

（12）（左交感神经肿物）纤维组织中可见癌组织浸润，符合甲状腺乳头状癌，未累及神经纤维组织。

（13）（部分颈段气管）支气管黏膜固有层–外膜可见癌组织浸润，符合甲状腺乳头状癌。

【术后治疗】

因肿瘤累及广泛，不能达到充分安全界，且病理分化差，恶性程度较高，需要术后进行放射治疗，故行术后放疗 65Gy，碘 –131 治疗一次，150mCi。

【术后随诊】

1. 放疗后 3 个月堵管后无呼吸困难，拔除气管套管，当地医院检查喉镜未见明显异常，双侧声带旁正中位固定。

2. 2014 年 9 月 19 日颈胸腹部 CT：甲状腺癌外院术后，参阅 2014 年 7 月 18 日胸腹部 CT 图像

（1）甲状腺癌术后，气管切开、插管术后改变，扫描范围内胸内气管周围软组织不规则略厚，最大厚度约 0.6cm，请随诊。

（2）双上颌窦黏膜略厚，考虑炎症。

（3）双颈淋巴结清扫术后，未见明确肿大淋巴结。

（4）双肺未见明确结节及实变影。

（5）纵隔、双肺门未见明确肿大淋巴结。

（6）原右侧气胸，现基本吸收。心包、双侧胸腔未见积液。

（7）肝脏、胆囊、胰腺、脾脏、双侧肾上腺、双肾未见明确异常。

（8）腹腔、腹膜后未见异常肿大淋巴结。未见腹水。

（9）约第 11 椎椎体先天性发育不全，同前相仿。

3. 术后近 4 年复查未见肿瘤复发和转移征象。

【专家点评】

该患者有几个特点：年轻、术前病理为分化差的鳞癌（临床上属于甲状腺未分化癌一类）、肿瘤侵犯气管和喉返神经、2 年病史。

从病史发现患者的肿瘤可能来源于甲状腺，但是分化很差，肿瘤累及范围广泛这些特点看，患者手术的机会不大。对于甲状腺低分化鳞癌且肿瘤累及范围广泛来说，患者手术不易切净，术后复发转移概率很高，预后很差，对于医生来讲一般就会有一个这样的概念。但是从患者的病史和年龄来看，又带来一希望：既往文献"重新认识甲状腺未分化

癌"中提到，年轻患者生存率明显高于老年患者；另外这个病史 2 年也提供了一个非常有力的可能性，试想一个高度恶性肿瘤患者的肿瘤能够生长 2 年，可以说肿瘤的恶性程度没有想象中的那么严重。综合以上两点，多次头颈 MDT 综合查房决定重新取得病理再决定是否手术。结果重新取病理提示甲状腺乳头状癌鳞状分化，不属于纯粹的低分化鳞癌，决定进行手术。

术中需要注意的几点：

1. 双颈部淋巴结转移较大较多，清扫范围为 II ~ VI 区，为了防止双侧颈内静脉受侵犯不能保留的情况，可以先保留颈外静脉，以防止静脉回流受阻。

2. 甲状腺肿瘤累及气管、喉返神经、甚至食管。术中尽可能切净肿瘤作为首选。术中气管需要解剖清楚，与肿瘤的间隙要辨别清楚，既需要切净肿瘤，又需要尽可能保留好正常的气管。因肿瘤和食管关系密切，术中切除受侵犯的食管肌层，尽可能保留好食管的黏膜和黏膜下层，防止出现食管瘘。

正常情况下，切除 2 个气管环都可以直接拉拢缝合气管，称气管袖状切除，但是该患者双侧喉返神经麻痹，如果直接将气管拉拢缝合，术后会出现呼吸困难的情况，所以将气管大部分缝合后，前壁与皮肤造瘘，避免术后呼吸困难。

3. 病理检查结果显示属于一种比较特殊的甲状腺乳头状癌，筛状癌亚型，恶性程度较高。结合手术周围安全界不充分，术后采用了放疗，用于控制颈部的复发和淋巴结转移。术后碘 -131 治疗用于发现和控制远处转移，结果未见其他部位吸碘，未再继续应用。

4. 术后放疗后 3 个月恢复好，拔除气管套管。如果不能拔管，可至耳鼻喉科切除一侧杓状软骨，扩大声门间隙，再拔管。

5. 术后近 4 年复查未见局部复发和淋巴结转移，未见远处转移，超出了原来的预想。从这一点可以看出，即使是再晚期的甲状腺肿瘤也尽可能给予外科治疗的机会。

（黄　楠　张宗敏）

病例 12 甲状腺癌外院术后复发，右颈部淋巴结转移及右声带麻痹

【病例简介】

患者女性，50岁。因甲状腺癌外院术后20余年，发现颈前肿块20年，声嘶2个月，于2017年8月9日收入某省人民医院耳鼻咽喉头颈外科。20年前当地医院行颈部肿块切除术（具体不详），术后半年相同位置及右颈上部再次出现肿块，未做进一步治疗，起初肿块约红枣大小。1年前上述部位包块逐渐增大，近2个月明显增大，同时出现持续性声嘶，伴有说话费力，遂来本院就诊，发病以来，体重无明显下降。既往体健，家族中无甲状腺癌疾病史。

【影像学及特殊检查】

1. 2017年8月8日颈部B超 甲状腺右叶可见一3.0cm×1.9cm×1.7cm大小的中低回声结节，边界尚清，内回声不均匀，其中心部可见一长约1.2cm的强回声；峡部可见一直径2.4cm大小的囊实性混合回声结节，边界清楚，回声不均匀，实质部分中等回声。CDFI可见较丰富血流信号（图12-1）；左叶上极可见一直径0.5cm大小的低回声结节，边缘毛糙，其内可见点状强回声；右颈Ⅱ、Ⅲ、Ⅳ、Ⅵ区可见多个肿大淋巴结，最大者直径2.7cm，其内可见斑状及半弧形强回声（图12-2）。

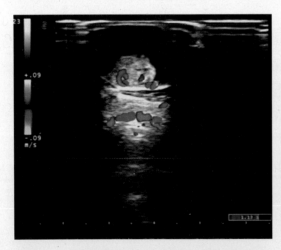

图12-1 颈部超声示甲状腺右叶中低回声结节 CDFI可见较丰富血流信号

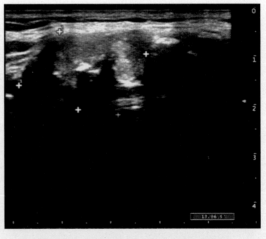

图12-2 颈部超声示右颈肿大淋巴结

2. 2017 年 8 月 8 日颈胸部增强 CT　颈前正中可见一直径 1.9cm 大小的类圆形低密度影，边界清楚，其内可见一直径 0.8cm 大小的强化结节影（图 12-3）；甲状腺右叶见斑片状低密度影，边界不清楚，其内见斑片状、斑点状钙化密度影；甲状腺左叶见斑片状低密度影；右颈见多发结节状稍高密度影，边缘见环形钙化影，轻度强化（图 12-4）。

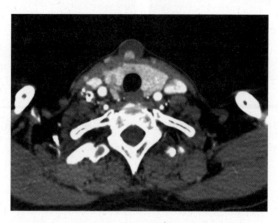

图 12-3　颈部增强 CT 示颈前正中类圆形低密度
影内的强化结节影

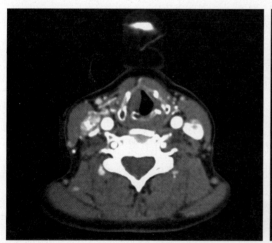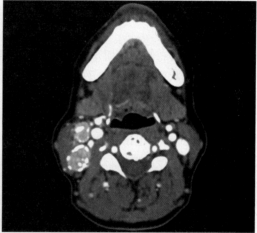

图 12-4　颈部增强 CT 示右颈多发结节状稍高密度影伴钙化

3. 2017 年 8 月 10 日电子喉镜　右侧声带固定于旁正中位，闭合时有裂隙（图 12-5，图 12-6）。

4. 2017 年 8 月 10 日甲状腺功能检查　甲状腺球蛋白（TG）明显升高，达 166.2ng/ml（<55ng/ml），其余 10 项指标在正常范围内。

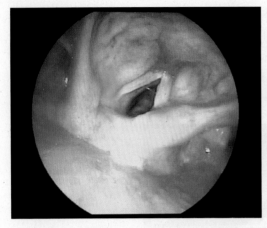
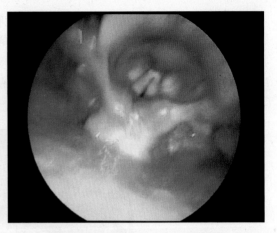

图 12-5　喉镜示右侧声带固定于旁正中位　　　　图 12-6　喉镜示声带闭合时裂隙

【入院诊断】

甲状腺癌外院术后复发右颈淋巴结转移癌，右声带麻痹。

【治疗经过】

2017 年 8 月 11 日在全麻下行甲状腺全切 + 右颈淋巴结清扫（Ⅱ~Ⅵ区）+ 右侧喉返神经移植（耳大神经）术。

手术过程：距颈前肿块周约 1.5cm 做一类梭形切口（图 12-7），切开皮肤、皮下组织及颈阔肌，分离皮瓣。先行右颈清扫，切除受累的颈内静脉，保留胸锁乳突肌、副神经。于胸骨上窝显露右侧带状肌下端并切断，显露甲状腺左叶及左侧喉返神经，保留左上甲状旁腺，完成甲状腺左叶切除及左侧Ⅵ区清扫后（图 12-8），将标本（右颈清扫组织）沿右侧颈总动脉表面分离，显露右侧喉返神经，见肿瘤包绕侵袭神经，遂切除受累的喉返神经，将甲状腺右叶、右侧Ⅵ区淋巴脂肪组织、受累的右侧带状肌、皮肤一同自气管表面切除（图 12-9）。标本包括：全甲状腺、双侧Ⅵ区与右颈清扫组织、受累的颈前皮肤及带状肌（图 12-10）。冲洗术腔后，取耳大神经，长度约 5cm，并标记其近心端及远心端，显微

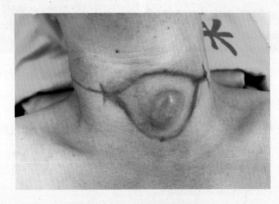

图 12-7　颈部切口设计

镜下行右侧喉返神经移植：修剪耳大神经及喉返神经的断端，采用神经外膜缝合法，用8-0 的 PROLENE 将耳大神经与喉返神经的近心端间断对位缝合 4 针，同法行神经的远心端吻合，检查已吻合的神经无张力及扭曲（图 12-11）。放置引流管后，拉拢缝合切口。

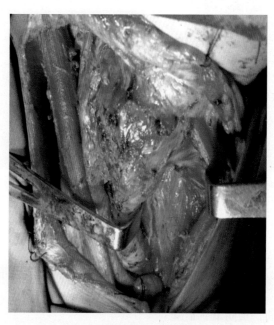

图 12-8　甲状腺左叶切除及左侧颈部Ⅵ区清扫后

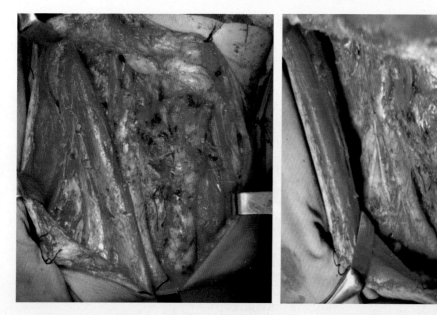

图 12-9　甲状腺右叶、右侧颈部Ⅵ区淋巴脂肪组织、受累的右侧带状肌、皮肤一并切除后

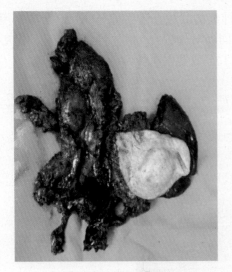

图 12-10　手术标本

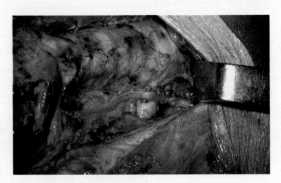

图 12-11　耳大神经与喉返神经吻合

【术后处理】

1. 术后 24 小时内密切观察生命体征，注意呼吸。

2. 注意伤口情况及颈部引流液的性质及引流量。引流量每日少于 15ml 后拔除引流管。

3. 静脉与口服钙剂，预防低钙血症。

【术后病理】

（甲状腺右叶）乳头状癌，最大直径 2cm，小灶侵及周围横纹肌组织（图 12-12）。

（甲状腺左叶及峡部）见乳头状癌组织，并侵及周围横纹肌组织。

（皮下包块）见癌组织。

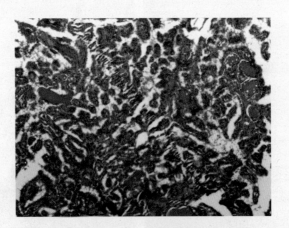

图 12-12　术后病理切片

淋巴结转移癌（5/15）

（1）（右颈 Ⅱ 区清扫）2/7，另见癌结节 3 枚。

（2）（右颈Ⅲ区清扫）1/1。

（3）（右颈Ⅳ区清扫）1/1，另见癌结节 1 枚。

（4）（右颈Ⅴ区清扫）0/5。

（5）（右颈Ⅵ清扫）纤维脂肪组织中未见癌组织。

（6）（左颈Ⅵ清扫）1/1。

【术后随诊】

1. 甲状腺功能相关检查

（1）2017 年 9 月 14 日：甲状旁腺激素（PTH）17.54pg/ml，甲状腺球蛋白（TG）81.7ng/ml。

（2）2017 年 11 月 24 日：甲状旁腺激素（PTH）29.95pg/ml，甲状腺球蛋白（TG）14.48ng/ml。

2. 电子喉镜检查

（1）2017 年 8 月 21 日：喉部右侧黏膜、声带轻度肿胀，右侧声带位于旁正中位（图 12-13）。

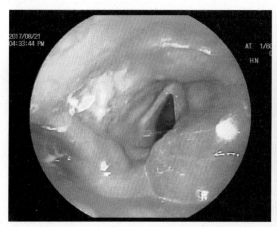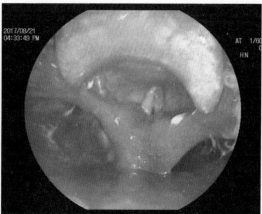

图 12-13　2017 年 8 月 21 日复查喉镜

（2）2017 年 11 月 23 日：右侧声带位于旁正中位，轻微活动，声带闭合时有裂隙（图 12-14）。

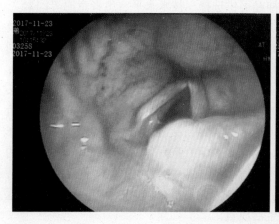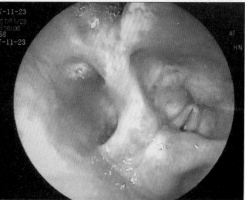

图 12-14　2017 年 11 月 23 日复查喉镜

3. 核医学检查

（1）2017年9月14日：甲状腺扫描（^{99m}Tc 5mCi）示甲状腺未见显影，系术后改变（图12-15）。

（2）2017年11月22日：^{131}I（131-碘化钠 100mCi）全身碘扫描示颈部甲状腺位置见局部放射性浓聚灶，考虑甲状腺术后残留（图12-16）。

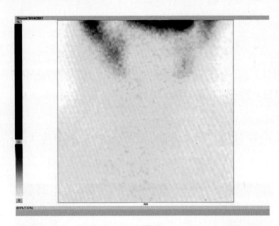

图12-15　甲状腺扫描（^{99m}Tc 5mCi）示甲状腺未见显影

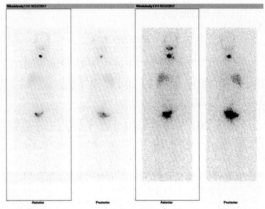

图12-16　^{131}I 全身碘扫描示颈部甲状腺位置见局部放射性浓聚灶

【专家点评】

由于喉返神经紧邻甲状腺及气管旁淋巴结，因此晚期分化型甲状腺癌包膜外侵犯或转移淋巴结包膜外侵犯常累及喉返神经，导致声带麻痹，引起发声困难（声嘶、发声费力、呛咳、甚至呼吸困难等），极大的影响患者生活质量。对于受累的喉返神经，术中需要切除。但是如何恢复喉功能、改善声嘶仍是外科医生需要面对的重要问题。

目前对于单侧声带麻痹的治疗方法包括：①延期手术：声带注射内移术、甲状软骨成形声带内移术、颈襻喉返神经吻合术等。②同期手术：喉返神经吻合术（端端直接吻合、异位神经移植）、颈襻喉返神经吻合术、膈神经喉返神经吻合术等。采取何种治疗方法，取决于术中喉返神经缺损的长度、有无替代神经可供选择、技术水平、患者意愿等因素。

喉返神经移植术是生理性手术，具有能够恢复患侧声带的肌张力、肌体积、顺应性及黏膜波等优点，与甲状软骨成形声带内移术相比具有相同的发声效果，是甲状腺癌术中同期恢复喉功能的有效方法。

本病例系局部晚期甲状腺乳头状癌，伴有广泛的淋巴结转移，患侧喉返神经缺损较长（约3cm），并且同侧颈襻神经在扩大颈清扫时已予以切除。对于此类病例，喉返神经移植可选择健侧颈襻神经行颈襻喉返神经吻合，或取异位神经桥接喉返神经断端。耳大神经作为面神经移植中最常用且最可靠的异位神经，易于取材且在同一术野，本例中耳大神经的直径与喉返神经的直径相仿、长度合适。术后患者无明显声嘶，对发声效果满意。因此，对晚期分化型甲状腺癌侵犯喉返神经的病例，在彻底切除肿瘤的同时，积极采用同期喉返神经移植术，能有效地恢复发声功能，提高生活质量。

（邱小平）

参 考 文 献

1. Kaliszewski K, Strutyńska-Karpińska M, Zubkiewicz-Kucharska A, et al.Should the Prevalence of Incidental Thyroid Cancer Determine the Extent of Surgery in Multinodular Goiter？［J］.PLoS One, 2016, 11（12）: e0168654.

2. Guth S, Theune U, Aberle J, et al.Very high prevalence of thyroid nodules detected by high frequency（13MHz） ultrasound examination［J］.European Journal of Clinical Investigation, 2009, 39（8）: 699–706.

3. 中华医学会内分泌学分会, 中华医学会外科学分会, 中国抗癌协会头颈肿瘤专业委员会, 中华医学会核医学分会.甲状腺结节和分化型甲状腺癌诊治指南［J］.中华内分泌代谢杂志, 2012, 28（10）: 779–797.

4. Haddad RI, Nasr C, Bischoff L, et al.NCCN Clinical Practice Guidelines in Oncology, Thyroid Carcinoma, Version 1.2018［J］.J Natl Compr Canc Netw, 2018, 22（3）: 9–50.

5. Haugen BR, Alexander EK, Bible KC, et al.2015 American Thyroid Association Management Guidelines for Adult Patients with Thyroid Nodules and Differentiated Thyroid Cancer: The American Thyroid Association Guidelines Task Force on Thyroid Nodules and Differentiated Thyroid Cancer［J］.Thyroid, 2016, 26（1）: 1–133.

6. Can AS, Peker K.Comparison of palpation–versus ultrasound–guided fine–needle aspiration biopsies in the evaluation of Thyroid nodules［J］.BMC Res Notes, 2008, 1: 12.

7. Danese D, Sciacchitano S, Farsetti A, et al.Diagnostic accuracy of conventional versus sonography–guided fine–needle aspiration biopsy of thyroid nodules［J］.Thyroid, 1998, 8（1）: 15–21.

8. Filho JG, Kowalski LP.Postoperative complications of thyroidectomy for differentiated thyroid carcinoma［J］. Am J Otolaryngol, 2004, 25（4）: 225–230.

9. Park I, Rhu J, Woo JW, et al.Preserving Parathyroid Gland Vasculature to Reduce Post–thyroidectomy Hypocalcemia［J］.World J Surg, 2016, 40（6）: 1382–1389.

10. Mazzaferri EL, Jhiang SM.Long–term impact of initial surgical and medical therapy on papillary and follicular thyroid cancer［J］.Am J Med, 1994, 97（5）: 418–428.

11. Shen WT, Ogawa L, Ruan D, et al.Central neck lymph node dissection for papillary thyroid cancer: comparison of complication and recurrence rates in 295 initial dissections and reoperations［J］.Arch Surg, 2010 Mar, 145（3）: 272–275.

12. Ito Y, Higashiyama T, Takamura Y, et al.Clinical outcomes of patients with papillary thyroid carcinoma after the detection of distant recurrence［J］.World J Surg, 2010, 34（10）: 2333–2337.

13. Magarey MJ, Freeman JL.Recurrent well–differentiated thyroid carcinoma［J］.Oral Oncol, 2013, 49（7）: 689–694.

14. Filho JG, Kowalski LP.Postoperative complications of thyroidectomy for differentiated thyroid carcinoma［J］. Am J Otolaryngol, 2004, 25（4）: 225–230.

15. Chen W, Zheng R, Baade PD, et al.Cancer statistics in China, 2015［J］.CA Cancer J Clin, 2016, 66（2）: 115–132.

16. Mao Y, Xing M.Recent incidences and differential trends of thyroid cancer in the USA［J］.Endocr Relat Cancer, 2016, 23（4）: 313–322.

17. Chen W, Zou S, Wang L, et al.Anastomosis in the absence of a suprahyoid release following circumferential sleeve resection is feasible in differentiated thyroid carcinoma patients with tracheal invasion［J］.Oncol Lett, 2017, 14（3）: 2822–2830.

18. 王军轶，张彬，鄢丹桂，等.73例初治甲状腺髓样癌术式探讨［J］.中国肿瘤临床，2012，39（7）：410-413.
19. Wells SA Jr，Asa SL，Dralle H，et al.Revised American Thyroid Association guidelines for the management of medullary thyroid carcinoma［J］.Thyroid，2015，25（6）：567-610.
20. 冯尚勇，刘超.美国甲状腺协会《甲状腺髓样癌修订版指南》解读［J］.中华内分泌代谢杂志，2016，32（5）：356-360.
21. 鄢丹桂，张彬，李正江，等.甲状腺髓样癌颈部淋巴转移规律的临床研究［J］.中华耳鼻咽喉头颈外科杂志，2015，50（4）：290-294.
22. 宋宁宁，王义增，李欣，等.降钙素对甲状腺髓样癌诊断和术式选择的意义［J］.天津医科大学学报，2017，23（3）：239-241.
23. 张再兴，李正江，唐平章，等.甲状腺髓样癌的外科治疗及预后分析［J］.中华耳鼻咽喉头颈外科杂志，2011，46（3）：209-213.
24. Priya SR，Dravid CS，Digumarti R，et al.Targeted Therapy for Medullary Thyroid Cancer：A Review［J］.Front Oncol，2017，7（6）：238.
25. Milan SA，Sosa JA，Roman SA.Current management of medullary thyroid cancer［J］.Minerva Chir，2010，65（1）：27-37.
26. 鄢丹桂，张彬，李正江，等.甲状腺髓样癌颈部淋巴结转移规律的临床研究［J］.中华耳鼻咽喉头颈外科杂志，2015，50（4）：290-294.
27. 李正江，苗绪学，唐平章，等.甲状腺癌纵隔淋巴结转移的外科处理［J］.中华肿瘤杂志，2006，28（2）：145-147.
28. 徐伟，唐平章.高分化甲状腺癌侵犯喉气管的治疗［J］.中华医学杂志，2001，81（21）：1298-1300.
29. 徐先发，王洵，尹修民，等.甲状腺乳头状腺癌侵犯气管的治疗与预后［J］.中华耳鼻咽喉头颈外科杂志，2006，41（4）：284-288.
30. 李丽娅，易红良.侵犯喉气管的甲状腺癌治疗研究进展［J］.中华耳鼻咽喉头颈外科杂志，2016，51（9）：716-720.
31. McCaffrey TV，Lipton RJ.Thyroid carcinoma invading the upper aerodigestive system［J］.Laryngoscope，1990，100（8）：824-830.
32. Misono S，Merati AL.Evidence-based practice：evaluation and management of unilateral vocal fold paralysis［J］.Otolaryngol Clin N Am，2012，45（5）：1083-1108.
33. Paniello RC.Laryngeal reinnervation［J］.Otolaryngol Clin N Am，2004，37（1）：161-181.
34. Hong JW，Roth TS，Yoo HS，et al.Outcome with immediate direct anastomosis of recurrent laryngeal nerves injured during thyroidectomy［J］.Laryngoscope，2014，124（6）：1402-1408.
35. 刘文胜，张彬，倪晓光，等.喉返神经端端吻合的疗效与临床应用价值［J］.中华普通外科杂志，2014，29（7）：527-530.
36. 冯云，杨大章，刘丹丹，等.即时喉返神经修复术在治疗甲状腺癌侵及喉返神经中的应用［J］.中华肿瘤杂志，2014，36（8）：621-625.
37. 郑宏良，周水淼，陈世彩，等.甲状腺手术时喉返神经损伤的神经修复治疗［J］.中华普通外科杂志，2004，19（1）：30-33.
38. Paniello RC，Edgar JD，Kallogjeri D，et al.Medialization versus reinnervation for unilateral vocal fold paralysis a multicenter randomized clinical trial［J］.Laryngoscope，2011，121（10）：2172-2179.
39. Miyauchi A，Inoue H，Tomoda C，et al.Improvement in phonation after reconstruction of the recurrent laryngeal nerve in patients with thyroid cancer invading the nerve［J］.Surgery，2009，146（6）：1056-1062.

喉　癌

【病例简介】

患者男性，62 岁。因声音嘶哑 4 月余于 2015 年 6 月 15 日收入头颈外科。4 个月前患者无明显诱因出现声音嘶哑，在外院对症治疗，效果不佳，近期外院鼻咽喉镜检查显示左声带肿物，活检病理为"鳞状细胞癌"，为进一步诊治来本院。门诊电子鼻咽喉镜提示声门型喉癌；颈部 CT 提示喉癌可能大，请结合镜检；患者无吞咽不适、呛咳、憋气、耳痛等症状；活检病理（声带肿物）示乳头状增生的鳞状上皮黏膜，伴中度不典型性，考虑癌变；为进一步治疗收入院。发病以来，精神尚可，食欲尚可，大小便基本正常，体重无明显变化。

既往史：否认家族肿瘤遗传病史；吸烟 40 余年，20 支 / 天；饮酒 20 余年，4 两 / 天（1 两 = 50g）。

【影像学及特殊检查】

1. 2015 年 6 月 11 日电子鼻咽喉镜检查　鼻腔进镜顺利。鼻咽部结构完整，黏膜光滑，未见明显异常。口咽双侧扁桃体未见肿大。舌根部淋巴滤泡增生明显。下咽部表面光滑，双侧梨状窝对称，未见明显异常。喉部会厌及双侧披裂结构正常，黏膜光滑。声门区左侧声带可见粗糙不平肿物生长，左侧声带明显增厚，累及全长，向前侵及前联合，向后达声带突，向左侧喉室内生长，左侧室带前端受累及（图 13-1）。右侧声带萎缩，表面黏膜充血，未见明显侵及。双侧声带活动未见受限。声门下未见侵及。

内镜诊断：声门型喉癌，已有病理。

2. 2015 年 6 月 12 日颈胸部 CT

（1）声门区左侧声带明显增厚，最厚处约 0.8cm（图 13-2），强化较明显，病变可疑侵及前联合。

（2）甲状腺多发低密度结节，大者约 1.3cm×1.1cm，边界清楚；右侧上颌窦轻度炎症，鼻咽、口咽、下咽未见明确异常。

（3）双侧颌下、颈深链多发小淋巴结，大者短径约 0.8cm。

（4）左肺上叶、右肺中上叶散在多发条索影，双肺尖胸膜增厚，余肺未见明确结节及实变。

（5）纵隔、双肺门未见明确肿大淋巴结。

（6）双侧胸腔、心包未见积液。

影像学诊断：

（1）喉癌可能性大，请结合镜检。

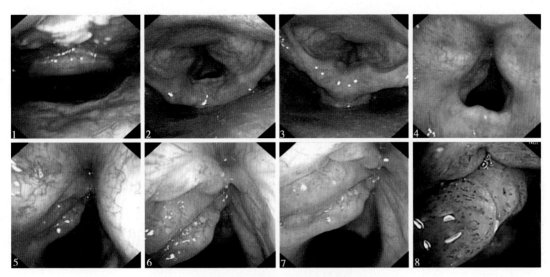

图 13-1　喉镜示左侧声带肿物

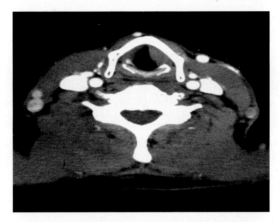

图 13-2　颈部增强 CT 示左侧声带明显增厚

（2）甲状腺多发低密度结节，请结合超声检查。

（3）右侧上颌窦轻度炎症。

（4）双侧颌下、颈深链多发小淋巴结，建议随诊。

（5）左肺上叶、右肺中上叶多发条索影，双肺尖胸膜增厚，建议随诊。

3. 2015 年 6 月 8 日活检病理（声带肿物）　乳头状增生的鳞状上皮黏膜，伴中度不典型性，考虑癌变。

【入院诊断】

喉癌（声门型 T2N0M0）。

高血压?

【治疗经过】

2015 年 6 月 17 日在全身麻醉下，做气管切开、左垂直部分喉切除术。

经口腔插管给予全麻后常规消毒铺巾，先做气管切开术，更换麻醉管，麻醉满意后颈前甲状软骨上缘水平切开皮肤、皮下及部分颈阔肌，颈阔肌下翻皮瓣，上至舌骨水平，下至环甲膜水平，避免与气管切开切口相通。切开颈白线及甲状软骨外软骨膜，清除环甲膜前的淋巴脂肪组织，剥离双侧的甲状软骨外软骨膜，正中偏右剪开甲状软骨板，切开环甲膜、右侧喉前端及会厌根，探查喉腔，见肿瘤局限于左侧声带前 2/3，累及喉室及声门下0.3cm 左右，前联合右声带未见明确受累。距肿瘤约 0.5cm 左右切开声门下、声带突及室带上缘，将左半喉软组织连同肿瘤一并切除，切取周围切缘，冰冻病理检查均未见癌细胞后，松解左半喉残留黏膜及梨状窝黏膜，与声门下黏膜直接拉拢缝合，修复术后创面；创面彻底止血后，冲洗术区，关闭喉腔。放置引流管，逐层关闭术腔。患者清醒后拔除麻醉插管，置入气管套管，安返病房。

【术后处理】

1. 监测生命体征。
2. 注意伤口及引流情况。
3. 对症及支持治疗。
4. 保持气管套管通畅。

【术后病理】

左垂直喉：喉声门型高 - 中分化鳞状细胞癌，周围黏膜上皮呈重度不典型增生 / 原位癌改变，未见脉管瘤栓。肿瘤位于左声带，累及左室带及横纹肌组织。上切缘、右侧声带前端、下切缘及后切缘冰冻病理切片均未见癌。

喉前组织：少许甲状腺及横纹肌组织。

pTNM 分期：pT2。

【术后随诊】

1. 2015 年 9 月 22 日电子鼻咽喉镜检查 "喉癌术后 3 个月"，鼻腔进镜顺利。鼻咽部结构完整，黏膜光滑，未见明显异常。口咽双侧扁桃体未见肿大。舌根部淋巴滤泡增生明显。下咽部表面光滑，未见明显异常。喉部会厌及双侧披裂结构完整，声门区呈术后改变，双侧声带基本切除，原前联合位置可见肉芽结节（图 13-3）。声门裂开放尚好。左右半喉活动未见明显受限。

内镜诊断：喉癌术后，声门区呈术后改变，双侧声带基本切除，声门区可见肉芽结节，未见肿瘤征象。

2. 2016 年 2 月 19 日颈胸部 CT "喉癌术后"复查，参阅 2015 年 6 月 12 日术前颈胸部 CT 图像，所见如下：

（1）喉部呈术后改变，术区结构紊乱，未见明确软组织增厚及异常强化，声门区右侧声带略肿胀、增厚，请结合临床及镜检。

（2）甲状腺多发低密度结节，大者约 1.4cm×1.2cm，边界清楚，请结合超声检查；双侧鼻旁窦、鼻咽、口咽未见明确异常。

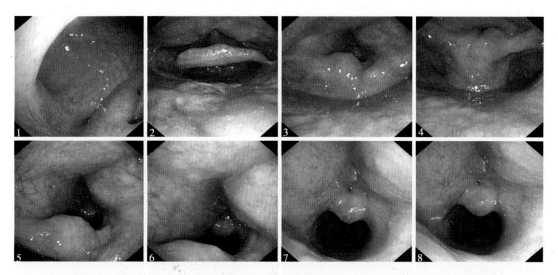

图 13-3　2015 年 9 月 22 日复查喉镜示双侧声带基本切除，原前联合位置见肉芽结节

（3）双侧颌下、颈深链多发小淋巴结，大者短径约 0.8cm，同前大致相仿。

（4）左肺上叶、右肺中上叶散在多发条索影，双肺尖胸膜增厚，双肺胸膜下多发小类结节，同前大致相仿，余肺未见明确结节及实变。

（5）纵隔、双肺门未见明确肿大淋巴结。

（6）双侧胸腔、心包未见积液。

3. 2016 年 2 月 22 日电子鼻咽喉镜　"喉癌术后半年余"，鼻腔进镜顺利。鼻咽部结构完整，黏膜光滑，未见明显异常。口咽双侧扁桃体未见肿大。舌根部淋巴滤泡增生明显。下咽部表面基本平整，未见明显异常。喉部声门上结构基本完整，双侧披裂保留，黏膜充血。声门区左侧声带切除，声门区肉芽组织消退，声门区未见明确肿瘤征象（图 13-4）。左半喉基本固定，右半喉活动尚可。

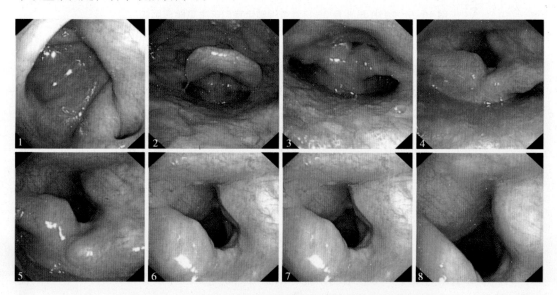

图 13-4　2016 年 2 月 22 日复查喉镜示声门区肉芽组织消退

内镜诊断：喉癌术后，左侧声带切除，残喉黏膜充血，未见明显肿瘤复发征象。

4. 2016年2月23日颈部超声 甲状腺可见多发结节，右叶大者约1.0cm×0.4cm，左叶大者约2.5cm×1.2cm，呈囊实性，边界清楚。

超声诊断：甲状腺多发结节，考虑良性。

5. 2016年8月25日电子鼻咽喉镜检查 "喉癌术后1年余"，鼻腔进镜顺利。鼻咽部结构完整，黏膜光滑，未见明显异常。口咽双侧扁桃体未见肿大。舌根部淋巴滤泡增生明显。下咽部表面基本平整，未见明显异常。喉部声门上结构基本完整，双侧披裂保留，略显水肿。声门区左侧声带切除，局部基本平整，声门区未见明显肿瘤征象。左半喉基本固定，右半喉活动尚可（图13-5）。

内镜诊断：喉癌术后，左侧声带切除，残喉未见明显肿瘤复发征象。

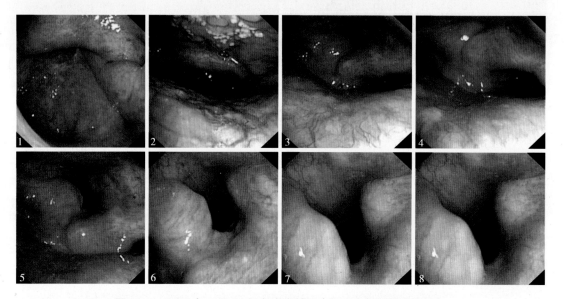

图13-5 2016年8月25日复查喉镜示声门区未见明显肿瘤征象

6. 2016年8月25日颈胸部CT "喉癌术后1年"复查，与2016年2月19日CT比较：

（1）声门区左声带明确增厚，最厚处约0.8cm，同前相仿，请结合临床考虑。

（2）甲状腺多发低密度结节，大者约1.3cm×1.1cm，边界清楚；右上颌窦轻度炎症，鼻咽、口咽、下咽未见明确异常。

（3）双侧颌下、颈深链多发小淋巴结，大者短径约0.8cm，同前，建议继续随诊。

（4）左肺上叶、右肺中上叶散在多发条索影，双肺尖胸膜增厚，余肺未见明确结节及实变。

（5）纵隔、双肺门未见明确肿大淋巴结。

（6）双侧胸腔、心包未见积液。

7. 2017年4月19日颈胸部CT "喉癌术后"复查，与2016年8月26日颈胸部CT图像比较：

（1）喉部呈术后改变，术区结构紊乱，未见明确软组织增厚及异常强化，声门区右侧声带略肿胀、增厚，请结合临床及镜检。

（2）甲状腺多发低密度结节，大者约 1.6cm×1.6cm，边界清楚，请结合超声检查；右上颌窦轻度炎症较前吸收，鼻咽、口咽、下咽未见明确异常。

（3）双侧颌下、颈深链多发小淋巴结，大者短径约 0.6cm，大致同前，建议随诊。

（4）左肺上叶、右肺中上叶散在多发条索影，双肺尖胸膜增厚，余肺未见明确结节及实变。

（5）纵隔、双肺门未见明确肿大淋巴结。

（6）双侧胸腔、心包未见积液。

8. 2017 年 4 月 21 日颈部超声　甲状腺两叶见多发混合回声，大者位于左叶，约 3.0cm×1.5cm，边界清楚，周边探及短条状血流信号。余腺体回声不均。

超声诊断：甲状腺多发囊实性结节，倾向良性，建议随诊。

9. 2017 年 4 月 21 日电子鼻咽喉镜　"喉癌术后 2 年"，鼻腔进镜顺利。鼻咽部结构完整，黏膜光滑，未见明显异常。口咽双侧扁桃体未见肿大。舌根部淋巴滤泡略增生。下咽部表面基本平整，未见明显异常。喉部声门上结构基本完整，双侧披裂保留，略显水肿。声门区左侧声带切除，局部基本平整，声门区未见明显肿瘤征象。左半喉活动度小，右半喉活动尚可（图 13-6）。

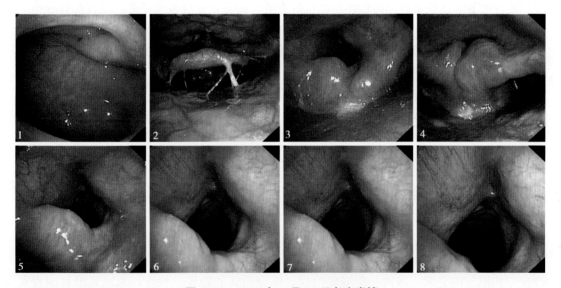

图 13-6　2017 年 4 月 21 日复查喉镜

内镜诊断：喉癌术后，声门区呈术后改变，残喉同前相仿，未见肿瘤复发征象。

10. 2018 年 1 月 19 日电子内镜和颈胸 CT　喉癌术后改变，残喉、双颈及双肺未见肿瘤复发和转移。

【专家点评】

原因不明的声音嘶哑，对症治疗 1 周后，症状无明显缓解，应给予内镜检查和影像检查，以便早期明确声音嘶哑的原因。喉癌的诊断主要依据内镜和影像学检查，临床分期依据 AJCC 肿瘤分期第 8 版，该患者为声门型喉癌 T2N0M0。声门型喉癌 NCCN 指南 2018 年第 1 版，对声门型 T1-T2 或选择性 T3 病变患者，推荐传统开放性或内镜下喉功能保留的部分喉切除，如果颈部淋巴结出现转移，可行颈部淋巴结清扫。术后病理如无不良因素，给予随诊；术后病理如果出现转移淋巴结被膜外侵犯、切缘不净、pT3 或 pT4、N2 或 N3、周围神经侵犯和脉管瘤栓形成等不良因素，能获得安全切缘者，应给予再次手术，否则，应给予化疗和放射治疗。垂直部分喉切除是声门型喉癌 T2 病变的主要手术方式，适用于以下类型的声门型喉癌：①单侧 T2；②单侧 T3，肿瘤较小且表浅者；③拒绝放疗的 T1 或 T2；④放疗后复发的 T1 或 T2；⑤对放疗不敏感的 T1 或 T2 肿瘤（譬如疣状癌、腺癌）。其切除范围是将患侧声带（包括声带突）、喉室、室带连同患侧甲状软骨板整块切除。

　　垂直部分喉切除术中应注意两点，一是肿瘤切除应彻底，不应过度强调喉功能保留而导致术后病理切缘阳性，术中切除范围至少距肿瘤 5mm 以上；二是避免过度修复导致术后长期带管呼吸，过去由于缺乏修复的经验，尤其采用带状肌瓣修复时，喉腔臃肿、狭窄，堵管后呼吸困难，患者不得不长期依赖带管呼吸。该患者术前 CT 显示肿瘤表浅，未侵及甲状软骨内骨膜，所以采用了保留甲状软骨板的垂直部分喉切除，并非真正的垂直部分喉切除，目的是保留喉支架，改善患者的发声功能，通过游离患侧残留的喉黏膜和下咽黏膜，创面直接拉拢缝合，避免喉腔臃肿带来的喉腔狭窄，这样术后很快可以拔除气管套管。垂直部分喉切除术后一般均应拔除气管套管，恢复正常的鼻腔呼吸；垂直部分喉切除术由于会厌结构未发生移位，术后不存在进食呛咳的问题。该患者术后 1 周经口进食，术后第 8 天气管套管连续堵管，术后第 10 天即拔除气管套管，术后 3 个月内镜检查，喉腔术后改变，无明显狭窄。

　　部分喉切除后，由于术腔在修复过程中难以完全黏膜覆盖，常常导致部分创面暴露，导致术后肉芽形成。较小的肉芽不予处理，可以慢慢吸收；较大的肉芽可以内镜下切除，必要时送检，排除肿瘤复发。该患者术后 3 个月时内镜发现前联合处肉芽形成，未予处理，待术后半年时内镜检查喉腔内光滑，肉芽消失。因此，垂直部分喉切除后喉腔内肉芽形成时常发生，应给予正确处理，避免过度治疗。

　　声门型喉癌早期很少发生颈淋巴结转移，中华耳鼻咽喉头颈外科杂志编委会头颈外科组和中华医学会耳鼻咽喉头颈外科学分会头颈组于 2014 年共同制定了喉癌外科治疗和综合治疗专家共识，"共识"主张声门型 cT2N0 病变的颈部予以观察，术后无危险因素出现，无须其他辅助治疗，该例患者颈部未行淋巴结清扫，且术后病理无不良因素出现。符合"共识"的要求。因此，对喉癌治疗，结合内镜和影像学检查，考虑到患者因素和术者的临床经验，制定合理的个体化治疗方案，从而获得较理想的生活质量和肿瘤的有效控制。

（李春齐　李正江）

【病例简介】

患者男性，60 岁。因声音嘶哑半年于 2017 年 2 月 20 日收住院。半年前患者无明显诱因出现声音嘶哑，在当地医院对症治疗，近期声音嘶哑加重，外院喉镜检查发现左声门下新生物。为进一步诊治来本院。门诊电子鼻咽喉镜提示左侧声带可见肿物，表面有溃疡，坏死物覆盖，累及全长，向前达前联合，向后达声带突。右侧声带光滑。左侧声带活动受限，右侧声带活动正常；活检病理报鳞癌；超声检查：甲状腺回声均匀，双颈、双侧锁骨上未见肿大淋巴结；CT 检查：左侧声带室带所见，结合镜检可符合喉癌。患者发病以来无吞咽不适、呛咳、憋气、耳痛等症状，为进一步治疗收入本院。

既往史：否认结核、肝炎等传染病史。否认高血压、心脏病及糖尿病病史。否认药物、食物过敏史。否认手术、外伤史。吸烟史 40 年，约 30 支 / 日；饮酒史 40 年，经常饮白酒，约 4 两 / 次。家族史：父亲食管癌，爷爷胃癌，奶奶宫颈癌，叔叔食管癌。

【影像学及特殊检查】

1. 2017 年 2 月 8 日电子鼻咽喉镜检查　鼻腔进镜顺利。鼻咽部结构完整，黏膜光滑，未见明显异常。口咽双侧扁桃体未见肿大。舌根部淋巴滤泡略增生。下咽部表面基本平整，未见明显异常。喉部声门上结构完整，双侧披裂结构基本对称。左侧声带可见肿物生长（活检 4 块），表面有溃疡，坏死物覆盖，累及全长，向前达前联合，向后达声带突。右侧声带光滑。左侧声带活动受限，右侧声带活动正常（图 14-1）。

内镜诊断：左侧声带癌（性质待病理检查）。

2. 2017 年 2 月 10 日左侧声带活检病理　鳞状细胞癌。

3. 2017 年 2 月 14 日颈胸部 CT　左侧声带、室带局部软组织增厚，约 1.4cm×0.5cm，形态不规则，可见强化（图 14-2），会厌软组织略厚。气管右旁小淋巴结，约 0.6cm×0.4cm，余颈部、纵隔、双肺门未见肿大淋巴结。双肺未见明确结节及实变。双侧胸腔、心包未见积液。

检查所见：（1）左侧声带、室带所见，结合镜检可符合喉癌。

（2）右上纵隔、气管右旁小淋巴结，建议随诊。

4. 2017 年 2 月 16 日颈部 B 超　甲状腺回声均，双颈、双侧锁骨上未见肿大淋巴结。

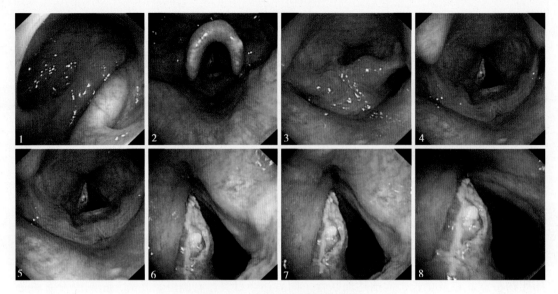

图 14-1　喉镜示左侧声带肿物

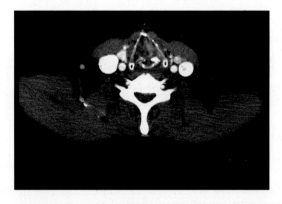

图 14-2　颈部增强 CT 示左侧声带、室带局部软组织增厚伴强化

【入院诊断】

喉癌（声门型 T3N0M0）。

【治疗经过】

2017 年 2 月 22 日在全麻下行左扩大垂直部分喉切除术（左额侧部分喉切除），气管切开。

手术过程：局麻下气管切开，插入麻醉给予全麻，全麻成功后取颈前 T 形切口切开皮肤皮下及颈白线至甲状软骨角，切开甲状软骨外软骨膜，剥离左侧甲状软骨外软骨膜前 2/3 部分，清除环甲膜前淋巴脂肪组织，切开环甲膜，右甲状软骨前端锯开，剪开会厌根，暴露喉腔，见肿瘤位于左侧声带，侵及声带突和部分喉室底部及前联合，未侵及声门下和右侧声带；剪开左侧甲状软骨板前 2/3 部分，沿左声门下 0.5cm 左右、后联合和左室带上缘切开将左半喉及前联合一并切除，创面彻底止血后切取周边切缘，冰冻病理检查报告均未见癌，即游离左甲状软骨外软骨膜，修复左半喉创面，缝合会厌根部，将左侧带状肌与右侧甲状软骨板断端缝合关闭喉腔，缝合环甲膜，置负压引流，分层缝合切口，患者清醒后更换气管套管，安全回病房。

【术后处理】

1. 密切监测生命体征。
2. 注意伤口及引流情况；引流量每日少于 10ml 可拔除引流管。
3. 气管切开护理，保持气道通畅；术后依据患者的恢复情况，适时拔除气管套管。

【术后病理】

（左额侧半喉）喉声门型中 - 低分化鳞状细胞癌，肿瘤主要位于左声带，侵及黏膜固有层，未累及前联合、室带及甲状软骨骨膜。未见明确脉管瘤栓及神经侵犯。周围室带及喉室黏膜伴鳞化。（左声门下切缘）（后切缘）（劈裂切缘）未见肿瘤。

淋巴结未见转移癌（0/2）

（环甲膜前淋巴结）0/2

pTNM 分期：pT1aN0。

【术后随诊】

2017 年 8 月 23 日电子内镜检查　内镜所见："喉癌术后半年"鼻腔进镜顺利。鼻咽部结构完整，黏膜光滑，未见明显异常。口咽双侧扁桃体略肿大。舌根部淋巴滤泡略增生。下咽部表面基本平整，未见明显异常。喉部结构完整，双侧披裂结构正常。左侧声带切除，右侧声带光滑。左侧喉部活动明显受限，右侧声带活动正常（图 14-3）。

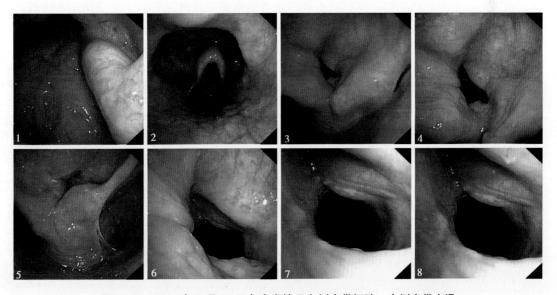

图 14-3　2017 年 8 月 23 日复查喉镜示左侧声带切除，右侧声带光滑

内镜诊断：喉癌术后，左侧声带切除，残喉未见肿瘤复发征象。

【专家点评】

依据 AJCC 肿瘤分期第 8 版，该患者临床分期为声门型喉癌 T3N0M0，但术后病理肿瘤仅仅局限于左侧声带，故病理分期是 pT1a。NCCN 指南 2018 年第 1 版，对声门型 T3 病变患者，推荐传统的开放性或内镜下喉功能保留的部分喉切除，如果颈部淋巴结出现转移，可行颈部淋巴结清扫。术后病理如无不良因素，给予随诊；术后病理如果出现转移淋巴结被膜外侵犯、切缘不净、pT3 或 pT4、N2 或 N3、周围神经侵犯和脉管瘤栓形成等不良因素，能获得安全切缘者，应给予再次手术，否则，应给予化疗和放射治疗。我国喉癌外科治疗和综合治疗专家共识，对 T3 期声门型喉癌，肿瘤累及半喉，声带固定者，可选择喉垂直部分切除术；对 T3 期声门型喉癌，肿瘤累及一侧半喉及前联合、对侧声室带前端，一侧声带固定，对侧声带活动正常，可选择喉次全切除，也可选择环状软骨上喉部分切除（CHEP）。该例患者依据内镜和影像检查，临床分期应为声门型喉癌 cT3N0M0，采用了典型额侧部分喉（左扩大垂直部分喉）切除术，而术中修复采用同侧甲状软骨外软骨膜，这样可以避免修复过度引起的喉腔狭窄所致的终身带管呼吸，但发音质量不如带状肌修复的患者。声门型 T3 病变，通常采用的手术方式有：垂直部分喉切除、扩大垂直部分喉切除、部分喉切除会厌修复（Tucker 手术）和环状软骨上喉部分切除（CHEP），或者全喉切除。应依据患者的情况、肿瘤具体部位和术者的临床经验制定合理的有效的手术方案。

声门型喉癌一般不易发生淋巴结转移，2018 年 NCCN 指南第 1 版对 T3N0 的患者推荐同侧甲状腺切除和气管前、气管旁淋巴结清扫；但 2017 年 NCCN 指南第 2 版对 T3N0 的患者不推荐颈部淋巴结清扫；我国喉癌外科治疗和综合治疗专家共识，对声门型喉癌 T3N0 病变，建议同侧颈部 II～IV 区淋巴结清扫。该例患者术前影像检查均未发现颈部淋巴结异常，故未行颈部淋巴结清扫；这样可有利于患者的恢复，改善患者的生活质量。术后病理喉声门型中 - 低分化鳞状细胞癌，肿瘤主要位于左声带，侵及黏膜固有层，未累及前联合、室带及甲状软骨骨膜。未见明确脉管瘤栓及神经侵犯，无不良因素出现，且病理分期为 pT1，故术后未给予放疗和化疗。

理论上讲，肿瘤的分化程度是影响患者预后的重要因素，但在喉癌中，低分化不是一不良因素。我们的资料显示，对低分化喉癌，治疗上仍以手术为主，喉部分切除术是可行的，T3 病变的喉部分切除和颈部 N 分级较晚的患者应手术结合放射治疗。我国喉癌外科治疗和综合治疗专家共识，对 T3N0 喉癌患者，如果选择手术，术后无不良因素，一般选择观察，无须其他辅助资料。从以上资料可以看出，该患者术后是否需要放射治疗，是有争议的，这时应该结合患者的情况和术者的临床经验。该患者年龄偏大，且术后病理分期为 pT1，术后无不良因素出现，因此，最终选择观察。

扩大垂直部分喉切除术，由于甲状软骨板切除较垂直部分喉切除术较多，喉的前后径变小，术中应注意不要过度修复喉腔，避免术后喉腔狭窄，导致气管套管拔除困难，影响患者的生活质量。

（刘 皖 李正江）

病例 15　声门型喉癌（T2N0M0）喉部分切除

【病例简介】

患者男性，59 岁。因声音嘶哑半年余于 2017 年 4 月 10 日收入头颈外科。半年前患者无明显诱因出现声音嘶哑，当地医院就诊给予中药治疗，声嘶症状稍缓解；近期外院鼻咽喉镜，发现喉内肿物，活检病理为（右声带）鳞状上皮伴重度不典型增生，浸润性癌变不除外。为进一步诊治患者于 2017 年 4 月来本院，门诊电子鼻咽喉镜提示：声门型喉癌，病变较浅表，符合原位癌；颈部 CT 提示右侧喉室、声、室带、前联合及左侧声带前端黏膜稍增厚，请结合内镜；病理会诊（右声带）高分化鳞状细胞癌，部分取材浅表，呈原位癌改变。患者无吞咽不适、呛咳、憋气、耳痛等症状。为进一步治疗收入本院头颈外科。患者发病以来，精神好，食欲好，大小便基本正常，体重无明显变化。

既往史：既往有癫痫病史 1 年余，共发作 4 次，长期口服德巴金（丙戊酸钠）治疗；否认家族肿瘤遗传史；吸烟 30 余年，20 支 / 天；偶尔饮酒。

【影像学及特殊检查】

1. 2017 年 4 月 7 日电子鼻咽喉镜检查　内镜所见：鼻腔进镜顺利。鼻咽部结构完整，黏膜光滑，未见明显异常。口咽双侧扁桃体未见肿大。舌根部基本平整。下咽部表面基本平整，未见明显异常。喉部会厌及双侧披裂结构完整。声门区右侧声带表面略欠光滑，覆盖白斑，侵及全长，向前累及前联合，左侧声带前端显露不佳，警惕受累及。右侧室带黏膜充血，考虑受侵犯。双侧声带活动正常。声门下未见侵及（图 15-1）。

内镜诊断：声门型喉癌，已有病理，病变较浅表，符合原位癌。

2. 2017 年 4 月 6 日颈胸部 CT　检查所见：右侧喉室、声、室带、前联合及左侧声带前端黏膜稍增厚，可见明显强化；双侧颈深、颌下散在小淋巴结，大者短径约 0.6cm；纵隔及双肺门未见明显肿大淋巴结；双肺胸膜下、近叶间胸膜处可见散在索条、类结节影，形态不规则；双胸腔及心包未见积液。

影像学诊断：

（1）右侧喉室、声、室带、前联合及左侧声带前端黏膜稍增厚，请结合内镜。

（2）双侧颈部散在小淋巴结，请随诊。

（3）双肺胸膜下、近叶间胸膜处可见散在索条、类结节影，请随诊。

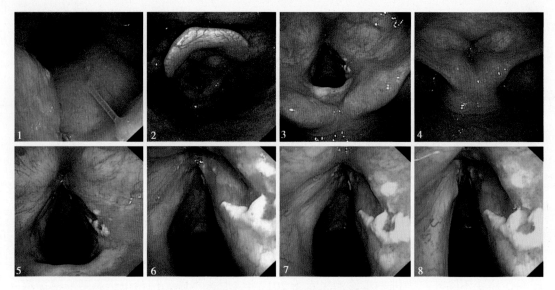

图 15-1 喉镜示声门区右侧声带表面覆盖白斑

【入院诊断】

喉癌（声门型 T2N0M0）。

【治疗经过】

2017 年 4 月 12 日在全身麻醉下行喉部分切除（Tucker 手术）、气管切开术。

经口腔插管给予全麻，常规术区消毒、铺巾，取颈前根部纵行切开气管，更换麻醉管；甲状软骨上缘水平切口切开皮肤、皮下及部分颈阔肌，上下分离皮瓣；切开颈白线，切断舌骨体上下肌群舌骨附着，去除舌骨体；切开甲状软骨角外软骨膜，剥离双侧外软骨膜（右侧前 2/3，左前 1/2）；切开环甲膜，剪开双侧甲状软骨板（右前 2/3，左侧 1/2），左半喉正中剪开，切断会厌根，沿右声门下、披裂及右室带上缘切开，将前大半喉切除（图 15-2）；创面止血后切取切缘，冰冻病理检查未见癌后，将双侧甲状软骨外软骨膜向喉腔内折叠，与喉内软组织创面缝合，会厌下拉与环状软骨缝合，关闭喉腔（图 15-3，图 15-4）；冲洗后置负压引流管，分层缝合切口；清醒后更换套管，安返病房。

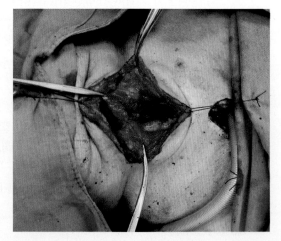

图 15-2 前大半喉切除后

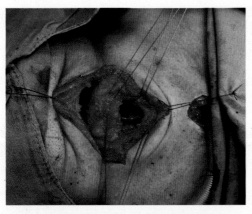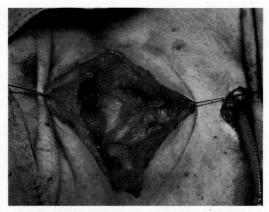

图 15-3　会厌下拉与环状软骨缝合　　　　　　图 15-4　关闭喉腔

【术后处理】

1. 密切监测生命体征。
2. 注意伤口及引流情况。
3. 对症及支持治疗。
4. 保持气管套管通畅，适时拔除气管套管，关闭气管切开。

【术后病理】

前部分喉：喉高分化鳞状细胞癌。浸润癌位于右侧声、室带，表浅浸润黏膜固有层，癌旁喉黏膜伴有广泛重度不典型增生 / 原位癌，局部黏膜腺可见原位癌累及，前联合及左侧声带黏膜部分呈中 – 重度不典型增生。

右声门下切缘、右披裂切缘、右室带切缘、左声带切缘及会厌根切缘冰冻病理检查：均未见癌。

（喉前淋巴结）纤维脂肪组织，未见癌。

pTNM 分期：T2。

【术后随诊】

1. 2017 年 6 月 9 日电子鼻咽喉镜　内镜所见："喉癌术后 2 个月"，鼻腔进镜顺利。鼻咽部结构完整，黏膜光滑，未见明显异常。口咽双侧扁桃体未见肿大。舌根部基本平整。下咽部表面基本平整，未见明显异常。喉部呈术后改变，会厌及双侧披裂保留，双侧声带切除，术区表面基本平整，局部可见瘢痕样表现（图 15-5）。双侧披裂略显水肿，声门裂闭合不全。

内镜诊断：喉癌术后 2 个月，术区表面平整，未见复发征象。

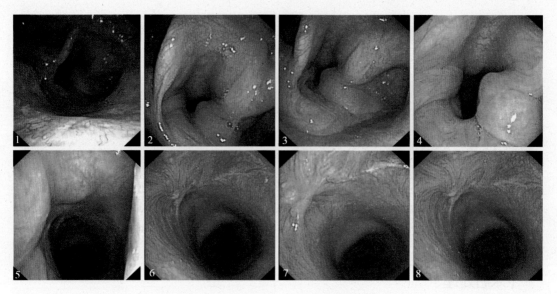

图 15-5　2017 年 6 月 9 日复查喉镜

【专家点评】

依据 AJCC 肿瘤分期第 8 版，该患者为声门型喉癌 T2N0M0。NCCN 指南 2018 年第 1 版，对声门型 T1~T2 或选择性 T3 病变患者，推荐传统开放性或内镜下喉功能保留的部分喉切除，如果颈部淋巴结出现转移，可行颈部淋巴结清扫。术后病理如无不良因素，给予随诊；术后病理如果出现转移淋巴结被膜外侵犯、切缘不净、pT3 或 pT4、N2 或 N3、周围神经侵犯和脉管瘤栓形成等不良因素，能获得安全切缘者，应给予再次手术，否则，应给予化疗和放射治疗。声门型 T2 病变喉癌患者的手术方式依据肿瘤的不同范围，手术方式可选择垂直部分喉切除、额侧部分喉切除和扩大的额侧部分喉切除（Tucker 手术和CHEP）。Tucker 手术是声门型喉癌的一种手术方式，1965 年有人提出应用会厌重建声门区缺损，1978 年 Tucker 正式报道喉次全切除术应用会厌下移重建喉前部缺损，至今成为声门型喉癌切除一种方法，虽然其术后功能效果满意，但是适应证有限，需严格掌握方能达到治疗目的。其手术方式是切除喉额侧大部分，包括会厌柄、前联合、一侧声带、室带或对侧声带、室带，保留双侧甲状软骨后翼板，保留杓状软骨；松解会厌，将其下移至喉前缺损区，分离过程中注意防止穿透会厌舌面黏膜，影响会厌瓣的血运，分离松动至会厌下移达环甲膜上缘无张力为止；随分离梨状窝内侧壁黏膜，将其与甲状软骨外软骨膜一起缝合，遮盖喉创面，然后牵拉会厌下移至喉前缺损区，呈 U 形嵌入，用 1 号丝线穿过会厌软骨下缘，再穿过下方的环甲膜或环状软骨，行间断缝合，两侧与残留的甲状软骨后翼板缝合，即完成喉腔闭合。适用于：①前联合癌双声带前部受累；②声带癌双声带受侵犯，癌瘤止于声带突前，杓状软骨活动正常者；③以上病变范围行放疗失败者。Tucker 手术不同于额侧部分喉切除的是甲状软骨板的切除范围前者大于后者，利用会厌下拉修复喉的前部缺损，扩大喉腔，避免术后喉狭窄；而 Tucker 手术不同于 CHEP，前者是切除部分甲状软骨板，保留双侧环杓关节，而 CHEP 是切除全部甲状软骨板，但至少保留一侧环杓关节。无论手术方式如何变化，其手术原则是依据肿瘤的范围和术者的擅长选择合理的手术方式，其目的是功能保留最大化，生存时间理想化，以改善患者的生活质量，提高患者的生存时间。该患者术后 2 个月复查，内镜检查显示喉腔术后改变，气管套管已拔除。Tucker 手术由于保留了部分甲状软骨，术后喉腔一般不至于狭窄，一般要求患者术后 1 周开始锻炼经口进食，如果进食无呛咳，即给予气管套管堵管经鼻呼吸，连续堵管 48 小时，无呼吸困难可考虑拔除气管套管；或直接内镜检查，如果喉腔无明显狭窄，可拔除气管套管。Tucker 手术由于会厌下拉移位，术后经口进食时，有些患者可能会出现呛咳，但经过短时间的锻炼就可以很快恢复正常，应耐心指导患者锻炼经口进食。

声门型喉癌早期很少发生颈淋巴结转移，中华耳鼻咽喉头颈外科杂志编委会头颈外科组和中华医学会耳鼻咽喉头颈外科学分会头颈组于 2014 年共同制定了喉癌外科治疗和综合治疗专家共识，"共识"主张声门型 cT2N0 病变的颈部予以观察，因此，该例患者颈部不需进一步处理，以改善患者的生活质量。

（李春齐　李正江）

【病例简介】

患者男性，50岁。因喉癌外院激光术后近1年，局部复发1周于2016年8月26日收住院治疗。2015年10月患者因无明显诱因出现声音嘶哑在当地医科大学附属医院以喉癌行激光声带肿瘤切除术，术后病理为原位鳞状细胞癌，局灶伴有微小间质浸润。术后声音嘶哑无明显改善。近期声音嘶哑加重，2016年7月在北京三甲医院喉镜检查提示可疑肿瘤复发，于2016年8月11日来本院诊治。门诊电子鼻咽喉镜提示：左侧声带可见溃疡（性质待病理检查）。考虑病变复发。活检病理报告鳞癌；CT提示声带右侧壁饱满，未见异常强化及肿物，请结合镜检。患者无吞咽不适、呛咳、憋气、耳痛等症状。现为进一步治疗收入本院。发病以来，精神尚可，食欲尚可，大小便基本正常，体重无明显变化。个人史：吸纸烟，吸烟25年，30支/日，已戒烟1年。否认饮酒史。家族史：否认家族肿瘤遗传病史。

【影像学及特殊检查】

1. 2016年8月12日颈胸部CT 喉癌微创术后，CT所见如下：

（1）声带右侧壁饱满（图16-1），未见异常强化及肿物，请结合镜检。

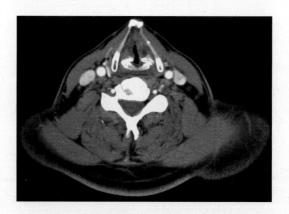

图16-1 颈部增强CT示声带右侧壁饱满

（2）鼻窦、鼻咽、口咽、下咽、双侧甲状腺未见明显异常。

（3）双侧颈深链多发淋巴结肿大，大者约0.8cm×1.1cm（图16-2），请随诊。

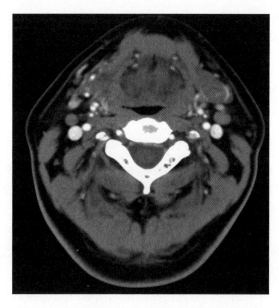

图 16-2　颈部增强 CT 示双侧颈深链多发淋巴结

（4）双肺纹理增厚，未见明显结节与实变影。

（5）纵隔 4L 及食管旁见淋巴结，大者约 0.8cm×1.2cm，余双肺门及纵隔未见明显肿大淋巴结。

（6）双侧胸腔及心包未见积液。

2. 2016 年 8 月 15 日电子鼻咽喉镜检查　鼻腔进镜顺利。鼻咽部结构完整，黏膜光滑，未见明显异常。口咽双侧扁桃体未见肿大。舌根部淋巴滤泡略增生。下咽部表面基本平整，未见明显异常。喉部声门上结构完整，双侧披裂对称。声门区左侧声带中部肿胀增厚，前 1/3 可见溃疡（活检 3 块），向前侵及前联合，右侧声带前端可见白斑，黏膜充血，警惕累及（图 16-3）。双侧声带活动，未见受限。声门下未见侵及。

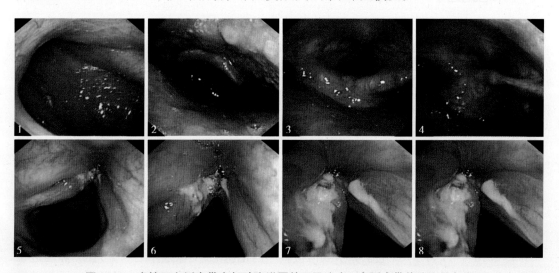

图 16-3　喉镜示左侧声带中部肿胀增厚并可见溃疡，右侧声带前端可见白斑

内镜诊断：左侧声带可见溃疡（性质待病理检查），考虑病变复发。

3. 2016 年 8 月 17 日左侧声带活检病理　鳞状细胞癌。

【入院诊断】

声门型喉癌外院激光术后复发（rT1bN0M0）。

【治疗经过】

2016 年 8 月 29 日在全身麻醉下部分喉切除（Tucker 手术），气管切开术。

手术过程：经口腔插管给予全麻，麻醉成功后常规术区消毒铺巾；先行颈前纵行切口气管切开，更换麻醉管；甲状软骨上缘水平切口切开皮肤、皮下及部分颈阔肌，上下分离皮瓣，切开颈白线，切除甲状腺锥状叶，剥离双侧甲状软骨外软骨膜至中部，切开环甲膜，自甲状软骨中部剪开双侧甲状软骨板，沿双侧声门下、左声带突前端、右声室带中部、室带上缘、会厌根部将前部分喉切除，病理所见：肿瘤主要位于左声带前 1/2，呈溃疡型，侵及前联合达右声带前端，基底可见白斑。切取周边边缘后止血，冲洗。冰冻病理检查各切缘均未见癌。切断舌骨体上下肌群肌肉附着，去除舌骨体，游离会厌，将会厌与环状软骨拉拢缝合，关闭喉腔；置引流管，分离关闭切口，清醒后更换气管套管，安全返回病房。

【术后处理】

1. 密切监测生命体征。
2. 注意伤口及引流情况。
3. 对症及支持治疗。
4. 气管切开护理，保持气管套管通畅，适时拔除气管套管。

【术后病理】

"喉原位癌术后"（部分喉）：喉声门型高 - 中分化鳞状细胞，未见明确脉管瘤栓和神经侵犯。肿瘤主要位于左侧声带，侵透左侧声带肌达声门旁间隙，累及左侧喉室及前联合，紧邻左侧室带，未累及右侧室带、喉室及甲状软骨板，右侧声带局灶鳞状上皮重度异型增生 / 原位癌。

左室带后端切缘、左声门下切缘、环甲膜切缘、右声门下切缘、右声带突切缘、左侧声带突切缘及会厌根切缘冷冻切片：均未见癌。

锥状叶：少许甲状腺组织及横纹肌组织。

甲状腺旁淋巴结未见转移癌（0/1）。

pTNM 分期：pT3N0。

【术后随诊】

1. 2016 年 11 月 29 日电子鼻咽喉镜检查　内镜所见："喉癌术后 3 个月"，鼻腔进镜顺利。鼻咽部结构完整，黏膜光滑，未见明显异常。口咽双侧扁桃体未见肿大。舌根部淋巴滤泡增生。下咽部表面基本平整。喉部声门上结构完整，双侧披裂对称。声门区双侧声带切除，两侧可见小肉芽结节（图16-4）。左右半喉活动，未见明显受限。

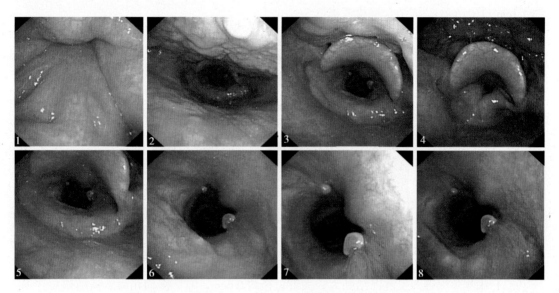

图16-4　2016年11月29日复查喉镜示两侧可见小肉芽结节

内镜诊断：喉癌术后，双侧声带切除，残喉未见肿瘤征象。

2. 2017年3月28日电子鼻咽喉镜检查　内镜所见："喉癌术后半年"，鼻腔进镜顺利。鼻咽部结构完整，黏膜光滑，未见明显异常。口咽双侧扁桃体未见肿大。舌根部淋巴滤泡略增生。下咽部表面基本平整，未见明确异常。喉部会厌及披裂结构完整，声门区双侧声带切除，右侧声门区肉芽结节仍可见（图16-5）。左右半喉活动，未见明显受限。

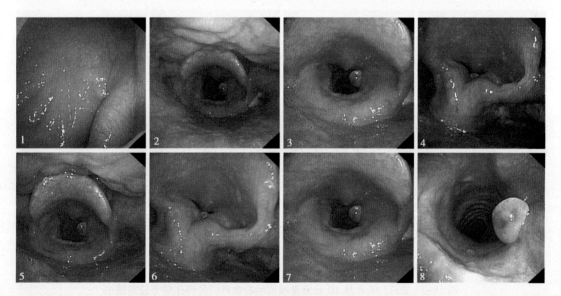

图16-5　2017年3月28日复查喉镜示右侧声门区肉芽结节

内镜诊断：喉癌术后，双侧声带切除，可见肉芽结节，未见肿瘤征象。

3. 2017年8月8日颈部CT检查　参阅2016年8月12日术前CT检查

（1）部分舌骨切除、甲状软骨板、前联合及左声带切除术后改变，局部软组织增厚，约 1.1cm（图 16-6），请结合镜检考虑。

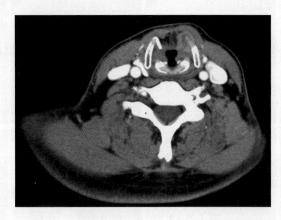

图 16-6　2017 年 8 月 8 日复查颈部增强 CT 示术后局部软组织增厚

（2）双侧颈深链多发淋巴结肿大，大者短径约 0.6cm，左侧多而稍大，请随诊。

（3）余颈部未见明确异常。

4. 2017 年 8 月 10 日电子鼻咽喉镜检查　内镜所见："喉癌术后 1 年"，鼻腔进镜顺利。鼻咽部结构完整，黏膜光滑，未见明显异常。口咽双侧扁桃体未见肿大。舌根部淋巴滤泡略增生。下咽部表面基本平整，未见明确异常。喉部会厌及披裂结构完整，声门区双侧声带切除，右侧声门区肉芽结节仍未吸收，较前缩小（图 16-7）。左右半喉活动，未见明显受限。

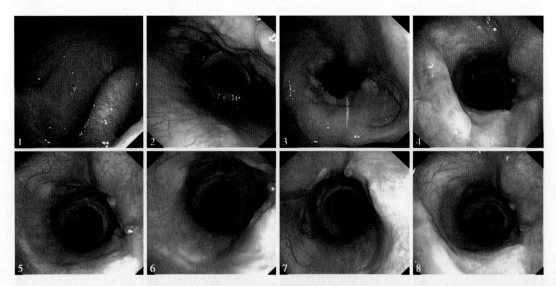

图 16-7　2017 年 8 月 10 日复查喉镜示右侧声门区肉芽结节较前缩小

内镜诊断：喉癌术后，双侧声带切除，可见肉芽结节，未见肿瘤征象。

5. 2017 年 11 月 2 日电子鼻咽喉镜检查　内镜所见："喉癌术后 1 年 2 个月"，鼻腔进镜顺利。鼻咽部结构完整，黏膜光滑，未见明显异常。口咽双侧扁桃体未见肿大。舌根部淋巴滤泡略增生。下咽部表面基本平整，未见明确异常。喉部会厌及披裂结构完整，声门区双侧声带切除，术区表面平整，右侧声门区肉芽结节较前缩小（图 16-8）。左右半喉活动，未见明显受限。

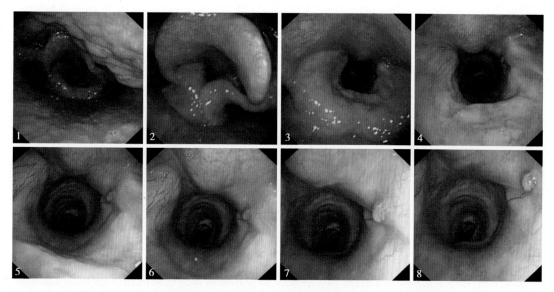

图 16-8　2017 年 11 月 2 日复查喉镜示右侧声门区肉芽结节较前缩小

内镜诊断：喉癌术后，双侧声带切除，可见肉芽结节，未见肿瘤征象。

6. 2017 年 11 月 3 日颈部 CT 检查　与 2017 年 8 月 8 日 CT 图像比较：

（1）部分舌骨切除、甲状软骨板、前联合及左声带切除术后改变，局部见软组织肿物影，最大截面约 2.8cm×2.4cm（图 16-9），边界模糊，考虑肿瘤复发。

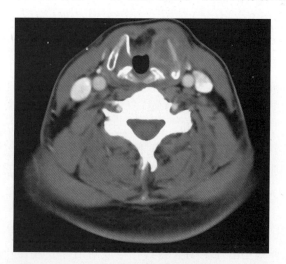

图 16-9　2017 年 11 月 3 日复查颈部增强 CT 示局部
见软组织肿物影，考虑肿瘤复发

（2）双侧颈深链多发淋巴结肿大，大者短径约 0.6cm，同前相仿，请随诊。

（3）余颈部未见明确异常。

7. 2017 年 11 月 8 日左颈前肿物穿刺细胞学　有鳞癌细胞。

8. 2017 年 11 月 10 日全麻下行近全喉切除（Pearson 手术），甲状腺左叶及峡部切除，气管造瘘。

经口腔插管给予全麻，麻醉成功后常规术区消毒铺巾；取颈前 T 形切口切开皮肤、皮下及部分颈阔肌。右侧连同带状肌和甲状腺右叶一起分离，切断甲状腺峡部，将右叶甲状腺自气管游离；左侧颈阔肌下分离；切断左侧带状肌上下端，结扎切断左叶甲状腺上下极血管，将左叶甲状腺游离至喉下缘；游离双侧梨状窝，切开环甲膜，沿喉前偏左剪开喉腔，见肿瘤主要位于左半喉的声门旁，侵及颈前部分带状肌，喉内黏膜正常。即斜向左下剪开环状软骨弓和部分气管壁；喉后方杓间切开，斜向左下剪开环状软骨板和部分气管壁，将左大半喉连同左叶甲状腺及部分环状软骨和部分气管壁一并切除，剔除残留的部分甲状软骨和环状软骨；切取周边切缘，冰冻病理检查均未见癌；即缝合气管断端、右侧喉黏膜及后联合形成一黏膜管通向咽腔；缝合咽腔黏膜和舌根关闭咽腔，周边加固，冲洗术腔置负压引流；分层缝合切口，气管造瘘，清醒后拔除麻醉管，安全返回病房。

9. 2017 年 11 月 17 日病理报告　"喉癌术后"（近全喉 + 左叶甲状腺）。喉左侧声门区黏膜下可见高分化鳞状细胞癌浸润，肿瘤侵透甲状软骨板，侵达喉前软组织，可见神经侵犯。肿瘤未累及前联合和右侧声门区。喉前软组织切缘、声门下切缘、左梨状窝切缘、杓间切缘及右半喉前切缘均未见癌。

甲状腺左叶滤泡上皮局灶异型增生伴纤维化，形态符合甲状腺乳头状癌。镜下肿瘤最大径约 0.2cm，未累及甲状腺被膜。周围甲状腺呈结节性甲状腺肿，伴局灶腺瘤样增生。

【专家点评】

喉是身体内重要的解剖器官，肩负着呼吸和发声的重要功能。而喉癌的主要治疗措施是手术，这样难免需要牺牲部分或全部喉的功能，所以喉癌患者术前制定手术方案尤为重要，应最大限度地保留患者的喉功能，以改善患者的生活质量。激光手术治疗喉癌的最大优势就是能够确保喉功能。黄志刚教授认为喉部激光手术是将激光技术应用于喉显微外科手术，使二者的优越性相互叠加。与传统手术相比，激光手术有以下优点：①损伤小，无须颈部切口和气管切开；②出血少，术野清晰；③准确率高，功能保全好；④愈合快，瘢痕小，感染少；⑤手术时间短，患者痛苦小等。激光手术切除肿瘤时同样遵循肿瘤外科原则，声门型喉癌手术切除时应保留 2mm 以上的安全界，声门上型喉癌应保留 5mm 以上的安全界。可在手术中进行切缘病理检查，保证切缘安全。喉癌任何一种治疗方式的选择，不外乎考虑的因素有喉功能的保留、生存率和局部复发率。黄志刚教授认为激光手术疗效评估是建立在与其他传统治疗相比较的基础上。大量的临床资料已证明，支撑喉镜下激光治疗早期喉癌具有与放射治疗、喉裂开声带切除或喉部分切除术相同的治疗效果，5 年生存率为 85%~100%。影响疗效的相关因素包括肿瘤的分期与范围，术中肿瘤暴露的程度，术者的技术水平等。激光手术治疗早期喉癌局部控制率可达到 90%，约有 10% 的患者可能复发，发现局部复发时间多在术后 1 年以内，一旦发现肿瘤局部复发，可及时采取挽救性治疗，根据复发肿瘤的侵犯范围，可选择再次激光手术、喉部分切除或喉全切除术。复发肿瘤发现得越早，治疗效果越好，喉功能保全率越高。

　　结合术前内镜和影像检查，依据依据 AJCC 肿瘤分期第 8 版，该患者临床分期可为声门型喉癌 rT1bN0M0，而术后病理出现肿瘤侵透左侧声带肌达声门旁间隙，病理分期已达 pT3；NCCN 指南 2018 年第 1 版，对声门型 T1~T2 或选择性 T3 病变患者，推荐传统开放性或内镜下喉功能保留的部分喉切除，如果颈部淋巴结出现转移，可行颈部淋巴结清扫。术后病理检查如无不良因素，给予随诊；术后病理如果出现转移淋巴结被膜外侵犯、切缘不净、pT3 或 pT4、N2 或 N3、周围神经侵犯和脉管瘤栓形成等不良因素，能获得安全切缘者，应给予再次手术，否则，应给予化疗和放射治疗。该患者复发后曾到两家综合医院耳鼻喉科诊治，最终患者选择本院开放性手术。依据术前检查，制定了部分喉切除手术（Tucker 手术），保留了喉功能。由于术前颈部无明确淋巴结转移，即给予观察。术后病理检查肿瘤侵透左侧声带肌达声门旁间隙，病理分期应为 pT3，其实术后出现不良因素，当时应给予术后放疗，这可能是导致术后 1 年复发的因素。

　　该患者首次激光治疗后 10 个月发现复发，符合激光手术后复发的常规时间，任何一种治疗方式都有复发的可能，有幸的是该患者及时发现局部复发，再次手术得以保留喉功能。不幸的是患者术后出现不良因素，未给予术后放疗，导致一年后再次复发。当时 CT 检查已发现局部软组织增厚，但内镜检查喉腔内未见复发征象，仍可见肉芽组织，2 个月后 CT 检查局部软组织肿物较前增大，考虑肿瘤复发，经穿刺细胞学证实为复发。由此我们应该吸取的教训，激光术后复发再次手术保留喉功能，且术后出现不良因素而未给予放疗，是导致复发的直接因素；部分喉术后半年甚至 1 年，喉腔内肉芽组织未能完全吸收，应警惕复发可能；CT 检查局部见软组织增厚，尽管内镜未发现复发征象，应采取超声引导下穿刺细胞学检查，可获得明确诊断，避免延误治疗。复发后再次手术，术中根据肿瘤的侵犯范围实施近全喉切除（Pearson 手术），希望患者能够发声。Pearson 手术是 1980 年 Pearson 提出的一种手术方式，目的是恢复患者的发声功能。当喉癌病变在喉的一侧，且声门下侵犯不超过 1.5cm 时，切除对侧半喉和对侧环状软骨，同时切除会厌，仅残存健侧声室带后 1/3，且保留声门下黏膜，然后将残存喉黏膜、声门下和气管缝合成管状，这样有一管道下通气管，上通咽腔。然后和全喉一样缝合咽部，气管和皮肤永久造瘘。本院自 1989 年 12 月开展该项技术，术后获得较好的发声效果，无呛咳发生。该患者术后病理肿瘤侵透甲状软骨板，侵达喉前软组织，可见神经侵犯，病理分期为 pT4a，且再次出现不良因素：神经侵犯，术后应给予放射治疗，以降低局部复发。

　　喉癌的任何一种治疗方式都有其相应的适应证，喉癌外科治疗和综合治疗专家共识指出激光手术的适应证，主要用于治疗早期声门型和声门上型喉癌，适合于激光手术的病变应是在支撑喉镜下可完全暴露，肿瘤各界均在视野内，在激光束可达到的区域内肿瘤应能被完整切除。① T1~T2 期声门型喉癌：首选声带原位癌 T1a 期病变，以及可暴露完全的 Tlb、T2 声带癌；② T1~T2 期声门上型喉癌；③局限的杓会厌皱襞癌。

　　近年来，激光手术尽管发展迅速，且相当成熟和普及，但治疗效果相差极大，因此，术前应强调准确地评估肿瘤的范围，尤其是深层浸润的情况，必须严格把握适应证，有望进一步提高生存率和保喉率，降低复发率。对喉癌激光术后复发患者，依据患者因素、肿瘤范围及术者因素选择不同的治疗方式，以达到喉功能保留最大化，肿瘤控制最大化。喉癌患者术后应依据不良因素的出现给予相应的辅助治疗，以降低复发率；治疗后应重视随访，早期发现局部复发，及时给予治疗，尽可能保留喉功能，改善生活质量。

（王之奇　李正江）

病例 17 声门型喉癌部分喉切除，肺癌右肺叶切除及淋巴结清扫，喉癌复发后全喉切除及双侧颈部淋巴结清扫

【病例简介】

患者男性，54 岁。因左声带肿物外院二次术后 10 天于 2004 年 6 月 7 日收住院。患者 10 年前因"左声带息肉"曾在北京三甲医院手术，具体术式和术后病理不详；10 天前因咳嗽 1 月余，以"左声带白斑"再次在该院行"支撑喉镜下左声带肿物切除术"，术后病理为左声带原位鳞癌，部分有早期浸润。2004 年 6 月 4 日来本院进一步诊治，本院病理会诊证实后，于 2004 年 6 月 7 日收入本院头颈外科手术治疗。个人史：生于原籍，无疫区接触史；偶尔饮酒；吸烟 40 支 / 天，30 年。家族史：否认家族肿瘤遗传病史。

【影像学及特殊检查】

2004 年 6 月 8 日纤维喉镜检查显示：左声带、前联合、右声带前端边缘不齐，表面附着白膜，双侧声带活动正常。

【入院诊断】

声门型喉癌（T1bN0M0）。

【治疗经过】

2004 年 6 月 11 日全麻下行部分喉切除（Tucker 手术），气管切开。

首先局麻下行气管切开，插入麻醉管给予全麻；于甲状软骨上缘水平切口切开。颈阔肌下分离皮瓣，切开颈白线，剥离双侧甲状软骨外软骨膜前 2/3，切开环甲膜，剪断右侧甲状软骨板前 1/2 和左侧甲状软骨板前 2/3，剪开右侧喉前 1/2，通过右室带上缘绕至会厌根，探查喉腔。病理所见：肿瘤为浸润型，肿瘤主要位于左声带，侵犯到前联合及对侧声带前 1/4，侵及部分右侧喉室和室带，未侵及声门下、会厌根及声带突，喉前未及肿大淋巴结。即沿左侧室带上缘、左侧声带突前端和声门下剪开，将前部分喉切除，切取周边切缘，冰冻病理检查均未见癌。切除舌骨体，游离会厌，下拉与喉创缘和环状软骨缝合关闭喉腔。逐层缝合加固。患者清醒后更换气管套管，安全返病房。

【术后处理】

1. 密切监测生命体征。
2. 注意伤口及引流情况。
3. 对症及支持治疗。
4. 保持气管套管通畅，适时拔除气管套管，关闭气管切开。

【术后病理】

声带癌外院术后 10 余天（部分喉）：喉高分化鳞癌，主要位于声带，累及室带。右侧主要呈原位癌，左侧浸润至横纹肌，软骨板未受累。左后切缘：未见癌。

【术后随诊】

1. 2016 年 11 月 11 日颈胸部 CT 喉癌术后复查，检查所见如下：

（1）会厌、左侧杓状会厌皱襞及喉腔内不规则软组织增厚伴强化，局部喉腔狭窄，部分层面喉旁间隙模糊，周围未见明确骨质破坏，考虑为肿瘤复发（图 17-1）。

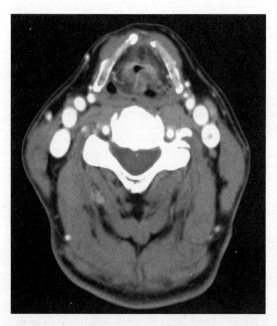

图 17-1　2016 年 11 月 11 日复查颈部 CT 局部
软组织增厚伴强化，考虑为肿瘤复发

（2）鼻旁窦、鼻咽、口咽及甲状腺未见异常。

（3）颈部未见明确肿大淋巴结。

（4）右肺中叶胸膜下不规则类结节，大小约 1.1cm，边缘模糊，与邻近胸膜粘连，慢性炎症与肺癌待鉴别（图 17-2），建议抗炎后复查或 CT 导引下穿刺活检。双肺肺气肿，以双上肺为主，双肺胸膜下斑片影，请随诊。

（5）纵隔及肺门未见肿大淋巴结。未见胸腔积液及心包积液。

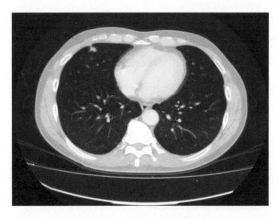

图 17-2　胸部增强 CT 示右肺中叶胸膜下不规则类结节

（6）扫描层面内肝脏及左肾多发囊肿。

2. 2016 年 11 月 14 日电子鼻咽喉镜　检查所见："喉癌术后 12 年 5 个月"，鼻腔进镜顺利。鼻咽部结构完整，黏膜光滑，未见明显异常。口咽双侧扁桃体未见肿大。舌根部淋巴滤泡略增生。下咽部表面基本光滑，未见明显异常。喉部双侧声带切除，声门上会厌黏膜充血，明显增厚，表面欠光滑（活检 3 块，反应较明显，活检小），双侧披裂略显肿胀，可疑受侵，病变向下一直延伸，侵及气管上段，病变下界约平原气管造瘘口位置（约第 3气管软骨环）（图 17-3）。

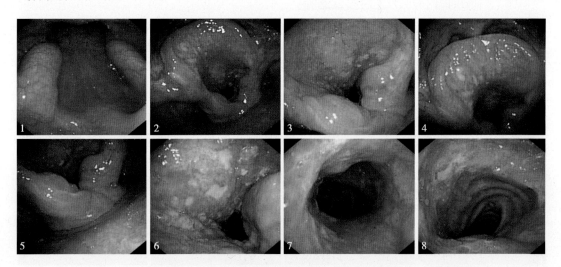

图 17-3　2016 年 11 月 14 日复查喉镜示声门上会厌黏膜充血、明显增厚

内镜诊断：喉癌术后，残喉及气管上段不平整，可疑病变复发。

3. 2016 年 11 月 14 日喉部活检病理　鳞状上皮呈中 - 重度异性增生，伴大量炎症细胞浸润。

4. 2016 年 12 月 5 日因发现右肺中叶结节 1 月余，收入本院胸外科，于 2016 年 12 月8 日在全麻下行右肺中叶结节楔形切除，术中冰冻病理报告鳞癌，即行右肺叶切除 + 系统性淋巴结清扫术。

5. 2016 年 12 月 16 日术后病理　"喉癌术后"（右肺中叶）、（右肺中叶结节）冰冻及冰余：肺内可见高分化鳞状细胞癌浸润，伴间质纤维化、淋巴细胞浸润及多核巨细胞反应，肿瘤大小 1.8cm×1.7cm×0.7cm，紧邻脏层胸膜，未累及叶段支气管，支气管切缘未见癌，周围肺间质局灶纤维组织增生。

淋巴结未见转移癌（0/5）：

肺内淋巴结 0/1

（Ⅺ区淋巴结）0/2

（2R+4R 淋巴结）0/1

（Ⅶ区淋巴结）0/1

6. 2017 年 3 月 2 日颈胸部 CT　"喉癌术后、右肺中叶术后"复查，参阅 2016 年 11 月 11 日颈胸部 CT，所见如下：

（1）会厌、左侧杓状会厌皱襞及喉腔内不规则软组织增厚伴强化，局部喉腔狭窄，部分层面喉旁间隙模糊，周围未见明确骨质破坏，大致同前相仿，请结合临床。

（2）鼻旁窦、鼻咽、口咽及甲状腺未见异常。

（3）颈部未见明确肿大淋巴结。

（4）右肺多发小淡片影及索条影，考虑为术后改变，建议随诊观察。双肺肺气肿，以双上肺为主，左肺胸膜下斑片影，均大致同前。

（5）纵隔及肺门未见肿大淋巴结。未见胸腔积液及心包积液。

（6）扫描层面内肝脏及左肾多发囊肿。

7. 2017 年 3 月 6 日电子鼻咽喉镜　检查所见："喉癌术后"，鼻咽部结构完整，黏膜光滑，未见明显异常。口咽双侧扁桃体未见肿大。舌根部淋巴滤泡略增生。下咽部表面基本光滑，未见明显异常。喉部双侧声带切除，声门上会厌增厚，黏膜充血明显（活检 2块），双侧披裂充血，基本对称，警惕累及，病变自声门上向下延伸侵及气管上段，病变下界距离气管造瘘口位置约 1cm（图 17-4）。

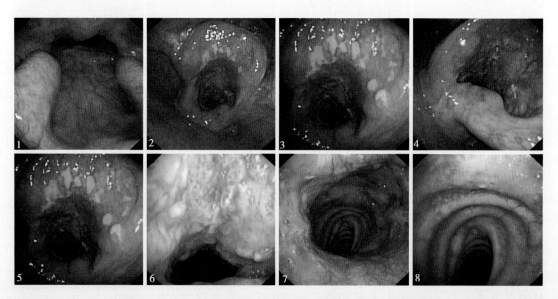

图 17-4　2017 年 3 月 6 日喉镜提示黏膜充血不平、考虑复发

内镜诊断：喉癌术后，残喉黏膜充血，欠光滑（性质待病理检查），考虑病变复发，表现同前相仿。

8. 2017 年 3 月 8 日喉部活检病理　鳞状细胞原位癌，呈乳头结构，小灶可疑间质浸润。

9. 2017 年 3 月 30 日因喉癌术后复发收住院于 2017 年 3 月 31 日全麻下行全喉切除双颈淋巴结清扫（Ⅱ、Ⅲ、Ⅵ区）。

手术经过：常规消毒铺巾，取原气管切开切口局麻下行气管切开，插入麻醉管给予全麻；取 T 形切口切开皮肤皮下及部分颈阔肌，颈阔肌下翻瓣，先行双侧颈Ⅱ和Ⅲ区淋巴结清扫；清扫完毕后，切断舌骨上下肌群舌骨附丽，去除舌骨；切断甲状腺峡部，将甲状腺左右叶自气管分离，分向外侧；沿双侧甲状软骨外缘切断咽缩肌剥离并保护双侧梨状窝；于气管切开处下方横断气管，向上分离气管直至环后水平；自气管以抓钩钩住会厌，提起标本，咽腔以 60mm 闭合器关闭，切下全喉（图 17-5），咽缩肌加固一层；气管造瘘，冲洗创面，颈部放置引流管，关闭切口，清醒后更换气管套管，安全返回病房。

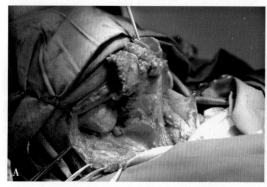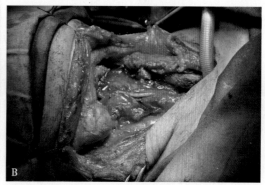

图 17-5　全喉切除术

A. 游离喉体；B. 全喉切除后

术中所见：喉腔内弥漫性浅表病变，黏膜粗糙，向下累及声门下，距原气管切开处约 1cm，送检切缘均阴性。

10. 术后处理

（1）密切监测生命体征。

（2）注意伤口及引流情况。

（3）对症及支持治疗。

（4）保持胃管通畅，加强胃肠营养，适时拔除胃管。

（5）气管切开护理，保持气管套管通畅。

11. 2017 年 4 月 7 日术后病理　"部分喉切除术后"（全喉）：喉黏膜内可见中分化鳞状细胞癌，大小 2cm×1.7cm×0.6cm，伴周围黏膜鳞状上皮重度异型增生 / 原位癌。肿瘤侵及甲状腺及少量横纹肌组织，局灶紧邻甲状软骨板，未累及舌骨。未见明确脉管瘤栓及神经侵犯。气管切缘、双侧梨状窝切缘及前软组织切缘均未见癌。

淋巴结未见转移癌（0/26）：

（1）（右颈Ⅱ区淋巴结）0/9

（2）（右颈Ⅲ区淋巴结）0/1

（3）（左颈Ⅱ区淋巴结）0/3

（4）（左颈Ⅲ区淋巴结）0/9

（5）（右颈Ⅵ区淋巴结）0/3

（6）（左颈Ⅵ区淋巴结）0/1

pTNM 分期：rpT4aN0（请结合临床）。

12. 2017 年 4 月 24 日放疗科门诊　建议完善相关检查后门诊放疗。

13. 2017 年 4 月 27 日电子鼻咽喉镜检查　"喉癌术后复发，第二次术后近 1 个月"，鼻腔进镜顺利。鼻咽部结构完整，黏膜光滑，未见明显异常。口咽双侧扁桃体未见明显肿大。舌根部淋巴滤泡略增生，会厌谷中部略显肿胀。喉腔全切除，下咽部表面基本平整。喉癌术后，喉腔全切除，下咽部基本平整，会厌谷中部略肿胀（图 17-6），注意随诊。

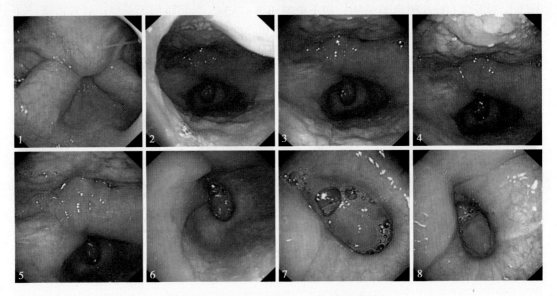

图 17-6　第二次手术后 1 个月鼻咽喉镜

14. 2017 年 7 月 22 日电话随诊　由于本院床位紧张，患者在北京医院放疗结束 1 个月，共放疗 31 次，具体剂量不详。

15. 2017 年 12 月 11 日门诊复查颈胸部 CT　未见复发和转移。

【专家点评】

该患者首次在外院治疗时，无原始记录，应该是一良性病变，或声带息肉，或声带白斑，这类病变在过去均可通过支撑喉镜下咬除得以控制，但复发概率较高；目前应该是通过激光或等离子在肿瘤周围切割，不接触肿瘤而将肿瘤完整切除，大大降低了肿瘤复发率。10 年后因咳嗽检查发现左声带白斑，再次在该院行支撑喉镜下肿物咬除，术后病理为左声带原位鳞癌，部分有早期浸润。尽管病理为原位鳞癌，但支撑喉镜下肿物咬除，并非根治行切除，仍然属于活检，且病理由早期浸润。结合本院喉镜（未发现当时的影像资料），依据 AJCC 肿瘤分期第 8 版，该患者临床分期为声门型喉癌 T1bN0M0，选择部分喉切除（Tucker 手术），颈部淋巴结予以观察，符合 NCCN 指南 2018 年第 1 版推荐的治疗方案，术后无不良因素出现，未再行进一步治疗。喉癌外科治疗和综合治疗专家共识对 T1b 期声门型喉癌，推荐选择喉垂直部分切除术，这一说法有些不妥，严格讲应该推荐扩大垂直部分喉切除、或额侧部分喉切除、或 Tucker 手术、或 CHEP，这样可彻底切除肿瘤，而垂直部分喉切除对 T1b 期声门型喉癌，难以将肿瘤切除干净，不能确保安全界。

由于正确治疗方式的选择和肿瘤的生物学行为的不同，一些肿瘤患者经过合理的治疗后得以长期生存，往往会出现第二原发癌。高禹顺曾总结 1958 年 10 月至 1999 年 10 月间本院收治的 2182 例喉癌患者，80 例出现第二原发癌，其中肺癌 36 例，食管癌 20 例，甲状腺癌 5 例，其他癌 19 例。肺癌是常见的第二原发癌，占喉癌患者总例数的 1.7%（36/2182），占喉癌第二原发癌的 45.0%（36/80）；第二原发肺癌多在喉癌确诊后平均 44 个月（1~14 年）时发现。可能是由于喉和肺同为呼吸系统器官，在胚胎发育和生理功能上可能存在一定的联系，在外因上受到相同的影响，导致肺癌是喉癌常见第二原发癌。因此，喉癌治疗后，应强调胸部 CT 的检查，早期发现早期治疗。该患者手术后 12 年复查 CT 和内镜检查发现肺癌和喉癌局部复发，不幸的是喉癌复发活检没有证实，即做右肺叶切除 + 系统性淋巴结清扫术。术后病理右肺中叶结节肺内高分化鳞状细胞癌浸润，伴间质纤维化、淋巴细胞浸润及多核巨细胞反应，紧邻脏层胸膜，未累及叶段支气管，支气管切缘未见癌，周围肺间质局灶纤维组织增生；淋巴结未见转移癌（0/5），和 3 个月后喉癌病理分化不一样，因此，该患者应该为异时重复癌。患者肺癌术后 3 个月，再次做 CT 和内镜检查，喉内复发灶无明显增大扩展，幸运的是此次活检获得证实复发，病理为鳞状细胞原位癌，呈乳头结构，小灶可疑间质浸润。由于此次复发病变范围广泛，累及声门上和声门下，喉功能难以保留，故做全喉切除，尽管 CT 检查颈部未见明确转移肿大淋巴结，结合声门上和声门下受侵后淋巴结转移规律，同期完成双颈 II、III 和 VI 区淋巴结清扫，符合 NCCN 喉癌治疗指南和喉癌外科治疗和综合治疗专家共识的建议。术后病理喉黏膜内可见中分化鳞状细胞癌，伴周围黏膜鳞状上皮重度异型增生 / 原位癌；肿瘤侵及甲状腺及少量横纹肌组织，局灶紧邻甲状软骨板，气管切缘、双侧梨状窝切缘及前软组织切缘均未见癌；淋巴结未见转移癌（0/26）。由于肿瘤侵及甲状腺及少量横纹肌组织，尽管颈部淋巴结未见转移，依据 AJCC 临床分期，此时应为 rpT4aN0，故术后给予放射治疗，以降低复发的可能性，延长患者的生存时间。

2012 年我们将闭合器应用在喉癌的全喉切除中，避免了传统的手工缝合，有望缩短手术时间，同时由于闭合器的严密性，有望降低咽瘘的发生；主要用于晚期喉癌未侵及下咽和舌根、而不能保喉的患者。目的评价直线闭合器在喉癌全喉切除术中的应用价值，比较分析闭合器使用与手工缝合的优缺点。我们的资料显示采用直线闭合器与采用手工缝合两组咽瘘发生率无明显差异，可能与病例数和病例选择有关。因此，临床中可根据患者具体情况进行选择应用。

该患者从早期的声门型喉癌到声门上下侵犯，手术从喉功能保留的部分喉切除到喉功能丧失的全喉切除，颈部淋巴结从观察到清扫，最后辅以放射治疗。整个治疗过程体现了三种类型喉癌的外科治疗。因此，随着病情的发展和改变，应选择不同的治疗方案，以彻底根除肿瘤，这样即保留了患者的生理功能，改善了患者的生活质量，又能获得肿瘤控制。

（王之奇　李正江）

病例 18　声门上型喉癌水平部分喉切除术，肺癌化疗

【病例简介】

患者男性，58 岁。因体检发现喉部肿物 1 个月于 2016 年 11 月 28 日入院治疗。患者 1 个月前在当地医院通过支气管镜检查发现喉部肿物，活检病理为鳞状上皮呈重度非典型增生；患者为进一步诊治来本院。本院喉镜提示：会厌根部可见扁平息肉样病变，表面呈桑葚样，向下延伸到右侧室带前端；活检病理：会厌根部鳞状上皮黏膜组织，部分上皮细胞中度异型增生，部分呈重度异型增生 / 原位癌，病人家属要求手术收入我科。发病以来，患者无吞咽不适、呛咳、憋气、耳痛等症状，精神好，食欲好，大小便基本正常，体重无明显变化。既往史：否认结核、肝炎等传染病史。1 个月前行胸部 CT 检查发现右肺结节，未予处理。患有糖尿病 19 年，使用二甲双胍、胰岛素等药物治疗。吸烟史 40 年，20 支 / 天。家族史：否认家族肿瘤遗传病史。

【影像学、特殊检查及实验室检查】

1. 2016 年 11 月 17 日电子内镜检查　鼻腔进镜顺利。鼻咽部结构完整，黏膜光滑，未见明显异常。口咽双侧扁桃体未见肿大。舌根部淋巴滤泡增生。下咽部表面基本平整，未见明显异常。喉部双侧披裂基本对称。会厌根部可见扁平息肉样病变（活检 3 块），表面呈桑葚样，向下延伸到右侧室带前端（图 18-1）。左侧室带表面尚完整。双侧声带光滑，未见侵及，双侧声带活动正常。

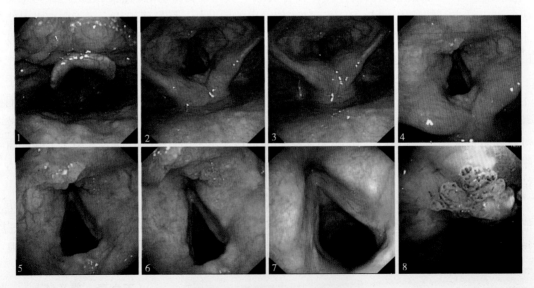

图 18-1　会厌根部不平新生物

内镜诊断：会厌根部肿物（性质待病理检查）。

2. 2016 年 11 月 21 日会厌根部活检病理 鳞状上皮黏膜组织，部分上皮细胞中度异型增生，部分呈重度异型增生 / 原位癌。

3. 2016 年 11 月 28 日颈胸部 CT 检查所见：会厌根部局部略不均匀，舌根部见结节样不均匀强化，余咽喉未见明确肿物。双颈未见明确肿大淋巴结。右肺上叶后段结节，最大截面约 1.4cm×1.0cm，边界尚清，边缘见少许毛刺及条索，周边见多个小结节（图18-2）。余肺未见明确结节或肿物。纵隔及肺门未见明确肿大淋巴结。未见胸腔积液、心包积液。

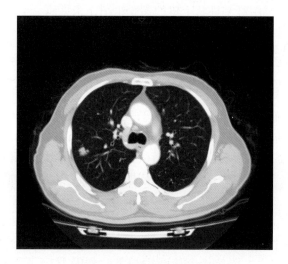

图 18-2 右肺上叶后段结节

影像学诊断：
（1）会厌根部局部略不均匀，请结合镜检。
（2）舌根部结节样不均匀强化，滤泡增生？请结合临床检查。
（3）右肺上叶后段病灶，考虑结核较肿瘤可能大，请结合临床。
4. 血清结核抗体试验（anti-TB） 阴性。

【入院诊断】

喉癌（声门上型 T2N0M0）。
右肺结节。
糖尿病。

【治疗经过】

2016 年 11 月 30 日全身麻醉下行水平部分喉切除术＋气管切开术＋甲状腺峡部切除术。
手术过程：
1. 经口腔插管予以麻醉，麻醉成功后常规消毒铺巾。
2. 颈前根部纵形切口切开皮肤皮下及颈白线，见甲状腺峡部增大，即游离后予以切除，暴露气管前壁，切开气管更换麻醉插管。

3. 舌骨水平切开水平切口，颈阔肌下分离皮瓣，切断舌骨上下肌群，去除舌骨，切开颈白线，将舌骨下肌群下翻至甲状软骨中部，甲状软骨上缘切开外软骨膜，游离甲状软骨上 1/2，予以剪断；会厌谷切开进咽腔，将会厌拉出，切开两侧会厌咽皱襞和杓会厌皱襞，探查喉腔见会厌喉面根部大小 1.0cm×1.0cm 黏膜粗糙隆起，呈桑葚样，未累及双侧室带和前联合；即沿右侧喉室、前联合和左喉室切开将水平部分喉切除。切取切缘送冰冻病理检查均未见癌，即创面止血后冲洗术野，将残喉和舌根拉拢缝合关闭咽腔，放置引流，逐层关闭切口，清醒后拔除麻醉管，更换气管套管，安返病房。

术中冰冻病理检查：右侧喉室切缘：被覆鳞状上皮的黏膜组织，未见癌；左侧喉室切缘：被覆鳞状上皮及假复层纤毛柱状上皮的黏膜组织，未见癌；前联合切缘：被覆假复层纤毛柱状上皮的黏膜组织，未见癌。

【术后处理】

1. 密切监测生命体征。
2. 观察伤口及引流情况，引流量每日少于 10ml 可拔除引流管。
3. 可预防性使用抗生素，避免伤口感染。
4. 保持胃管通畅，确保胃肠营养，术后依据患者的恢复情况，适时拔除胃管。
5. 气管切开护理，保持气道通畅；术后依据患者的恢复情况，适时拔除气管套管。

【术后病理】

部分喉：喉声门上型中分化鳞状细胞癌，未见明确脉管瘤栓及神经侵犯，肿瘤大小 1.6cm×1cm×0.3cm，主要位于会厌喉面根部，侵及黏膜下固有腺体，未累及双侧室带、会厌前间隙、甲状软骨及舌骨。肿瘤周围鳞状上皮黏膜呈重度异型增生 / 原位癌改变。

冰冻病理检查：右侧喉室切缘、左侧喉室切缘、前联合切缘：均未见癌。

甲状腺峡部：结节性甲状腺肿，伴局灶滤泡上皮增生。

pTNM 分期：pT1。

【术后随诊】

1. 术后 3 周恢复正常吞咽功能，拔除胃管。
2. 术后 1 个月连续堵管 48 小时，无呼吸困难拔除气管套管。
3. 2017 年 3 月 15 日电子内镜检查 检查所见："喉癌术后 3 个月"，鼻腔进镜顺利。鼻咽部结构完整，黏膜光滑，未见明显异常。口咽双侧扁桃体未见肿大。舌根部淋巴滤泡增生。下咽部表面基本平整，未见明显异常。喉部呈术后改变，会厌切除，双侧披裂保留，术区表面基本平整，左侧声带光滑，右侧声带肿胀明显，双侧声带活动正常（图 18-3）。

内镜诊断：喉癌术后 3 个月，喉部呈术后改变，术区表面基本平整，右侧声带肿胀明显，肿瘤征象不明显，请继续随诊。

4. 2017 年 2 月 8 日患者在当地医院结核病科 T-SPOT 检查，淋巴细胞培养 + 干扰素测定（A+B）结果均为阳性，即肺部结节确诊为结核，在当地医院给予抗结核治疗。

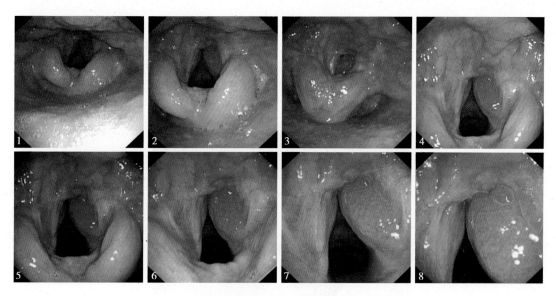

图 18-3　电子喉镜：术后 3 个月

5. 2017 年 3 月 15 日门诊复查　胸部 CT 右肺上叶结节，胸科会诊建议手术或抗结核治疗 1 个月后复查。

6. 2017 年 11 月 1 日门诊复查　电子内镜检查：喉癌术后 10 个月，喉部呈术后改变，术区表面基本平整，右侧声带略肿胀，肿瘤征象不明显（图 18-4），请继续随诊。

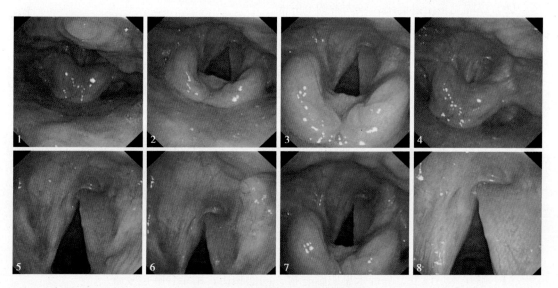

图 18-4　电子喉镜：术后 10 个月

7. 2017 年 11 月 1 日颈胸 CT　喉癌术后复查，参阅术前 2016 年 11 月 28 日 CT 图像，所见如下：

（1）喉呈术后改变，局部未见明确肿物，请结合喉镜。

（2）甲状腺多个低密度结节，大者约 1.2cm，边界较清楚，同前相仿。

（3）鼻咽、口咽及涎腺未见明确肿物。

（4）双颈未见明确肿大淋巴结。

（5）右肺上叶后段多个结节较前增多、增大，部分融合成团，现大者最大截面约 2.4cm×1.8cm（图 18-5），需高度警惕恶性，转移瘤或原发肺癌待鉴别，请结合临床，建议活检。余双肺可见多发小结节，部分为新出现，大者约 0.4cm，转移瘤可能性大。

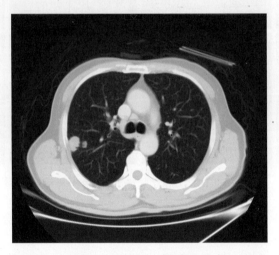

图 18-5 右肺上叶后段多个结节较前增多、增大

（6）纵隔见多个淋巴结，较大者约 0.9cm。

（7）双侧胸腔及心包未见积液。

8. 2017 年 11 月 11 日脑 MR 脑部未见明确异常信号。

9. 2017 年 11 月 14 日 CT 引导下肺结节穿刺活检 病理检查结果：

（1）2017 年 11 月 16 日右肺穿刺物：肺组织中见分化差的癌浸润伴坏死，形态提示为鳞状细胞癌，必要时可行免疫组化检测辅助诊断。

（2）2017 年 12 月 3 日补充报告（右肺穿刺物）：肺组织中见低分化鳞状细胞癌浸润伴坏死，建议结合临床情况进一步鉴别原发或转移。免疫组化结果显示：AE1/AE3（+++），CK5/6（+++），P40（+++），P63（+++），CK7（-），NapsinA（-），TTF-1（-）。

10. 2017 年 12 月 20 日至 2017 年 12 月 28 日治疗 紫杉醇脂质体 300mg d1+ 顺铂 50mg d1，40mg d2~3/q 21d。

11. 2018 年 1 月 11 日颈胸 CT 喉癌术后、化疗后复查，与 2017 年 11 月 1 日颈胸部 CT 图像比较：

（1）喉呈术后改变，局部未见明确肿物，同前相仿，请结合喉镜复查。

（2）甲状腺多个低密度结节，同前相仿，请结合超声检查。鼻咽、口咽及涎腺未见明确肿物。

（3）双侧颈部及锁骨上未见明确肿大淋巴结。

（4）右肺上叶后段多个结节较前缩小，现大者约 1.5cm×0.8cm（图 18-6），请结合临床并随诊。余双肺可见多发小结节，较前缩小，大部分已显示不清，现大者约 0.2cm，建议随诊。

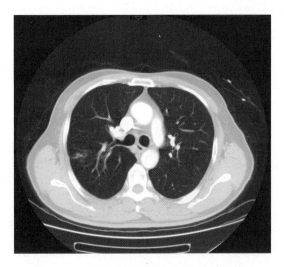

图 18-6　右肺上叶后段多个结节较前缩小

（5）纵隔及左肺门多发淋巴结，部分较前缩小，部分同前相仿，现大者仍约 0.9cm，建议随诊

（6）双侧胸腔及心包未见积液。

12. 2018 年 2 月 24 日颈胸部 CT　"喉癌术后、右肺鳞癌化疗后"复查，与 2018 年 1 月 11 日颈胸部 CT 图像比较。

（1）喉呈术后改变，局部未见明确肿物，同前相仿，请结合喉镜复查。

（2）右肺上叶后段不规则结节，余双肺多发微结节（图 18-7），均同前大致相仿，建议继续随诊。

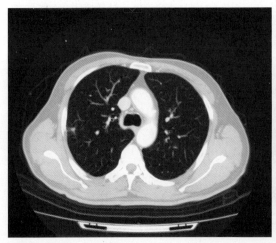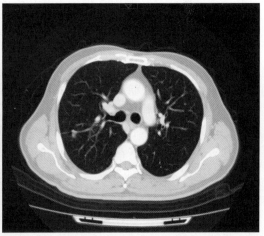

图 18-7　右肺上叶后段不规则结节

（3）左肺上叶及下叶背段新见多发小淡片影，余双肺多发斑片、索条影，同前相仿，以上均考虑为炎性病变，请随诊。双肺小叶间隔增厚，同前相仿。

（4）纵隔及左肺门多发淋巴结，同前相仿，现大者仍约 0.9cm，建议随诊。双颈部未见明确肿大淋巴结。

（5）甲状腺右叶多个低密度结节，同前相仿，请结合超声检查。扫描范围内鼻旁窦、鼻咽、口咽及涎腺未见明确肿物。

（6）双侧胸腔及心包未见积液。

【专家点评】

依据 AJCC 肿瘤分期第 8 版，该患者临床分期应为声门上型喉癌 T2N0M0。NCCN 指南 2018 年第 1 版，对声门上型 T1~2N0 和选择性 T3 病变患者，推荐内镜下切除或开放性水平部分喉切除、颈部淋巴结清扫，或放射治疗。术后病理如果淋巴结阴性，给予观察；术后病理出现一个淋巴结阳性、或切缘阳性、或其他不良因素，推荐重新手术、或放疗、或化疗和放疗；术后病理转移淋巴结出现被膜外侵犯，推荐化疗和放疗；术后病理如果出现 T3~T4a，推荐放疗或同步放化疗。我国喉癌外科治疗和综合治疗专家共识对声门上型喉癌 T1~3 期病变局限于会厌、喉前庭或杓会厌皱襞，未累及杓状软骨、喉室底及前联合者，可选择喉水平部分切除。该例患者由于肿瘤较局限，仅仅局限于会厌根部，右室带前端可疑受侵，所以在麻醉过程中，选择快速诱导下的经口腔插管，麻醉成功后再做气管切开，更换麻醉管，这样可以避免清醒下气管切开引起的患者紧张和痛苦，但可能会带来一些学者的疑虑，会不会导致肿瘤的种植。因此，为避免肿瘤的种植，在麻醉过程中，建议麻醉师，一是选择稍细的麻醉插管，二是在操作过程中避免"暴力"操作。在手术方式的选择上，一开始极力建议患者去做内镜下切除，可以更大限度地保留喉功能，由于患者的女儿是综合医院的一位临床大夫，极力要求开放性手术，所以选择了水平部分喉切除。为了更好地保留患者的喉功能，手术中保留了左侧部分室带，这样有利于患者术后吞咽功能的恢复。因此，在手术方式上，不是固定不变的，应依据患者的一般情况、肿瘤具体情况和术者的临床经验制定合理的个体化方案，目的是彻底切除肿瘤，最大限度的保留喉功能。

颈部淋巴结的处理，2017 年 NCCN 指南并没有推荐必须做颈部淋巴结清扫，而 2018 年 NCCN 指南则推荐颈部淋巴结清扫。我国喉癌外科治疗和综合治疗专家共识，对早期（T1~2 期）声门上型喉癌是否采用双侧颈清扫取决于原发灶是否跨过中线，如果肿瘤仅偏一侧，建议采用单侧颈部淋巴结清扫。该例患者喉镜检查，病变局限，影像检查也无深部浸润，因此，颈部未行淋巴结清扫。对颈部的处理与原发灶一样，应依据患者的一般情况、肿瘤具体情况和术者的临床经验制定合理的个体化治疗。

声门型喉癌水平部分喉切除术后，应注意以下几点：①头垫高，减轻伤口张力，避免头后仰导致伤口裂开；②避免气管套管深部吸痰，减少患者咳嗽导致的头后仰的机会；③锻炼经口进食时，告诉患者精力集中，耐心寻找合适的体位；④定期复查，做到早期发现，早期治疗。

重复癌又称为多原发癌，是指同一个体的单个或多个器官，同时或先后发生 2 个或 2 个以上相互独立的原发性恶性肿瘤。根据肿瘤是否同时发生，又可分为同时性多原发癌、异时性多原发癌，同时性多原发癌发生间隔时间在 6 个月内。异时性多原发癌的发生，必须间隔半年以上。由于喉和肺同为呼吸系统器官，在胚胎发育和生理功能上可能存在一定的联系，在外因上受到相同的影响，导致肺癌是喉癌常见第二原发癌。中国医学科学院肿瘤医院高禹顺等曾总结 1958 年 10 月至 1999 年 10 月间本院收治的 2182 例喉癌患者，80 例出现第二原发癌，其中肺癌 36 例，食管癌 20 例，甲状腺癌 5 例，其他癌 19 例。肺癌是常见的第二原发癌，占喉癌患者总例数的 1.7%（36/2182），占喉癌第二原发癌的 45.0%（36/80）。该例患者其实为同时重复癌，由于本院影像和外院实验室检查的误导，延误了患者肺癌的诊断，失去了最佳治疗时机。患者初诊时，本院影像检查右肺上叶后段病灶考虑结核较肿瘤可能大，但实验室检查血清结核抗体试验（anti-TB）为阴性，此时，如果不抗炎观察，而是积极地进行穿刺细胞学检查，可能结果就完全不一样了。因此，喉癌患者应强调胸部 CT 检查，一旦发现肺内病灶应积极采取诊断措施，以便早期诊断、早期治疗，避免延误治疗时机。

（刘　皖　李正江）

【病例简介】

患者男性，54 岁。因咽部疼痛 2 月余于 2014 年 11 月 6 日收住院。2 个月前患者无明显诱因出现喉部疼痛，当地医院对症治疗，效果不佳，喉镜检查发现喉内肿物，活检为鳞状细胞癌，建议上级医院治疗。2014 年 10 月来本院进一步诊治，门诊鼻咽喉镜提示左侧会厌谷及会厌舌面可见溃疡型肿物，左侧会厌咽皱襞受累及，邻近舌根部可疑侵及；病理会诊：中分化鳞状细胞癌；CT 提示喉癌，声门上型，左上颈部淋巴结转移。患者无声音嘶哑、呛咳、憋气、耳痛等症状，为进一步治疗收入本院。个人史：生于原籍，无疫区接触史；吸烟 40 年，30 支 / 天，未戒烟；偶尔饮酒。家族史：否认家族肿瘤遗传病史。

【影像学及特殊检查】

1. 2014 年 10 月 30 日颈胸部 CT　检查所见：会厌舌面软组织影不规则增厚，呈较明显强化，以左侧份为著，表面不规则，似见较深溃疡，病变向前累及左侧舌会厌谷、会厌前间隙，可疑累及左侧舌根部，左侧舌根部软组织影增厚（图 19-1）。相邻左侧勺状会厌皱襞略增厚。

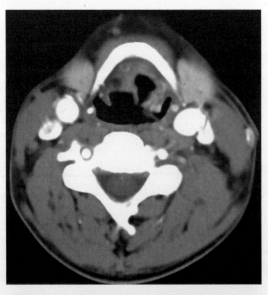

图 19-1　会厌舌面新生物，可疑累及左侧舌根

左侧颈深上组可见肿大淋巴结，约 1.4cm×1.6cm（图 19-2）。

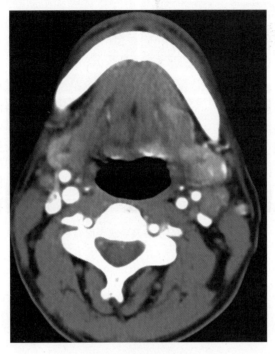

图 19-2　左颈Ⅱ区肿大淋巴结

余双颈部、双侧肺门、纵隔未见明确肿大淋巴结。

鼻窦、口咽、梨状窝、双侧喉室及甲状腺未见异常。

双侧肺气肿。右上肺胸膜下条索影及钙化点。左上肺散在多发斑点、结节影，密度较高。

双侧胸腔、心包未见积液。

影像学诊断：

（1）喉癌，声门上型，侵犯范围如上所述。

（2）左上颈部淋巴结转移。

（3）双侧肺气肿。双上肺陈旧病变可能性大。

2. 2014 年 11 月 2 日电子鼻咽喉镜检查　鼻腔进镜顺利。鼻咽部表面光滑，略充血，未见明显异常。口咽双侧扁桃体未见肿大。左侧会厌谷及会厌舌面可见溃疡型肿物，左侧咽会厌皱襞受累及，邻近舌根部可疑侵及，向右侧侵犯超过中线位置，会厌左侧喉面及游离缘肿胀、明显增厚（图 19-3）。左侧梨状窝未见明显侵及。下咽部基本平整。喉部双侧披裂对称，未见侵及。双侧声带和室带光滑，未见侵及。双侧声带活动正常。

内镜诊断：左侧会厌谷及会厌舌面可见溃疡型肿物，符合恶性。

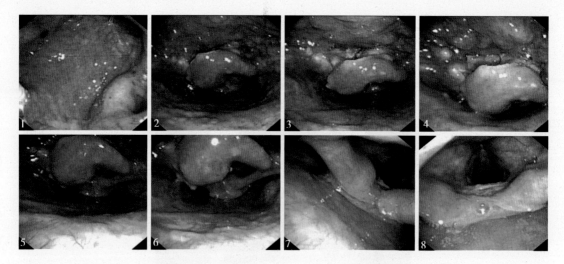

图 19-3　左侧会厌谷及会厌舌面溃疡型肿物

【入院诊断】

喉癌（声门上型，T4aN1M0）。

【治疗经过】

2014 年 11 月 14 日全麻下行扩大水平部分喉切除、双颈清扫、甲状腺峡部切除、气管切开。

手术经过：常规术区消毒铺巾，局麻下气管切开，麻醉插管后给予全麻。取 T 形切口切开皮肤、皮下及部分颈阔肌，颈阔肌下分离皮瓣；切断舌骨上下肌群，去除舌骨，将舌骨下肌群下翻至甲状软骨中部；剥离甲状软骨上半部分外软骨膜，将上半部分甲状软骨剪除；于右咽侧壁切开进入咽腔，切开右侧会厌咽皱襞和杓会厌皱襞；沿右室带剪开至前联合，见肿物位于会厌舌面，呈溃疡型，侵及舌根。明视下距肿瘤约 1.0cm 切开舌根左咽侧壁，剪开左会厌咽皱襞和杓会皱襞，沿左室带剪开将标本切除，创面止血后切取周边切缘，冰冻病理检查切缘均未见癌。即缝合咽侧壁，将舌根和残喉拉拢缝合，予以加固后将舌骨上下肌群自身缝合。冲洗创面后置负压引流，分层缝合切口；患者清醒后更换气管套管，安全返回病房。

在等冰冻病理检查期间完成双侧颈部淋巴结清扫。首先切断左侧胸锁乳突肌，解剖颈鞘，保留颈内静脉，切断副神经，将左侧颈部 Ⅱ~Ⅴ 区淋巴脂肪组织连同胸锁乳突肌和副神经一并切除；而后游离右侧胸锁乳突肌，解剖颈鞘和副神经，将右侧颈部 Ⅱ~Ⅳ 区淋巴脂肪组织清除。

【术后处理】

1. 密切监测生命体征。
2. 注意伤口及引流情况。
3. 对症及支持治疗。

4. 保持胃管通畅，加强胃肠道营养，适时拔除胃管，恢复经口进食。

5. 气管切开护理，保持气管套管通畅，适时拔除气管套管。

【术后病理】

（部分喉）：会厌舌面低分化鳞状细胞癌，肿瘤大小 3cm×2cm×1.5cm，累及会厌软骨和舌根横纹肌组织。（右舌根切缘）冰、（左舌根切缘）冰、（左咽侧壁切缘）冰、（左室带切缘）冰、（右室带切缘）冰均未见癌。

淋巴结转移性癌（5/129），未明确侵犯淋巴结被膜外组织。

左颈深上淋巴结 1/55

左颈深下淋巴结 2/21

左锁骨上 0/6

（右颈Ⅱ区淋巴结）2/22

（右颈Ⅲ区淋巴结）0/11

（右颈Ⅳ区淋巴结）0/14

pTNM 分期：pT4N2。

【术后随诊】

1. 2015 年 1 月 5 日电子鼻咽喉镜检查　检查所见：右侧鼻腔置有胃管，左侧鼻腔进镜顺利。鼻咽部表面光滑，未见明显异常。口咽双侧扁桃体未见肿大。舌根部淋巴滤泡略增生。下咽部未充分显露。喉部呈术后改变，会厌切除，会厌谷呈瘢痕样表现，双侧披裂黏膜水肿明显。双侧声带完整，黏膜充血，双侧声带活动正常，声门开放好（图 19-4）。

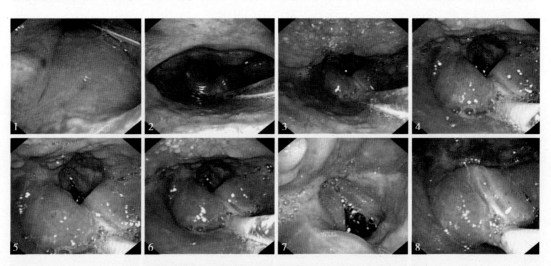

图 19-4　喉术后 1 个月改变，未见复发征象

内镜诊断：喉癌术后，会厌切除，残喉黏膜水肿，未见肿瘤征象。

2. 2015 年 1 月 5 日颈胸部 CT　参阅 2014 年 10 月 30 日 CT 检查所见如下：

（1）舌骨、会厌、水平半喉切除、双颈淋巴结清扫、气管造瘘术后改变，局部未见明确肿瘤残留征象，食管内有鼻饲管置入，请随诊。

（2）右上肺新发类结节，形态不规则，边界清楚，密度不均匀，约 1.4cm×1.8cm×3.0cm（图 19-5），右上叶后段、左下叶基底段肺新发少许极浅淡片影，倾向炎症，请结合临床考虑，并注意随诊。

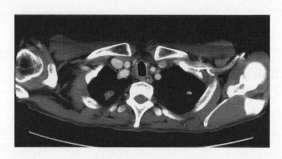

图 19-5　右上肺新发类结节，形态不规则，边界清楚

（3）双上肺另见多发小结节及钙化，同前相仿，倾向陈旧性病灶，请随诊。

（4）双肺弥漫泡性肺气肿，同前相仿。

（5）双侧颈部、腋窝、胸内未见异常肿大淋巴结。

（6）未见胸腔积液或心包积液。

3. 2015 年 1 月 8 日门诊复查，建议患者术后放疗，患者因戴模具出现呼吸困难，未行术后放疗。

4. 2015 年 5 月 15 日电子鼻咽喉镜检查　检查所见："喉癌术后 6 个月"，鼻腔进镜顺利，未见明显异常。鼻咽部表面光滑，未见明显异常。口咽双侧扁桃体未见肿大。舌根部淋巴滤泡略增生。下咽部表面光滑，未见明显异常。喉部呈术后改变，会厌切除，双侧披裂对称，黏膜略水肿。双侧声带完整，活动正常，声门开放好（图 19-6）。

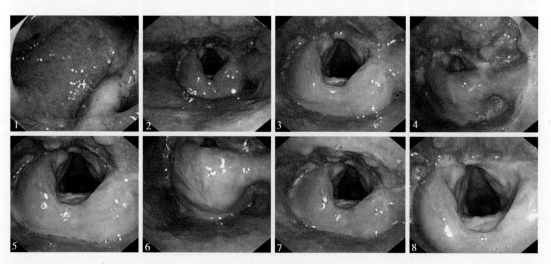

图 19-6　喉术后 6 个月

内镜诊断：喉癌术后，会厌切除，残喉黏膜略水肿，声门开放好，未见肿瘤复发征象。

5. 2015 年 5 月 15 日门诊复查　患者内镜检查无肿瘤复发和转移，且鼻饲管已拔除，建议定期随诊。

6. 2017 年 3 月 30 日颈部超声　右侧锁骨上见数个低回声，大者约 1.0cm × 0.7cm，边界清楚，内回声欠均匀，周边内部探及血流信号。左侧气管食管沟见低回声，其一约 0.4cm，边界清楚，未见血流。余颈部及锁骨上未见异常肿大淋巴结。

印象：右侧锁骨上淋巴结肿大，倾向转移，建议穿刺活检。

左侧气管食管沟小淋巴结，建议随诊。

7. 2017 年 4 月 6 日右侧锁骨上淋巴结超声引导下穿刺细胞学　多量淋巴细胞。

8. 2017 年 4 月 1 日电子鼻咽喉镜检查　检查所见："喉癌术后 2 年"，鼻腔进镜顺利。鼻咽部结构完整，黏膜光滑，未见明显异常。口咽双侧扁桃体未见肿大。舌根部淋巴滤泡增生。下咽部右侧梨状窝内侧壁和右侧环后区黏膜欠光滑（活检 3 块），余下咽部基本平整。喉部右侧披裂黏膜水肿，警惕侵及（图 19-7）。左侧披裂结构基本正常。会厌切除，双侧声带基本完整，活动正常。

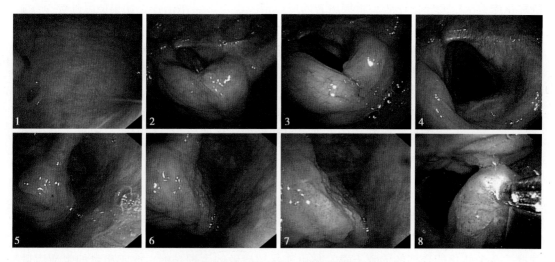

图 19-7　喉术后 2 年，左梨状窝新生物

内镜诊断：喉癌术后，右侧梨状窝出现浅表病变（性质待病理检查），可疑为早期癌。

9. 2017 年 4 月 6 日右侧梨状窝活检病理　鳞状上皮原位癌，小灶不除外间质浸润。

10. 2017 年 4 月 11 日头颈多学科联合会诊（MDT）　由于 2 年前喉癌术后患者未接受放疗，目前诊断明确，尽管活检为下咽原位癌，但不除外间质浸润，建议放疗。因本院床位问题，患者到外院放射治疗，剂量为 60Gy。

【专家点评】

结合术前内镜和影像检查，依据 AJCC 肿瘤分期第 8 版，该患者临床分期应为声门上型喉癌 T4aN1M0。NCCN 指南 2018 年第 1 版，对声门上型 T4aN1 病变患者，推荐喉和甲状腺切除，有清扫指征时行同侧或双侧颈部淋巴结清扫；术后病理如出现转移淋巴结被膜外侵犯或切缘阳性，术后给予化疗、放疗；术后病理如出现 N2 或 N3、周围神经侵犯和脉管瘤栓形成，术后应给予放疗或放化疗。或推荐同步放化疗或诱导化疗或临床试验，治疗后疗效评价，选择放疗还是手术。诱导化疗2周期后影像评估，原发灶完全缓解，给予放疗；原发灶部分缓解，给予放疗，或继续化疗后放疗；原发灶部分缓解部明显，推荐手术。该患者经头颈多学科查房讨论，患者年轻，从病变范围可以行部分喉切除，保留喉功能，必要时术后给予放疗。患者术前影像检查肿瘤可疑累及左侧舌根部，手术需切除部分舌根，因此实施扩大的水平部分喉切除、双颈淋巴结清扫。由于术前影像检查仅仅左上颈淋巴结，且考虑到术后放疗，为避免放疗后胸锁乳突肌挛缩，左颈行全颈根治性颈清扫，为减轻面部水肿，保留颈内静脉；由于肿瘤局部病变较晚，且肿瘤已过中线，尽管术前影像检查右颈无明确转移肿大的淋巴结，右颈完成Ⅱ~Ⅳ区的侧颈清扫。术后病理肿瘤累及舌根横纹肌组织，且双颈淋巴结转移，依据AJCC肿瘤分期第8版，该患者临床分期应为声门上型喉癌pT4aN2cM0。无论NCCN指南，还是喉癌外科治疗和综合治疗专家共识，术后均应放疗，以降低局部复发。喉癌外科治疗和综合治疗专家共识对T4aN0~3M0首选手术，术后进行放疗，存在危险因素者则需放疗；若患者拒绝手术，可选择同步放化疗或诱导化疗方案。诱导化疗后需根据患者的反应情况决定下一步治疗：如果原发灶完全缓解或部分缓解，可以选择根治性放疗或同步放疗；如果原发灶无缓解或治疗后残留，则行手术治疗；颈淋巴结转移癌依据治疗结果决定是否行颈淋巴结清扫术。该患者按术前讨论的治疗方案和术后病理结果，均应接受术后放射治疗，不幸的是患者戴上放疗模具后出现呼吸困难，被迫终止放疗，定期随诊观察。

　　肿瘤治疗失败的原因一是局部复发，二是远处转移。局部复发常常在手术后2~3年，在这段时间应加强随诊，尤其高危患者，早期发现，早期治疗，尽可能保留患者喉功能，提高生活质量。该患者手术后半年复查两次，未见复发，即万事大吉，直到术后2年半才来院复查，结果内镜检查，局部复发，且病理证实。幸运的是病变局限，结合既往病理是低分化鳞状细胞癌，且未接受过放射治疗，头颈多学科查房讨论决定给予放疗。从病变范围看，激光手术和开放性手术均有可能保留喉功能，获得较为满意的治疗效果。一个治疗方案的选择依赖于患者因素、医院的条件和方案制定者的优势等，所以应综合多种因素，选择一个个体化的合理的治疗方案，尽可能保留患者的生理功能，改善患者的生活质量，延长患者的生存时间，提高生存率。

（王之奇　李正江）

【病例简介】

患者男性，56 岁。因声音嘶哑并颈部肿物半年余于 2018 年 3 月 5 日收入本院头颈外科。半年前患者无明显诱因出现声音嘶哑，在外院对症治疗，效果不佳，近期外院鼻咽喉镜检查显示声门上肿物，为进一步诊治来本院。门诊电子鼻咽喉镜提示声门上型喉癌可能大；颈部 CT 提示喉癌可能大，请结合镜检；患者无吞咽不适、呛咳、憋气、耳痛等症状；活检病理为鳞状细胞癌；为进一步治疗收入院。发病以来，精神尚可，食欲尚可，大小便基本正常，体重无明显变化。

既往史：否认家族肿瘤遗传病史；吸烟 40 余年，40 支 / 天；饮酒 20 余年，少许。

【影像学及特殊检查】

1. 2018 年 2 月 12 日电子喉镜检查　检查所见：鼻腔进镜顺利。鼻咽部结构完整，黏膜光滑，未见明显异常。口咽双侧扁桃体未见明显肿大。舌根部淋巴滤泡增生明显。下咽部表面尚平整。喉部声门上可见菜花样肿物（活检 3 块），肿物侵及到会厌和双侧室带，与双侧披裂关系密切，向下侵及双侧声带。双侧声带活动尚可，未侵及声门下（图20-1）。

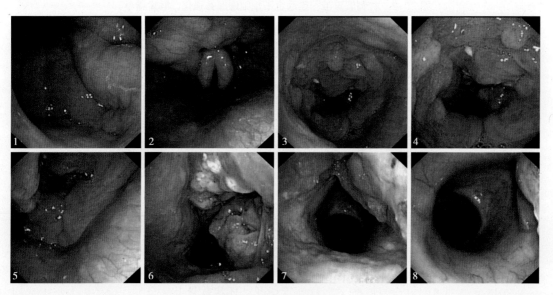

图 20-1　喉声门上新生物

内镜诊断：喉癌（性质待病理检查）。

2. 2018 年 3 月 1 日颈胸 CT 显示：右侧假声带、前联合不规则增厚并强化，右声带均匀增厚，左侧声带未见明确异常，喉室变小（图 20-2）。双侧颈深链多发淋巴结，大者短径约 0.5cm，密度均匀。余双颈部、纵隔及双肺门未见明确肿大淋巴结。右侧上颌窦、右侧筛窦可见低密度影，余所及鼻旁窦、鼻咽、口咽、涎腺及甲状腺未见明确异常。双肺未见明确结节，可见散在斑片影。未见胸腔积液及心包积液。

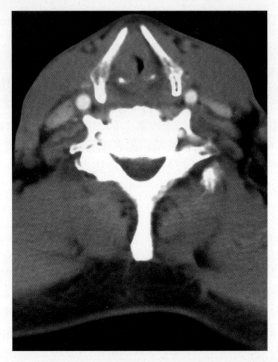

图 20-2　右侧假声带、前联合不规则增厚并强化、喉室缩小

影像学诊断：

（1）喉癌，侵犯右侧假声带、前联合，右侧真声带受侵？

（2）双侧颈深链多发小淋巴结，请随诊。

（3）右侧上颌窦、右侧筛窦炎症。

（4）双肺斑片影，考虑为炎性改变。

3. 2018 年 3 月 7 日超声检查　双侧颈部、锁骨上未见明确肿大淋巴结。

4. 2018 年 2 月 20 日病理活检　（喉部）鳞状细胞癌。

【入院诊断】

喉癌（声门上型 T2N0M0）。

【治疗经过】

2018 年 3 月 8 日在全身麻醉下，行气管切开、环状软骨上次全喉切除（扩大水平喉切除），右颈清扫术。

常规术野消毒铺巾，1% 利多卡因局麻下气管切开改全麻。颈部 T 形切口切开皮肤皮下颈阔肌，游离皮瓣，分开带状肌，切除舌骨，切断双侧上 1/2 咽缩肌，甲状软骨板中间水平剪开、前联合汇合。打开会厌谷探查如下：会厌喉面、右室带菜花样肿瘤，向下累及喉室、部分左室带，以右侧为主，未累及披裂、杓间和声带。

（1）沿双侧咽会皱襞、杓会皱襞切开至喉室，因室带喉室受侵犯，切除双侧声带，向前至前联合连同甲状软骨板一并切除。

（2）检查肿瘤切除满意，送各部位切缘术中冰冻病理检查，病理检查结果显示各切缘均未见癌。

（3）经鼻腔置鼻饲管，碘伏消毒术野，盐水冲洗伤口，将舌根与残存甲状软骨板和喉体上下用 3-0 可吸收线直接拉拢缝合，咽侧也缝合关闭咽腔。

（4）做右颈部 Ⅱ~Ⅳ 区淋巴结清扫，手术满意，再次冲洗伤口，置引流管，关闭伤口。呼吸恢复后更换气管套管。安返病房。

【术后处理】

1. 监测生命体征。
2. 注意伤口及引流情况。
3. 预防感染，对症及支持治疗。
4. 保持气管套管通畅。

【术后病理】

部分喉：喉声门上型中分化鳞状细胞癌，肿瘤侵至黏膜固有层，癌旁伴少许鳞状上皮原位癌，未见明确脉管瘤栓及神经侵犯。肿瘤大小 3cm×2cm×0.6cm，主要位于根部喉面，累及双侧室带黏膜下，未累及会厌软骨、双侧喉室、声带、甲状软骨及舌骨。

冰冻病理检查：左披裂切缘、右披裂切缘、左咽会皱襞切缘、右咽会皱襞切缘、左声门下切缘、右声门下切缘、舌根切缘）均未见癌

淋巴结未见转移癌（0/51）：

右颈Ⅱ区清扫 0/16

右颈Ⅲ区清扫 0/13

右颈Ⅳ区清扫 0/22

【术后随诊】

术后 3 周拔除鼻饲管，术后 4 周拔除气管套管。

【专家点评】

根据术前电子喉镜和增强 CT 的检查结果，分期为 T2N0M0，电子喉镜示双侧室带、声带受侵犯。这种情况单纯水平部分喉切除就不充分了，应该做环状软骨上次全喉切除。术中发现肿瘤累及了喉室，未累及声带，但是喉室受侵犯，仅仅切到声带水平，显然切缘是不够的。所以，这次手术就选择了介于水平部分喉切除和环状软骨上次全喉切除之间的一种术式，切除范围到了声门下，但是甲状软骨板没有全部切除，保留了部分喉功能的支

架，对于术后的进食和呼吸的恢复，起到了较好的作用。

喉癌的治疗和头颈部的其他肿瘤一样，将肿瘤的安全边界确定清楚，切除肿瘤以后，再根据残喉的范围决定怎样缝合才有利于恢复喉功能，切除肿瘤彻底是第一目的，尽可能恢复喉功能是第二目的。术中不主张术前决定好喉切除的术式，因为术前的影像学检查不能完全显示肿瘤真正的累及范围，需要术中冷冻切缘才能最终确定。

至于声门上型喉癌的颈部淋巴结处理问题目前有不同的意见，偏于一侧的肿瘤，不易发生对侧颈转移，患侧颈清扫就足够了，当然双侧择区性颈清扫也没有问题。

（黄　楠　张宗敏）

声门上型喉癌全喉切除及双侧颈部淋巴结清扫

【病例简介】

患者男性，73 岁。因声音嘶哑 8 个月于 2017 年 3 月 24 日收入本院头颈外科。2016 年 8 月患者无明显诱因出现声音嘶哑，逐渐加重，当地医院给予对症治疗，效果不佳，即到北京同仁医院诊治，喉镜检查提示右侧室带、声带占位；活检病理报大部分为鳞状细胞原位癌，部分区域有浸润，为进一步诊治来本院。本院门诊检查，电子鼻咽喉镜提示喉部会厌及左侧披裂结构基本正常，右侧室带明显增厚，右侧披裂略显肿胀，病变向下侵及右侧声带，未侵及声门下；左侧声带前端被遮盖，情况不明；左、右半喉活动尚可；颈部 CT 提示右侧室带、声带肿物，可符合癌，右侧颈部 Ⅱ 区淋巴结转移。为进一步治疗收入院。发病以来，精神尚可，食欲尚可，大小便基本正常，体重无明显变化。既往史：母亲子宫内膜癌；吸烟 40 余年，20 支 / 天；偶尔饮酒。

【影像学及特殊检查】

1. 2017 年 3 月 17 日电子鼻咽喉镜检查　内镜所见：鼻腔进镜顺利。鼻咽部结构完整，黏膜光滑，未见明显异常。口咽双侧扁桃体未见肿大。舌根部淋巴滤泡增生。下咽部表面基本平整，未见明显异常。喉部会厌及左侧劈裂结构基本正常，右侧室带明显增厚，右侧劈裂略显肿胀，病变向下侵及右侧声带，未侵及声门下（图 21-1）。左侧声带前端被遮盖，

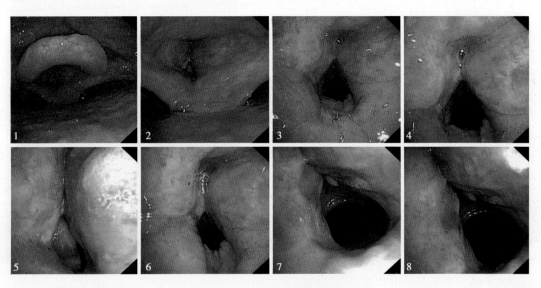

图 21-1　右侧声门上新生物

119

情况不明。左右半喉活动尚可。

内镜诊断：喉癌。

2. 2017 年 3 月 15 日颈胸部 CT 检查所见：右侧室带、声带区肿物影，最大截面约 1.8cm×3.5cm，病变侵犯右侧喉旁间隙，宽基底贴邻甲状软骨，凸向喉腔，推压对侧声带及室带，向前累及前联合（图 21-2）。右颈部 Ⅱ 区类圆形肿大淋巴结，约 1.0cm（图 21-3），左颈部 Ⅱ 区、右侧气管食管沟淋巴结，大者短径约 0.4cm。余纵隔散在小淋巴结。右肺中叶、下叶多发斑片、斑点状影，余肺未见明确结节及实变。

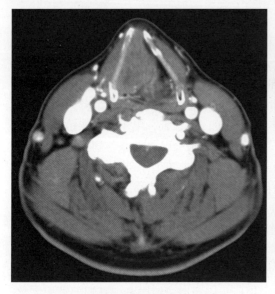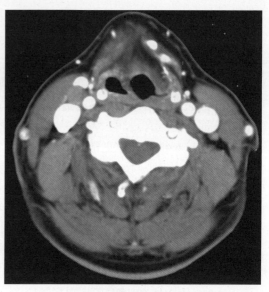

图 21-2 右侧室带、声带区肿物影、
侵犯右侧喉旁间隙

图 21-3 右颈部 Ⅱ 区类圆形肿大淋巴结

影像学诊断：

（1）右侧室带、声带肿物，符合癌。

（2）右侧颈部 Ⅱ 区转移淋巴结；左颈部 Ⅱ 区、右侧气管食管沟淋巴结，随诊观察。

（3）右肺中叶、下叶炎症。

3. 2017 年 3 月 17 日喉 MRI 检查所见：右侧室带、声带区可见不规则肿物，最大横截面约 3.6cm×1.8cm，T_1WI 等信号，T_2WI/FS 中高信号，DWI 扩散受限明显，增强扫描呈略不均匀明显强化，病变侵犯右侧喉旁间隙，宽基底贴邻甲状软骨，凸向喉腔，推压对侧声带及室带，喉腔变窄，向前累及前联合（图 21-4）。右侧 Ⅱ、Ⅲ 区可见多发淋巴结肿大，大者短径约 0.9cm（图 21-5）。左颈部 Ⅱ 区小淋巴结，大者短径约 0.5cm。扫描范围内下咽、颌下腺及甲状腺未见明确异常。

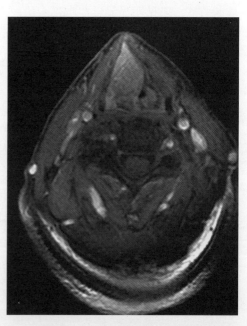

图 21-4 肿物向前累及前联合

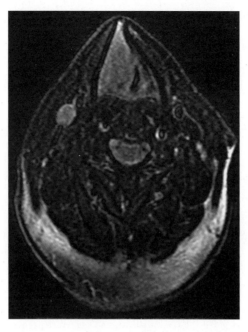

图 21-5　右颈部Ⅱ、Ⅲ区可见多发淋巴结

影像学诊断：

（1）右侧室带、声带肿物，符合癌。

（2）右侧Ⅱ、Ⅲ区淋巴结转移可能大；左颈部Ⅱ区小淋巴结，请随诊。

4. 2017 年 3 月 16 日颈部 B 超　右颈Ⅱ区可见一低回声结节，约 1.3cm×0.9cm，边界清楚，未见血流信号（图 21-6）。余颈部及锁骨上未见明确肿大淋巴结。

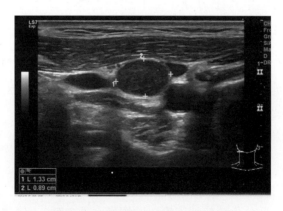

图 21-6　右颈部Ⅱ区见低回声结节

超声诊断：右颈Ⅱ区淋巴结转移。

【入院诊断】

喉癌（声门上型 T3N1M0）。

【多学科查房讨论】

参加科室：头颈外科，放疗科，内科，影像诊断科。

主管医师：汇报病史和检查结果，提出小组查房意见。

手术医师：目前结合病史和检查，诊断喉癌右颈淋巴结转移基本成立；而声门上型喉癌目前主要的治疗措施是手术治疗。从该患者的检查资料看，可以考虑 3/4 部分喉切除或环状软骨上部分喉切除（CHP），但患者高龄，部分喉术后患者难以克服呛咳；且影像资料显示肿瘤范围较广泛，不排除甲状软骨受侵，术中难以确保安全界，建议全喉切除；颈部建议右侧行Ⅱ~Ⅳ区清扫，由于肿瘤可能过中线，左侧可行Ⅱ、Ⅲ区清扫；术后根据病理情况再考虑放疗或同步放化疗。

头颈外科主任：同意手术医师的处理意见，至于是否行放化疗待术后病理再决定；放疗科医师：由于患者高龄，同步放化疗不良反应较大，如果需要，术后可放疗，以降低复发率。

【治疗经过】

2017 年 3 月 27 日全身麻醉下做全喉切除、双颈淋巴结清扫、气管造瘘术。

常规碘伏消毒皮肤，取 T 形皮肤切口，切开皮肤及皮下组织及颈阔肌；首先行双颈淋巴结清扫，右侧Ⅱ~Ⅳ区清扫，左侧Ⅱ、Ⅲ区清扫；清扫完毕后，切断舌骨上下肌群，去除舌骨；切开颈白线，将带状肌翻向外侧；切断双侧咽缩肌，游离喉体；切断甲状腺峡部，将甲状腺自气管游离翻向外侧；于第 2、3 气管环间横断气管，将气管断端于气管食管间分离至气管环后上方；自气管喉腔将会厌尖下拉，以闭合器闭合切除全喉，而后给予加固；创面彻底止血后放置引流，分层缝合切口，气管造瘘。患者清醒后，安返病房。

【术后处理】

1. 密切监测生命体征。
2. 观察伤口及引流情况，引流量每日少于 10ml 左右可拔除引流管。
3. 可预防性使用抗生素，避免伤口感染。
4. 保持胃管通畅，确保胃肠营养，术后依据患者的恢复情况，适时拔除胃管。
5. 气管造瘘护理，保持气道通畅。

【术后病理】

全喉：右室带中 – 低分化鳞状细胞癌，肿瘤最大径 3.5cm，侵透黏膜固有层，侵及横纹肌组织，肿瘤累及甲状软骨、会厌前间隙、右侧声带及前联合，未累及环状软骨及左侧声、室带。

淋巴结可见转移癌（1/57）：

（1）（右颈Ⅱ区淋巴结清扫）1/5

（2）（右颈Ⅲ区淋巴结清扫）0/22

（3）（右颈Ⅳ区淋巴结清扫）0/9

（4）（左颈Ⅲ区淋巴结清扫）0/14

（5）（左颈Ⅱ区淋巴结清扫）0/7

pTNM 分期：pT3N1

【术后随诊】

1. 2017 年 5 月 25 日电子鼻咽喉镜检查　内镜所见："喉癌术后 1 月余"，鼻腔内镜勉强通过。鼻咽部结构完整，黏膜光滑，未见明显异常。口咽双侧扁桃体未见肿大。舌根部淋巴滤泡增生。喉腔全切除，下咽部黏膜充血，未见明显肿瘤征象（图 21-7）。

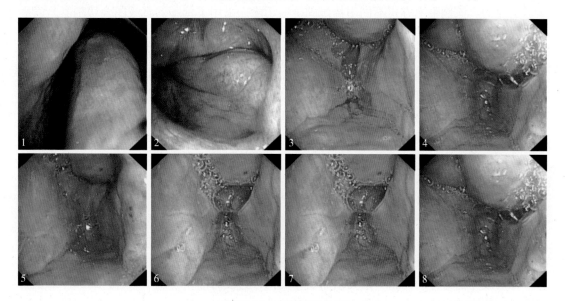

图 21-7　全喉切除术后

内镜诊断：喉癌术后，全喉切除术后改变，未见明显肿瘤征象。

2. 2017 年 5 月 26 日颈部下咽喉 MR 增强扫描　检查所见：

（1）扫描范围内气管造瘘术后，喉部呈术后改变，局部软组织增厚、肿胀，喉腔消失，增强扫描尚均匀强化，未见明显肿物。

（2）双侧颈部呈术后改变，颏下可见淋巴结，短径约 0.6cm，建议随诊。

3. 2017 年 6 月 19 日至 2017 年 8 月 3 日行术后放疗，放疗范围为瘤床及淋巴引流区放疗，66Gy/2Gy/33f。

4. 2017 年 10 月 17 日放疗后 2 月余复查，影像检查未见异常。

【专家点评】

依据 AJCC 肿瘤分期第 8 版，该患者为声门上型喉癌 T3N1M0。NCCN 指南 2018 年第 1 版，对声门上型 T1~2N+ 和选择性 T3N1 病变患者，推荐同步放化疗或放疗；或水平部分喉切除加颈部淋巴结清扫，术后依据不同的不良因素，如转移淋巴结被膜外侵犯、切缘阳性、T4 病变、N2 或 N3 病变、周围神经侵犯及脉管瘤栓形成，选择放疗、化疗和放化疗等综合治疗。或诱导化疗，化疗 2 周期后影像评估，原发灶完全缓解，给予放疗；原发灶部分缓解，给予放疗，或继续化疗后放疗；原发灶部分缓解不明显，推荐手术，术后无不良因素，给予放疗；术后如出现不良因素，依据不同情况给予放疗、化疗和放化疗等综合治疗。或选择不同方式的临床试验。声门上型喉癌的手术方式大致归纳为水平部分喉切除、3/4 部分喉切除（水平垂直部分喉切除）、CHP 和全喉切除，不同的手术方式有各自的手术适应证，结合患者的自身条件，合理地选择手术方式，可以获得较好的治疗效果。该患者从理论上讲可以水平部分喉切除，但患者高龄，担心术后呛咳难以克服，导致严重的肺炎，经头颈多学科查房讨论同意全喉切除，因此，在临床工作中，手术方式的选择不是一成不变的，要因人而异，个体化选择，综合各种因素，以提高患者生存、改善患者生活质量为目的。该例手术方式不同于传统的全喉切除，采用了胃肠的直线闭合切割器，以避免咽瘘的发生。中国医学科学院肿瘤医院比较在喉癌全喉切除术中闭合器使用与手工缝合的优缺点。结果闭合器组咽瘘发生率为 15%（3/20），手工缝合组为 16%（8/51），两组 11 例咽瘘患者皮肤切口均采用 T 形切口，各项临床参数差异均无统计学意义（$P>0.05$），喉癌全喉切除术中采用直线闭合器与采用手工缝合两组咽瘘发生率无明显差异，所以在临床中可根据患者具体情况进行选择。但使用直线闭合器存在一个缺点，术中无法单独切取切缘，所以，在使用直线闭合器时，务必确保肿瘤局限于喉内。

　　声门上型喉癌易于发生颈部淋巴结转移，喉癌外科治疗和综合治疗专家共识推荐，对 cN1 患者建议同侧颈部 Ⅱ~Ⅳ区、对侧颈部 Ⅱa~Ⅲ区。该患者接受病变侧颈部 Ⅱ~Ⅳ区淋巴结清扫、对侧颈部 Ⅱ~Ⅲ区淋巴结清扫。术后病理仅仅一枚淋巴结出现转移，无其他不良因素出现，依据 NCCN 指南，该患者可以随诊观察，或放疗；依据"喉癌外科治疗和综合治疗专家共识"，如果有一个阳性淋巴结但无危险因素，可以选择术后放疗。该患者年龄较大，术后恢复较慢，再加上其他不可预测的因素，患者术后 2 个月后才接受术后放疗。术后放疗的最佳时间，一般要求术后 6 周内，这段时间伤口基本愈合，局部纤维化尚未形成，此时放疗既不会影响伤口愈合，又可获得较好的放疗效果。术后放疗剂量一般为 60Gy，即可获得有效的控制肿瘤复发。

（李春齐　李正江）

参 考 文 献

1. Mahul BA，Stephen E，Frederick LG，et al.AJCC Cancer Staging Manual［M］.8th ed.NewYork：Springer，2016.

2. David G.Pfister，Sharon Spencer，David Adeistein，et al.NCCN Clinical Practice Guidelines in Oncology，Head and Neck Cancers，Version 1.2018-February 15，2018.

3. 中华耳鼻咽喉头颈外科杂志编委会头颈外科组，中华医学会耳鼻咽喉头颈外科学分会头颈组.喉癌外科治疗和综合治疗专家共识［J］.中华耳鼻咽喉头颈外科杂志，2014，49（8）：620-626.

4. David G.Pfister，Sharon Spencer，David Adeistein，et al.NCCN Clinical Practice Guidelines in Oncology，Head and Neck Cancers，Version 2.2017-May 8，2017.

5. 刘文胜，唐平章，祁永发，等.喉声门上型低分化鳞状细胞癌57例临床观察［J］.中华耳鼻咽喉科杂志，2004，39（9）：562-564.

6. 黄志刚，韩德民.喉显微外科激光技术治疗喉癌.中华耳鼻咽喉头颈外科杂志，2008，43（10）：798-800.

7. Pearson BW，Woods RD 2nd，Hartman DE.Extended hemilaryngectomy for T3 glottis carcinoma with preservation of speech and swallowing［J］.Laryngoscope，1980，90（12）：1950-1961.

8. 高禹舜，汪良骏，张德超，等.36例喉癌并发原发肺癌的临床分析［J］.中华肿瘤杂志，2001，23（4）：341-343.

9. 何雨沁，张彬，刘文胜，等.直线闭合器在喉癌全喉切除术中应用的临床分析.中国耳鼻咽喉颅底外科杂志，2016，22（4）：261-264.

10. 刘杰，张宗敏，徐震纲，等.累及声门的声门上型喉癌功能保留术式探讨［J］.山东医药，2013，53（12）：77-79.

11. 李红武，刘业海，臧艳，等.声门上型喉癌术后改良修复法在老年患者中的应用［J］.中华解剖与临床杂志，2016，21（4）：342-345.

下 咽 癌

【病例简介】

患者男性，56 岁。因下咽癌放化疗近 1 年半，近期复查发现局部复发于 2016 年 2 月 18 日收住院。患者于 2014 年 5 月因咽部疼痛伴咽部异物感半年，声音嘶哑 1 月余，当地医院治疗无效，后喉镜发现下咽肿物，活检为鳞状细胞癌来本院治疗。门诊经喉镜检查、颈胸部 CT 检查和病理会诊，确诊为下咽癌右颈淋巴结转移（T4N2bM0）。经头颈多学科综合查房，决定先给予 2 周期化疗，具体方案为紫杉醇脂质体 300mg iv d1+ 顺铂 40mg iv d2~d3，50mg d4+ 替吉奥 60mg po bid d1~d14/q21d 周期 ×2 周期。化疗后吞咽疼痛症状消失，但仍声音嘶哑，喉镜发现右梨状窝肿物明显消退，颈胸 CT 右梨状窝可见软组织肿物，较前好转，右颈淋巴结较前减小；即于 2014 年 8 月 7 日至 2014 年 9 月 25 日行同步放化疗，放疗剂量 55Gy/26f，同步化疗 2 周期：DDP 45mg d1~d3/q21d，放疗 50Gy 复查喉镜、下咽 MR 及颈部超声，见肿瘤较前缩小，仍残留，经头颈多学科综合查房决定终止放疗，建议手术治疗。同步放化疗后 1 个月复查 MR：右梨状窝肿物消失，局部放疗后改变；喉镜：右梨状窝表面较前明显变平，黏膜仍肿胀；再次提交头颈综合查房后决定暂时停止手术，密切随诊。2016 年 1 月门诊复查，MR：右梨状窝内侧壁结节状异常信号；喉镜：右梨状窝较前增厚，可疑病变复发；活检病理为鳞状细胞癌；即收入外科拟行手术治疗。患者发病以来，精神尚可，食欲尚可，大小便基本正常，体重无明显变化。既往体健，吸烟 30 年，20 支 / 日；频繁饮酒，半斤 / 次（1 斤 = 500g）；否认家族肿瘤史。

【影像学及特殊检查】

1. 2014 年 5 月 21 日电子鼻咽喉镜检查　内镜所见：鼻腔进镜顺利。鼻咽部表面光滑，未见明显异常。口咽双侧扁桃体未见明显肿大。舌根部基本平整。下咽部右侧梨状窝可见菜花样肿物，病变向下未侵及食管入口，右侧环后区肿胀，可疑侵及。下咽后壁和左侧梨状窝未见明显侵及。病变向前侵及右侧披裂、右侧杓会厌皱襞及右侧室带，达右侧声带上表面。会厌基本完整，左半喉未见侵及。双侧声带表面尚完整，右侧声带固定，左侧声带活动正常（图 22-1）。

内镜诊断：下咽癌，已有病理。

2. 2014 年 5 月 13 日颈胸部 CT　检查所见：右侧梨状窝可见软组织肿物，最大截面约 3.8cm×3.0cm，不均匀强化，肿物侵犯右侧会厌披裂皱襞、咽后壁，部分达右侧环后区，向下侵犯右侧喉旁间隙（图 22-2），右侧真假声带增厚，喉室变浅；右侧甲状软骨见骨质破坏、骨密度不均匀增高。右侧颈中下深组、锁骨上区多个肿大淋巴结，大者约

1.1cm×1.7cm（图 22-3）。双侧肺气肿，余双肺未见明显结节。纵隔、肺门未见明确肿大淋巴结。

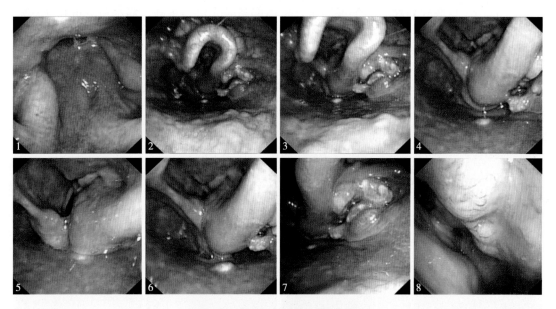

图 22-1　右侧梨状窝见菜花样肿物

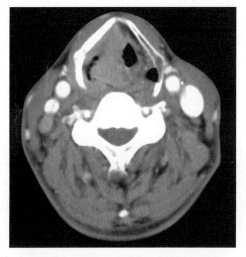

图 22-2　肿物侵犯右侧会厌披裂皱襞、咽后壁，部分达右侧环后区，向下侵犯右侧喉旁间隙

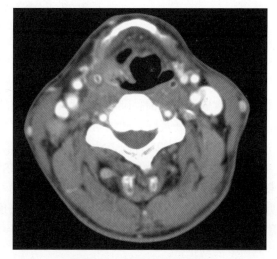

图 22-3　右侧颈中下深组、锁骨上区多个肿大淋巴结

影像学诊断：

（1）右侧下咽癌，侵犯范围如上述。

（2）右颈中下深组、锁骨上区多发淋巴结转移。

（3）双侧上颌窦炎症。

（4）肺气肿。

3. 2014年5月21日电子胃镜检查 内镜所见：右侧梨状窝隆起型肿物，反复观察食管入口未见明显异常，食管黏膜粗糙且碘染色后呈花斑样改变，食管胃交界线距门齿约为40cm。贲门、胃底及胃体未见明显异常，胃窦部黏膜充血、水肿，局部可见散在糜烂灶（活检2块），幽门充血、水肿（图22-4）。十二指肠球部黏膜充血、粗糙、糜烂，余所见十二指肠未见明显异常。

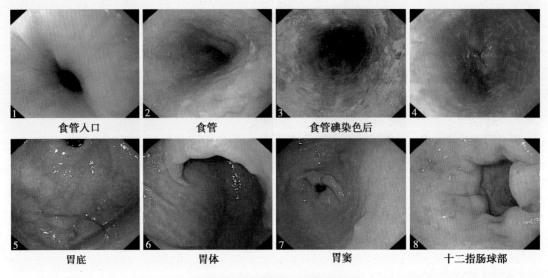

图 22-4 食管镜、胃镜检查

检查诊断：

（1）右侧梨状窝肿物，建议本院鼻咽喉镜检查。

（2）慢性胃炎，胃窦为著（性质待病理检查），Hp（＋）。

（3）食管黏膜粗糙且碘染色后呈花斑样改变，建议密切随诊。

（4）十二指肠炎症，建议对症治疗及治疗后复查。

4. 2014年5月25日内镜活检病理 （胃窦）胃黏膜组织呈慢性炎症。

5. 2014年7月16日电子鼻咽喉镜检查 内镜所见：鼻腔进镜顺利。鼻咽部表面光滑，未见明显异常。口咽双侧扁桃体未见明显肿大。舌根部基本平整。下咽部右侧梨状窝肿物明显消退，右梨状窝肿物变小，黏膜仍显厚（图22-5）。余下咽部基本平整，未见明显异常。喉部黏膜发黑，右侧喉部组织仍显厚。会厌和左侧喉部基本正常。右侧声带仍固定，左侧声带活动正常。

内镜诊断：下咽癌化疗后，右侧梨状窝肿物明显消退，右侧梨状窝肿物变小，黏膜仍显厚。

6. 2014年7月16日颈胸部CT "下咽恶性肿瘤2周期化疗后"复查，参阅2014年5月13日颈胸部CT扫描：右侧梨状窝可见软组织肿物，不均匀强化，肿物侵犯右侧会厌披裂皱襞、咽后壁，部分达右侧环后区，向下侵犯右侧喉旁间隙（图22-6），右侧真假声带增厚，喉室变浅；右侧甲状软骨见骨质破坏、骨密度不均匀增高，病变最厚处约1.3cm，较前减轻，病变部分好转。右侧颈中下深组（图22-7）、锁骨上区多发肿大淋巴结，部分较前减小，现大者短径约0.9cm。

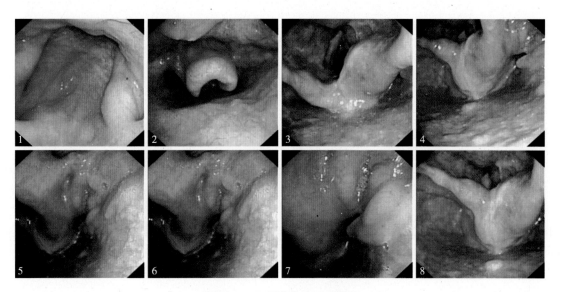

图 22-5　下咽癌化疗 2 周期后

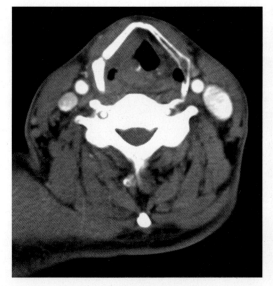

图 22-6　下咽肿物体积缩小

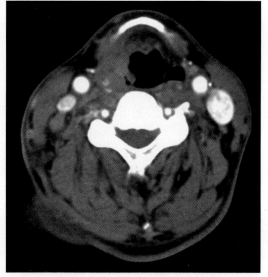

图 22-7　颈淋巴结部分缩小

7. 2014 年 7 月 28 日下咽部 MRI　"下咽癌 2 周期化疗后"复查，参阅 2014 年 7 月 16 日颈部 CT 图像：右侧梨状窝软组织肿物，增强扫描明显强化，侵犯右侧会厌披裂皱襞、咽后壁，部分达右侧环后区，向下侵犯右侧喉旁间隙（图 22-8），右侧真假声带增厚，喉室变浅，病变最厚处约 1.3cm，请随诊。右侧颈中下深组、锁骨上区多个肿大淋巴结，现大者短径约 1.2cm（图 22-9）。

8. 2014 年 9 月 19 日下咽部 MRI　"下咽癌 2 周期化疗后，同步放化疗中"，参阅 2014 年 7 月 28 日下咽部 MR 图像。

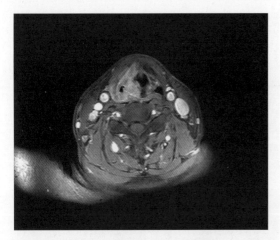

图 22-8　右侧梨状窝软组织肿物

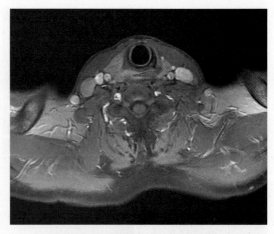

图 22-9　右侧颈中下深组、锁骨
上区多个肿大淋巴结

　　原右侧梨状窝肿物较前明显缩小，右侧会厌披裂皱襞、咽后壁及环后区仍有增厚（图 22-10），主要为放疗后改变，建议随诊。

　　右侧颈深中下组及左锁骨上区多发肿大淋巴结，较前缩小（图 22-11），原最大者现短径约 0.5cm。

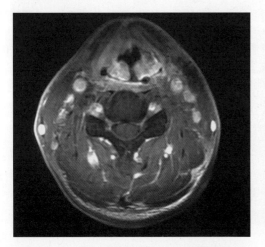

图 22-10　原右侧梨状窝肿物较前明显缩小

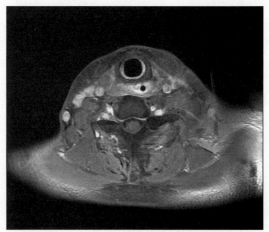

图 22-11　右侧颈深中下组及左锁骨上区
多发肿大淋巴结，较前缩小

　　9. 2014 年 9 月 22 日电子鼻咽喉镜检查　"下咽癌放化疗中"，左侧鼻腔置有胃管，右鼻腔进镜顺利。鼻咽部表面光滑，未见明显异常。口咽部基本平整，黏膜充血。下咽部右侧梨状窝肿物较化疗后进一步缩小，但右侧梨状窝内外侧壁仍显增厚，右侧披裂仍显肿胀。下咽及喉部可见假膜反应，右侧声带固定，左侧声带活动正常。（图 22-12）

　　内镜诊断：下咽癌化疗后放疗中，右侧梨状窝肿物较前有缩小，但未消退。

　　10. 2014 年 10 月 27 日下咽 MR 增强　"下咽癌放化疗后"复查，参阅 2014 年 9 月 19 日下咽部 MR 图像：原右侧梨状窝肿物，现未见明确显示，右侧会厌披裂皱襞、咽后壁及环后区增厚，考虑放疗后改变（图22-13），建议随诊。原右侧颈深中下组及左锁骨上区多发肿大淋巴结，较前缩小，现大者短径约0.5cm，请随诊（图22-14）。余双颈部多发小淋巴结，同前相仿。

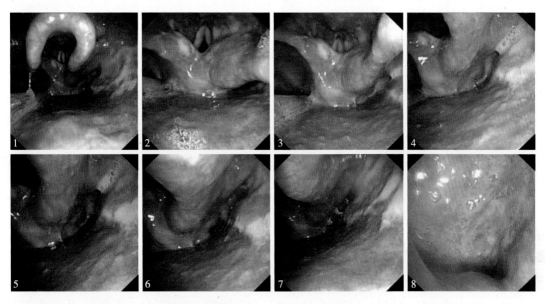

图22-12 下咽癌化疗后放疗中，右侧梨状窝肿物较前有缩小，但未消退

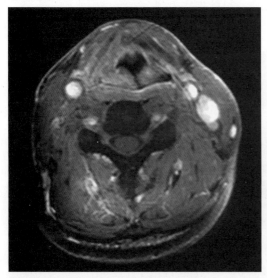

图22-13 原右侧梨状窝肿物，现未见明确显示

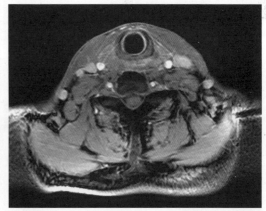

图22-14 原右侧颈深中下组及左锁骨上区
多发肿大淋巴结，较前缩小

11. 2014年10月28日电子鼻咽喉镜检查 "下咽癌放化疗后"，鼻腔进镜顺利。鼻咽部表面光滑，未见明显异常。口咽双侧扁桃体未见明显肿大。舌根部略显肿胀。下咽部右侧梨状窝肿物基本消退，表面变平，黏膜仍显水肿，右侧披裂和杓会厌皱襞仍显厚。余下咽部基本光滑，未见明显异常。喉部会厌完整，左侧披裂正常。右侧声带活动受限，左侧

声带活动尚可（图 22-15）。

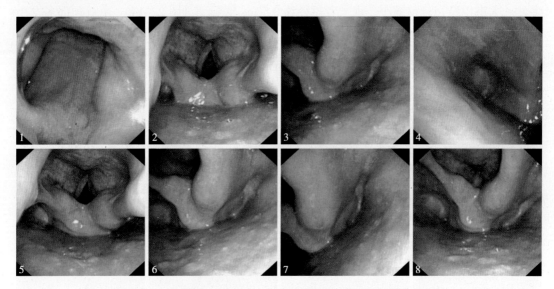

图 22-15　下咽癌放化疗后，下咽部右侧梨状窝表面较前明显变平

内镜诊断：下咽癌放化疗后，下咽部右侧梨状窝表面较前明显变平，黏膜仍显肿胀。

12. 2015 年 1 月 12 日电子鼻咽喉镜检查　"下咽癌放化疗后约 3 个月"，鼻腔进镜顺利。鼻咽部结构完整，黏膜光滑，未见明显异常。口咽部基本平整，双侧扁桃体未见明显肿大。下咽部右侧梨状窝基本平整，黏膜略充血，呈纤维化表现。喉部黏膜水肿，声带活动正常。（图 22-16）

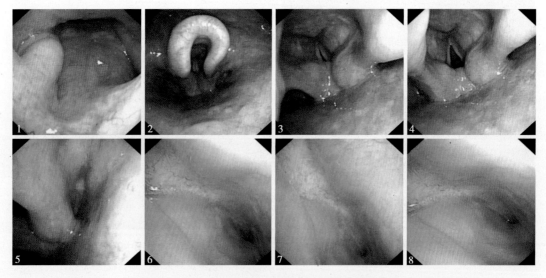

图 22-16　下咽癌放化疗后约 3 个月，下咽部右侧梨状窝基本平整，呈纤维化表现

内镜诊断：下咽癌放化疗后约 3 个月，下咽部右侧梨状窝基本平整，黏膜略充血，呈纤维化表现。

13. 2015 年 4 月 14 日电子鼻咽喉镜检查　"下咽癌放化疗后约半年"，鼻腔进镜顺利。鼻咽部结构完整，未见明显异常。口咽部基本平整，双侧扁桃体未见肿大。下咽部右侧梨状窝基本平整。喉部黏膜水肿，声带活动正常。（图 22-17）

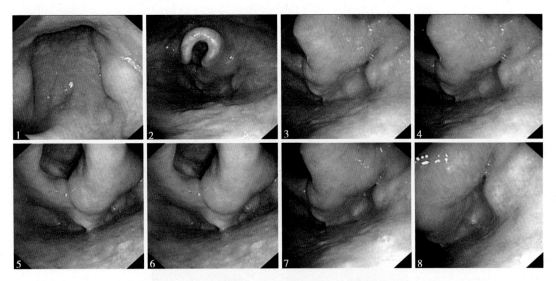

图 22-17　下咽癌放化疗后约半年，未见明显肿物

内镜诊断：下咽癌放化疗后约半年，局部未见明显异常。

14. 2015 年 7 月 13 日电子鼻咽喉镜检查　"下咽癌放化疗后约 9 个月"，鼻腔进镜顺利。鼻咽部结构完整，黏膜光滑，未见异常。口咽部基本平整，双侧扁桃体未见明显肿大。下咽部右侧梨状窝基本平整，黏膜略充血，余下咽部未见明显异常。喉部黏膜水肿，声带活动基本正常。

内镜诊断：下咽癌放化疗后约 9 个月，下咽癌放疗后，右侧梨状窝基本平整，未见肿瘤复发征象。

15. 2015 年 10 月 27 日电子鼻咽喉镜检查　"下咽癌放化疗后 1 年"，鼻腔进镜顺利。鼻咽部结构完整，未见明显异常。口咽双侧扁桃体未见明显肿大。舌根部基本平整。下咽部右侧梨状窝表面基本平整，未见明显肿瘤征象。喉部右侧披裂和杓会厌皱襞仍显厚，同前相仿。会厌和左侧喉部基本正常。双侧声带光滑，活动正常。

内镜诊断：下咽癌放化疗后 1 年，右侧梨状窝表面基本平整，未见明显肿瘤征象。右侧喉部仍显厚，同前相仿，注意随诊。

16. 2016 年 1 月 25 日电子鼻咽喉镜检查　"下咽癌放化疗后 1 年余"，鼻腔进镜顺利。鼻咽部结构完整，黏膜光滑，未见明显异常。口咽双侧扁桃体未见明显肿大。舌根部基本平整。下咽右侧梨状窝内侧壁上方接近咽会厌皱襞处增厚，黏膜充血明显（活检 3 块）。余下咽部基本平整。右半喉明显增厚，较前明显。左半喉基本正常。双侧声带活动未见明显受限。

内镜诊断：下咽癌放化疗后，右侧梨状窝较前增厚（性质待病理检查），可疑病变复发。

17. 2016 年 1 月 27 日内镜活检病理　"右梨状窝癌放化疗后 1 年余"（右梨状窝活检）

鳞状细胞癌。

18. 2016 年 1 月 26 日下咽 MRI　"右梨状窝癌放化疗后 1 年余"复查，参阅 2014 年
10 月 27 日下咽部 MR 图像

右侧梨状窝内侧壁偏上方可见结节状异常信号，最大横断面约为 1.5cm×1.8cm，T_2/FS
呈稍高信号，增强扫描呈中等度强化，贴邻右侧杓状会厌襞，双侧杓状会厌襞黏膜较前增
厚（图 22-18），以上请结合镜检。甲状软骨右旁软组织影较左侧饱满，请结合临床。双侧
颈深组可见多发小淋巴结，大者短径约 0.5cm，同前相仿，请随诊。

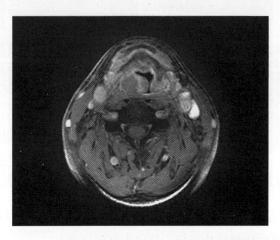

图 22-18　右侧梨状窝内侧壁偏上方可见结节状异常信号

19. 2016 年 2 月 14 日电子胃镜镜检查　食管黏膜略粗糙，碘染色后可见散在阳性灶
（于距门齿约为 30cm 9 点位处活检 1 块），食管胃交界线距门齿约为 40cm。贲门、胃底及
胃体黏膜粗糙且可见散在出血点。胃窦部黏膜充血、水肿、粗糙，幽门充血、水肿。所见
十二指肠未见明显异常。（图 22-19）

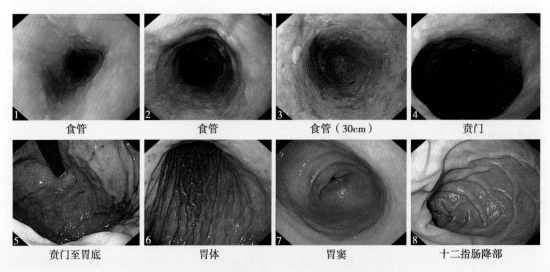

食管	食管	食管（30cm）	贲门
贲门至胃底	胃体	胃窦	十二指肠降部

图 22-19　食管黏膜略粗糙，碘染色后可见散在阳性灶

内镜诊断：下咽癌放化疗后 1 年余，考虑肿物复发治疗前检查。

（1）食管碘染色后散在阳性灶（性质待病理检查）。

（2）贲门、胃底及胃体黏膜粗糙且可见散在出血点，建议密切随诊，定期复查。

20. 2016 年 2 月 15 日活检病理　"下咽癌放化疗后"（食管 30cm）增生的鳞状上皮黏膜组织慢性炎症。

【入院诊断】

下咽癌右颈淋巴结转移放化疗后局部复发。

【治疗经过】

2016 年 2 月 19 日在全身麻醉下，做全喉、部分下咽、右叶甲状腺切除 + 右Ⅵ区清扫术。

手术过程：经口腔插管给予全麻，麻醉成功后常规术区消毒铺巾，取颈前 T 形切口切开皮肤、皮下及部分颈阔肌，切断舌骨上下肌群舌骨附着，去除舌骨，将带状肌连同皮肤和颈阔肌一并分离皮瓣，将左侧甲状软骨外软骨膜连同带状肌分离，切断甲状腺峡部，将左叶甲状腺向外侧分离，切断双侧下咽缩肌，游离右叶甲状腺，切断上下极血管，连同右气管食管淋巴脂肪组织一并分离；自会厌谷进口咽腔，切开双侧咽侧壁，见右梨状窝溃疡型肿瘤，侵及右半喉达甲状软骨外软骨膜，未侵及左半喉；切开右侧咽侧壁、环后及左梨状窝内侧壁；第三气管环横断气管，将全喉、部分下咽、右叶甲状腺及右气管食管沟淋巴脂肪组织一并切除，切取周边切缘，冰冻病理检查结果均为阴性后冲洗术腔，分层关闭术腔，置负压引流，气管造瘘，患者清醒后安返病房。

【术后处理】

1. 监测生命体征。
2. 观察伤口及引流情况。
3. 对症及支持治疗。
4. 气管造瘘口护理，保持气道通畅。
5. 持续胃肠减压，适时胃肠营养。
6. 预防使用抗生素，避免伤口感染。

【术后病理】

全喉及甲状腺右叶及右气管食管沟淋巴结：右梨状窝中分化鳞状细胞癌，可见脉管瘤栓及神经侵犯。肿瘤广泛累及右侧杓会皱襞，会厌软骨、甲状软骨、双侧声带肌、前联合下方软组织、左甲状软骨外软骨膜及横纹肌组织，未累及右侧甲状腺、左侧杓会皱襞。

声门下切缘冰冻病理检查：环后切缘、右咽后壁切缘、右咽侧壁切缘、右咽侧壁上切缘、舌根切缘：均未见癌。

右气管食管沟淋巴结未见转移癌（0/3）。

yrpTNM 分期：yrpT4aN0。

【术后随诊】

2017 年 2 月 9 日患者术后 1 年来复查，病人无明显不适，申请胃镜、颈胸部 CT 和甲状腺功能，均未检查。

【专家点评】

依据 AJCC 肿瘤分期第 8 版，患者初始临床分期应该是 T4aN2bM0，2018 年第 1 版 NCCN 指南推荐，对 T4a 任何 N 下咽癌患者，选择手术治疗，包括全喉全下咽切除、伴半侧或全甲状腺切除、同侧或双侧气管旁淋巴结清扫，和颈部淋巴结清扫，术后依据不同的不良因素，给予放疗和化疗。或选择诱导化疗，诱导化疗 2~3 周期后疗效评估决定是放疗还是手术。或选择同步放化疗，放疗达 50Gy 时，疗效评估决定继续同步放化疗还是手术治疗。或选择不同方式的临床试验。患者经头颈综合查房讨论，推荐诱导化疗，化疗 2 周期后，肿瘤消退明显，即推荐放疗，放疗 50Gy 时，肿瘤仍有残存，未完全消退，经头颈综合查房讨论，终止放疗，休息 1 个月后手术治疗。然而患者休息 1 个月后复查内镜和磁共振，肿瘤消退，再次经头颈综合查房讨论，建议停止手术，由于放疗停止时间较长，放疗剂量不能追加到根治量，只能选择随诊观察。放疗后 1 年 4 个月复查发现局部复发，即给予挽救性手术。中国医学科学院肿瘤医院分析了 464 例下咽鳞癌患者不同的治疗方案的疗效，术前放疗 + 手术组、手术 + 术后放疗组、单纯手术组、根治性放疗失败挽救性手术组及单纯放疗组 5 年生存率分别为 46.3%、49.2%、22.8%、40.8% 和 18.0%，从数字来看，放疗后复发挽救手术的生存率稍稍低于综合治疗，应该没有统计学差异。况且该患者复发后的再分期至多为 rT2N0M0，因此，患者有望获得满意的治疗效果。目前，国内外对下咽癌放疗后挽救手术的资料不多，主要原因是术后并发症多，表现为术后软组织坏死导致咽瘘，咽瘘进一步发展、软组织坏死扩大导致动脉出血。我们为避免术后软组织坏死，术中将带状肌连同颈阔肌、皮瓣，甚至甲状软骨外软骨膜一同分离，确保带状肌的血供，即使术后发生咽瘘，也不至于因带状肌的坏死扩大导致动脉出血。如果下咽癌放疗后复发，不仅局部复发，而区域淋巴结也出现复发，在条件允许的前提下，建议分期挽救手术，有望避免术后并发症的发生。

认真思考该患者的治疗经过，应该吸取两点经验教训：一是放疗 50Gy 时，影像和内镜评价尽管肿瘤未完全消失，但肿瘤缩小较明显，内镜下仅仅局部增厚，未见明确肿瘤组织，此时的头颈综合查房如果同意继续放疗至根治量，可能会获得理想的肿瘤控制。二是放疗后 1 个月复查时肿瘤消失，头颈综合查房讨论决定放弃原计划的手术治疗，给予观察；此时，如果按原计划进行手术治疗，有可能保留喉的功能，但术中如果切缘阳性，同样需要切除喉。这样看来，"放弃原计划的手术治疗，给予观察"的选择是合理的，至少患者的语言功能延长一年半。

因此，下咽癌的治疗不是一成不变的，放疗和手术的综合治疗是其主要方式，通过治疗中的疗效评价，选择有效的治疗手段，其目的是使功能保留最大化、生存时间理想化，以改善患者的生活质量，提高患者的生存时间。

（李春齐　李正江）

病例 23　下咽癌外院同步放化疗术后复发侵及食管入口

【病例简介】

患者男性，47 岁，汉族。因下咽癌外院同步放化疗后 9 个月，外院气管切开术后 20 天于 2013 年 9 月 2 日收住院。患者 2012 年 10 月出现咽部不适、吞咽不顺，经当地医院喉镜检查发现下咽后壁肿物，活检为"鳞癌"。2012 年 11 月 23 日至 2013 年 1 月 18 日予以根治性放疗，放疗剂量靶区 72Gy，高位淋巴引流区 60Gy，低位区 50Gy，同时给予 2 周期的 TP 化疗；放化疗后进食困难缓解，3 个月后再度出现进食困难，且进行性加重，复查未发现肿瘤复发，考虑放疗后水肿。2 周前突然出现呼吸困难，进行性加重，1 周前在当地医院行气管切开术，术后患者到本院就诊。门诊喉镜检查：右梨状窝内可见溃疡灶，表面坏死，活检发现鳞癌细胞，为进一步治疗收入我科。自发病以来，患者伴有声嘶，吞咽不适、偶有呛咳，目前体重无明显改变。既往体健；吸烟 15 年，每天约 20 支；频繁饮酒，每次约 4 两；否认家族有肿瘤、传染病、遗传病史。

【影像学及特殊检查】

1. 2013 年 8 月 9 日颈胸部 CT 检查

（1）双侧梨状窝及喉室未扩张；食管入口处右侧壁可疑稍增厚（图 23-1），下咽及喉腔未见明显异常强化，请结合内镜检查。双侧杓状会厌披裂皱襞对称性肿胀，考虑为治疗后改变，请随诊。

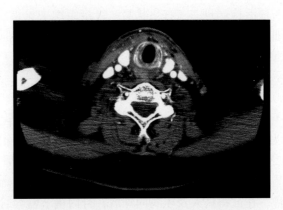

图 23-1　食管入口处右侧壁可疑稍增厚

（2）双颈部未见肿大淋巴结。

（3）颈部气管切开术后改变。

（4）右肺可见多发斑片影，边缘模糊，以中上叶为著，考虑为炎症，请随诊；左肺未见明确结节或实变。

（5）双侧肺门和纵隔未见明确肿大淋巴结。

2. 2013年8月9日电子鼻咽喉镜检查　检查所见：鼻腔进镜顺利。鼻咽部黏膜光滑，未见明显异常。口咽部基本平整，未见明显异常。下咽部无法充分张开，探入右侧梨状窝内部，右侧梨状窝内可见溃疡灶（图23-2），表面坏死明显（活检4块，难取到有效组织）。余下咽部基本平整。喉部黏膜水肿明显，表面尚光滑，声带活动尚可。

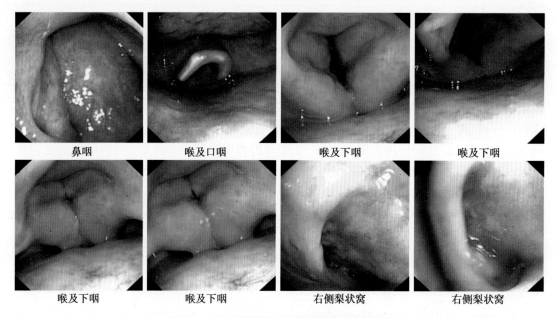

| 鼻咽 | 喉及口咽 | 喉及下咽 | 喉及下咽 |
| 喉及下咽 | 喉及下咽 | 右侧梨状窝 | 右侧梨状窝 |

图23-2　下咽癌放化疗后电子鼻咽喉镜检查

内镜诊断：下咽癌放化疗后，右侧梨状窝可见溃疡灶（性质待病理检查），放疗后改变，病变复发待除外。

3. 2013年8月13日活检病理　（右梨状窝）纤维组织中见退变异型细胞散在分布，伴较多急、慢性炎症细胞浸润，免疫组化提示为萎缩、变性的横纹肌组织及活化的成纤维细胞。

免疫组化结果显示：退变异型细胞呈 AE1/AE3（－），P63（－），Desmin（＋＋＋），CD68（＋＋＋），SMA（散在＋），CD34（－）。

4. 2013年8月14日电子胃镜检查　经鼻内镜检查示：下咽至食管入口可见溃疡性病变（下界距鼻孔约为21cm），病变溃疡底覆以白苔，溃疡堤表面黏膜粗糙、糜烂，病变处食管腔狭窄（图23-3），经鼻内镜通过困难，但尚可通过。食管胃交界线距鼻孔约为40cm。贲门、胃底及胃体未见明显异常，胃窦部黏膜充血、粗糙，幽门充血、水肿。所见十二指肠未见明显异常。在征得病人及家属同意后，行内镜下营养管置入，置入后患者无明显不适主诉。

内镜诊断：下咽癌放疗后。

（1）下咽至食管入口溃疡性病变，肿物复发？具体请结合临床。

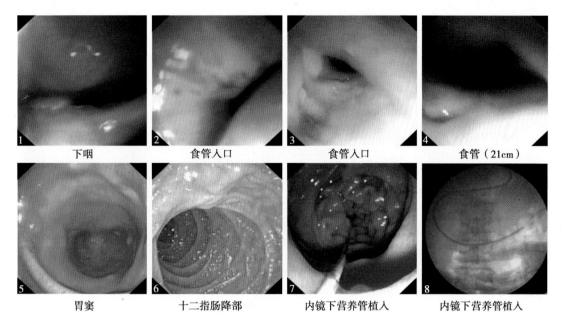

图 23-3　病变溃疡底覆以白苔、病变处食管腔狭窄

（2）内镜下营养管置入，必要时可考虑内镜下经皮胃造瘘。

5. 2013 年 8 月 23 日喉镜检查　鼻腔进镜顺利。鼻咽部黏膜光滑，未见明显异常。口咽部基本平整，未见明显异常。下咽部无法充分张开，探入右侧梨状窝内部，右侧梨状窝内可见溃疡灶，表面坏死明显（图 23-4）（活检 8 块，难取到有效组织），食管入口明显变窄，内镜无法探入。喉部黏膜水肿明显，表面尚光滑，声带活动尚可。

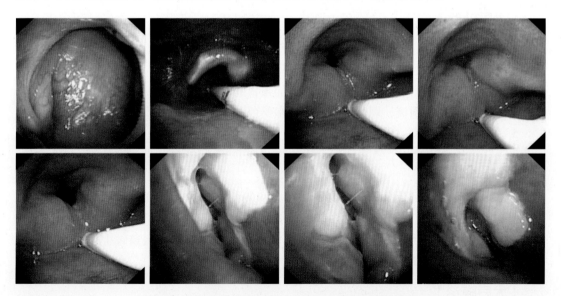

图 23-4　下咽癌放化疗后，右侧梨状窝可见溃疡型病变

内镜诊断：下咽癌放化疗后，右侧梨状窝可见溃疡型病变（性质待病理检查）。

6. 2013 年 8 月 26 日活检病理　（下咽）纤维组织中见分化差的鳞癌浸润，肿瘤退变不明显。

【入院诊断】

1. 下咽癌外院同步放化疗术后复发侵及食管入口。
2. 气管切开术后。

【治疗经过】

2013 年 9 月 6 日全麻下行全喉、全下咽、部分颈段食管、右叶甲状腺切除，游离空肠移植修复下咽和食管术，气管造瘘。

手术经过：经原气管切开插管给予全麻，麻醉成功后常规消毒铺巾，取颈前 T 形切口切开皮肤、皮下、颈阔肌，切断舌骨上下肌群，去除舌骨，切开颈白线，将右侧带状肌连同皮瓣一并向下向外翻起，切断甲状腺峡部，结扎切断右侧喉上血管、右侧甲状腺上下极血管，切断右侧下咽缩肌，游离右侧喉、右侧甲状腺和右侧气管食管沟淋巴脂肪组织；将左侧甲状腺自气管游离，连同左侧带状肌和左侧皮瓣一并向外翻起，结扎切断左侧喉上血管，切断左侧下咽缩肌，游离左侧喉；自气管切开下方横断气管；切开会厌谷进入咽腔，探查所见：肿瘤主要位于咽后壁、双侧梨状窝，侵及食管入口及椎前组织和右叶甲状腺，呈溃疡型。切开咽侧壁，距肿瘤 2.0cm 左右切开咽后壁、横断颈段食管，遂将全喉、全下咽、部分颈段食管、右叶甲状腺及右侧气管食管沟淋巴脂肪组织一并切除；创面彻底止血后将制备好的游离空肠移植颈部修复颈段食管和下咽的缺损，动脉选择左侧颈横动脉端端吻合，静脉选择颈内静脉端侧吻合。冲洗创面后置负压引流管，逐层关闭切口，气管造瘘，患者清醒后安全返回病房。

【术后处理】

1. 观察生命体征。
2. 气管造瘘口护理，保持气道通畅。
3. 保持胃肠减压，适时积极支持治疗，加强胃肠营养。
4. 保持颈部负压引流，观察引流液的量和颜色。
5. 静脉给予抗生素，预防感染。

【术后病理】

全喉、全下咽、部分食管、右侧甲状腺：双侧梨状窝可见残存的鳞状细胞癌，伴坏死，癌细胞明显退变，呈中度治疗后改变，肿瘤未累及左右声门、前联合及右侧甲状腺。舌根切缘、左梨状窝上切缘、右梨状窝上切缘、左食管下切缘、右食管下切缘、气管切缘、皮肤窦道处、（食管下切缘）均未见癌。

【术后随诊】

1. 2013 年 9 月 30 日电子胃镜检查　超细内镜检查示：口底 – 空肠吻合口距门齿约为 15cm，吻合口充血、水肿，吻合口处未见明显肿物及溃疡，吻合口略狭窄，超细内镜通过困难，但尚可通过。空肠 – 食管吻合口距门齿约为 20cm，吻合口充血、水肿，吻合口处未见明显肿物及溃疡，吻合口略狭窄，超细内镜通过困难，但尚可通过。食管及吻合口处可见胃管留置，全食管黏膜略粗糙，碘染色后食管未见明显碘染色阳性病灶。食管胃交界线距门齿约为40cm（图23-5）。贲门、胃底及胃体未见明显异常，胃窦部小弯侧可见片状糜烂灶（活检3块），幽门充血、水肿。所见十二指肠未见明显异常。

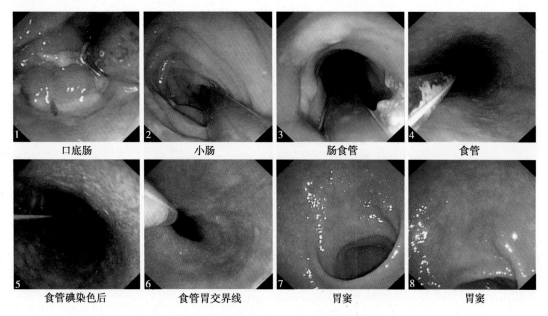

1 口底肠	2 小肠	3 肠食管	4 食管
5 食管碘染色后	6 食管胃交界线	7 胃窦	8 胃窦

图 23-5　全喉切除术后，小肠代食管术后 3 周

内镜诊断：全喉切除术后，小肠代食管术后。

（1）口底 - 空肠及空肠 - 食管吻合口黏膜充血、水肿，局部未见明显肿物及溃疡，建议密切随诊。

（2）胃窦部小弯侧糜烂灶（性质待病理检查）。

2. 2013 年 10 月 8 日活检病理　（胃窦小弯糜烂灶）胃窦黏膜内腺癌（Lauren 分型：肠型）。

3. 2013 年 11 月 11 日电子胃镜检查　检查所见：口底 - 空肠吻合口及空肠 - 食管吻合口距门齿分别约为15cm 及 20cm，吻合口充血、水肿、粗糙，吻合口处未见明显肿物及溃疡，吻合口略狭窄，内镜通过困难，但尚可通过。空肠代食管段未见明显异常。食管黏膜略粗糙，食管胃交界线距门齿约为40cm（图23-6）。贲门、胃底及胃体未见明显异常。胃窦小弯侧可见一表浅隆起型 + 表浅凹陷型病变，病变表面黏膜充血、粗糙、糜烂（向患者及其家属交代病情后，患者及其家属同意不取活检）。胃窦大弯侧可见一息肉样病变（活检 1 块）。余胃窦部黏膜充血、粗糙且可见散在糜烂灶（于胃窦小弯侧近胃角、胃窦小弯侧及幽门前区分别活检 1 块）。幽门充血、水肿。所见十二指肠未见明显异常。

内镜诊断：全喉切除术后，小肠代食管术后。

（1）胃窦表浅隆起型 + 表浅凹陷型病变，考虑为早期胃癌，建议本院超声内镜检查。

（2）口底 - 空肠及空肠 - 食管吻合口黏膜充血、水肿、粗糙，建议密切随诊、定期复查。

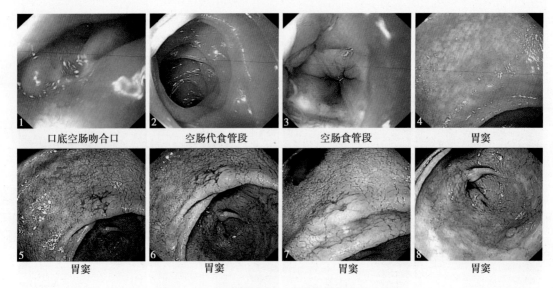

1 口底空肠吻合口	2 空肠代食管段	3 空肠食管段	4 胃窦
5 胃窦	6 胃窦	7 胃窦	8 胃窦

图 23-6　全喉切除术后，小肠代食管术后 2 个月

（3）胃窦大弯侧息肉样病变（性质待病理检查）。

（4）余胃窦部散在糜烂灶（性质待病理检查）。

4. 2013 年 11 月 13 日活检病理　胃窦近胃角、胃窦小弯、幽门前区、胃窦大弯：胃黏膜组织呈慢性炎症，伴轻度肠上皮化生及局灶腺体轻度不典型增生。

5. 2013 年 11 月 12 日超声内镜检查　检查所见：胃窦小弯侧可见一表浅隆起型 + 表浅凹陷型病变，病变表面黏膜充血、粗糙、糜烂。超声内镜检查示：病变处胃壁增厚，主要以胃壁黏膜层增厚为主，最厚处约为 2.9mm，部分层次病变与黏膜下层关系密切、分界欠清楚，病变处胃壁的其余各层尚清晰、连续、完整（图 23-7）。超声探测范围内未见明显肿大淋巴结。

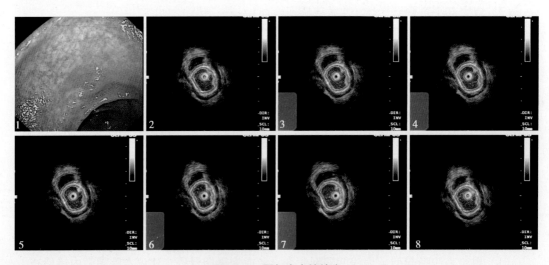

图 23-7　胃超声内镜检查

内镜诊断：胃窦表浅隆起型 + 表浅凹陷型病变，考虑为早期胃癌，病变主要位于胃壁

的黏膜层，警惕累及黏膜下层，建议做内镜下治疗。

6. 2013年11月8日腹部CT　"下咽癌外院同步放化疗后7月余，气管切开后1周"，同2013年8月9日颈胸部图像比较：

（1）气管切开术后改变。

（2）原右肺多发斑片影，现明显吸收，局部残存少许索条影，请随诊；右肺下叶散在小结节影；左肺下叶微小结节影，请随诊；余肺未见明确结节或实变。

（3）双侧肺门、纵隔未见明确肿大淋巴结。

（4）双侧胸腔、心包可见少量积液，较前吸收。

（5）胃充盈、扩张，胃窦局部未见明确肿物，浆膜面光整，请结合胃镜检查。

（6）右肾前唇小低密度影，边界欠清楚，考虑囊肿可能大，请随诊。肝脏、胆囊、胰腺、脾脏、左肾、双肾上腺未见异常。

（7）腹腔、腹膜后未见肿大淋巴结。未见腹水。

7. 2013年11月19日全麻下内镜黏膜剥离术　检查所见：胃窦小弯侧可见一表浅隆起型＋表浅凹陷型病变，病变表面黏膜充血、粗糙、糜烂（图23-8）。在向患者家属交代病情后，患者家属要求行内镜下治疗，行内镜黏膜下剥离术，治疗顺利，切除后应用热活检钳治疗切除后病变的基底，并喷洒止血药物，治疗后未见明显出血、穿孔等，治疗顺利结束。行内镜下胃管置入，胃管置入顺利。治疗结束后送病人安全返回病房。

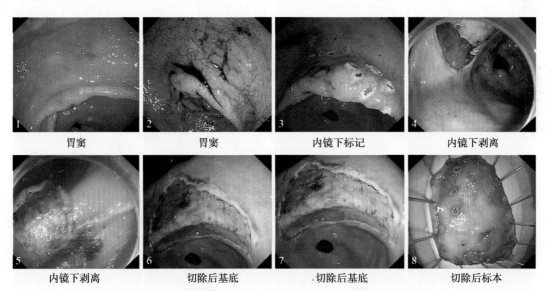

| 胃窦 | 胃窦 | 内镜下标记 | 内镜下剥离 |
| 内镜下剥离 | 切除后基底 | 切除后基底 | 切除后标本 |

图 23-8　早期胃癌（性质待病理检查），行内镜下病变切除

内镜诊断：

（1）早期胃癌（性质待病理检查），行内镜下病变切除。

（2）禁食水6天，卧床休息7天。

（3）密切观察病情，对症治疗。

（4）内镜下胃管置入。

（5）建议密切随诊，3个月后复查。

8. 2013 年 11 月 21 日内镜术后病理　（胃窦）胃窦表浅隆起 + 表浅凹陷型黏膜内高 – 中分化腺癌（Lauren 分型：肠型），侵达黏膜肌层，未见脉管瘤栓，周围胃黏膜组织呈慢性炎症，伴肠上皮化生及腺上皮轻 – 中度不典型增生，基底切缘及黏膜侧切缘未见不典型增生及癌。

9. 2014 年 10 月 22 日颈胸部 CT　"下咽癌外院同步放化疗后，本院全喉、部分食管切除及空肠代食管术后 1 年余"复查，参阅 2013 年 8 月 9 日术前颈部 CT 图像比较

（1）颈部术后改变，下咽、喉术后缺如，吻合口未见明显软组织增厚；术区左颈前可见多发淋巴结影，大者短径约 0.6cm，警惕转移，建议密切随诊。胸廓上口水平气管切开术后改变。

（2）右肺少许索条影，右肺下叶散在小斑片、类结节影，左肺下叶微小结节影，均同前相仿，请随诊；余肺未见明确结节或实变。

（3）余颈部、双侧肺门、纵隔未见明确肿大淋巴结。迷走右锁骨下动脉。

10. 2014 年 10 月 23 日颈部超声　左颈前、左中颈见多发淋巴结，大者约 1.1cm × 0.6cm，未见明确血流，余双颈、锁骨上未见明确肿大淋巴结。肝脏、胆囊未见明确占位。

11. 2014 年 10 月 28 日电子胃镜检查　口底 – 空肠吻合口距门齿约为 15cm，吻合口充血、水肿，吻合口处未见明显肿物及溃疡，吻合口略狭窄，超细内镜通过困难但尚可通过。空肠 – 食管吻合口距门齿约为 20cm，吻合口充血、水肿，吻合口处未见明显肿物及溃疡，吻合口略狭窄，超细内镜通过困难，但尚可通过。全食管黏膜略粗糙，碘染色后食管未见明显碘染色阳性病灶。食管胃交界线距门齿约为 40cm。贲门、胃底及胃体未见明显异常，胃窦部小弯侧可见瘢痕样改变，瘢痕表面黏膜尚完整，幽门充血、水肿（图 23–9）。所见十二指肠未见明显异常。

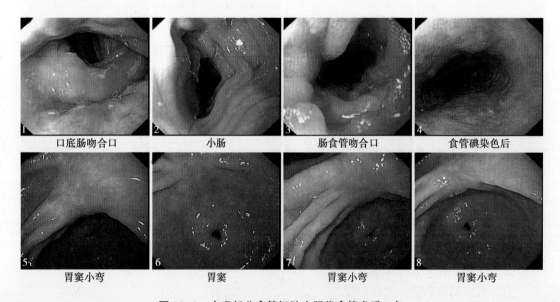

图 23–9　全喉部分食管切除空肠代食管术后 1 年

内镜诊断：全喉切除术后，小肠代食管术后，早期胃癌内镜下切除术后。

（1）口底 – 空肠及空肠 – 食管吻合口黏膜充血、水肿，局部未见明显肿物及溃疡，建议密切随诊。

（2）胃窦部小弯侧瘢痕，表面黏膜尚完整。建议密切随诊。

12. 2014 年 10 月 30 日门诊复诊，结合影像检查和内镜检查，建议患者继续随诊，左颈淋巴结由于较小，不能确诊转移，故给予观察。

13. 2015 年 11 月 12 日颈胸部 CT　"下咽癌同步放化疗后，全喉、全下咽、部分食管切除，空肠代食管和下咽术后 2 年余"复查，与 2014 年 10 月 22 日颈胸部 CT 图像比较

（1）颈部术后改变，下咽、喉术后缺如，吻合口未见明显软组织肿物；术区左颈前可见多发淋巴结影，部分较前增大，大者短径约 1.1cm，警惕转移（图 23-10），建议密切随诊。胸廓上口水平气管切开术后改变。

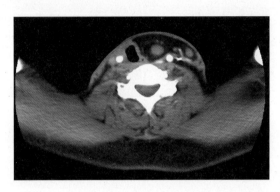

图 23-10　术区左颈前可见多发淋巴结影，部分较前增大

（2）右肺下叶基底段及左肺多发小结节，右肺中叶少许索条、斑片影，均同前相仿；余肺未见明确结节或实变。

（3）余颈部、双侧肺门、纵隔未见明确肿大淋巴结。迷走右锁骨下动脉。

14. 2015 年 11 月 24 日腹部 + 盆腔 CT　"下咽癌外院同步放化疗后"复查，本院首次盆腔 CT 扫描，与 2013 年 11 月 8 日腹部 CT 图像比较：

（1）胃底、胃体部近端胃壁增厚，浆膜面清晰，建议结合胃镜检查资料。

（2）右肾小囊肿，右肾小结石，均同前。胆囊内见斑片状稍高密度影，建议超声检查。余肝脏、胆囊、胰腺、脾脏、左肾、双肾上腺、膀胱、前列腺、精囊未见明确肿物。

（3）腹部和盆腔未见明确肿大淋巴结。

（4）腹部和盆腔无积液。

15. 2015 年 11 月 16 日电子胃镜检查　口底 – 空肠吻合口距门齿约为 15cm，吻合口充血、水肿，吻合口处未见明显肿物及溃疡，吻合口肿胀、略狭窄，但内镜通过尚可。空肠代食管段黏膜充血、水肿。空肠 – 食管吻合口距门齿约为 20cm，吻合口局部黏膜充血、粗糙，吻合口无明显狭窄，内镜可顺利通过。全食管黏膜略粗糙，碘染色后呈花斑样改变，以距门齿约为 20~22cm 3~7 点位、25cm 4 点位、35cm 2~3 点位及 36~38cm 1~4 点位为著（分别活检 1 块）。食管胃交界线距门齿约为 40cm。贲门及胃底未见明显异常（图 23-11）。胃体下部小弯侧可见一糜烂灶（距门齿约为 52~55cm，活检 4 块）。胃窦小弯侧局部呈瘢痕样改变，瘢痕表面黏膜略粗糙但尚完整，瘢痕处未见明显肿物及溃疡等。余

胃窦部黏膜充血、粗糙且可见散在糜烂灶（于胃窦后壁活检 1 块）。幽门充血、水肿。所见十二指肠未见明显异常。

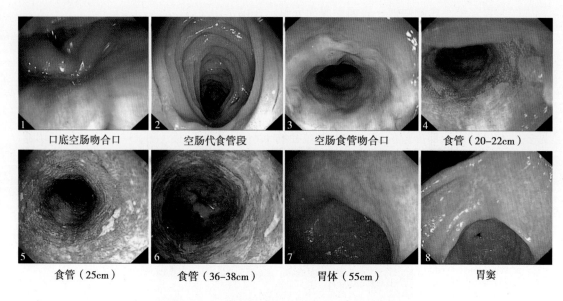

口底空肠吻合口	空肠代食管段	空肠食管吻合口	食管（20~22cm）
食管（25cm）	食管（36~38cm）	胃体（55cm）	胃窦

图 23-11　全喉部分食管切除空肠代食管术后 2 年

内镜诊断：下咽癌放化疗后、术后 2 年 2 个月，早期胃癌内镜下切除术后 2 年。

（1）口底 – 空肠吻合口及空肠 – 食管吻合口黏膜充血、粗糙，建议密切随诊、定期复查。

（2）胃窦小弯局部呈瘢痕样改变，考虑为治疗后改变，建议密切随诊、定期复查。

（3）全食管碘染色后呈花斑样改变，以距门齿约为 20~22cm、25cm、35cm 及 36~38cm 为著（性质待病理检查）。

（4）胃体小弯侧糜烂灶（性质待病理检查，距门齿约为 52~55cm）。

（5）慢性萎缩性胃炎伴糜烂（性质待病理检查），以胃窦为著。Hp（ – ）。

16. 2015 年 11 月 18 日活检病理

（1）（胃体 52~55cm）胃黏膜组织内见异型细胞浸润，考虑为低分化腺癌，部分呈印戒细胞癌，建议行免疫组化检测以进一步确诊。

（2）（胃窦）胃黏膜组织呈轻度慢性炎症，伴肠化。

（3）（食管 36~38cm）轻度增生的鳞状上皮黏膜组织。

（4）（食管 35cm）鳞状上皮黏膜组织，局灶轻度不典型增生及腺体鳞化。

（5）（食管 25cm）轻度增生的鳞状上皮黏膜组织。

（6）（食管 20~22cm）鳞状上皮黏膜组织呈轻度不典型增生。

17. 2015 年 11 月 24 日电子胃镜检查　内镜所见：口底 – 空肠吻合口距门齿约为 15cm，吻合口充血、水肿，吻合口处未见明显肿物及溃疡，吻合口肿胀、略狭窄，但内镜通过尚可。空肠代食管段黏膜充血、水肿。空肠 – 食管吻合口距门齿约为 20cm，吻合口局部黏膜充血、粗糙，吻合口无明显狭窄，内镜可顺利通过。全食管黏膜略粗糙。食管胃交界线距门齿约为 40cm。贲门及胃底未见明显异常。胃体下部小弯侧偏后壁可见一浅

表隆起 + 浅表凹陷型病变（距门齿约为 52~55cm），病变表面黏膜充血、粗糙、糜烂。胃窦小弯侧局部呈瘢痕样改变，瘢痕表面黏膜略粗糙但尚完整，瘢痕处未见明显肿物及溃疡等。余胃窦部黏膜充血、粗糙且可见散在糜烂灶。幽门充血、水肿（图 23-12）。所见十二指肠未见明显异常。

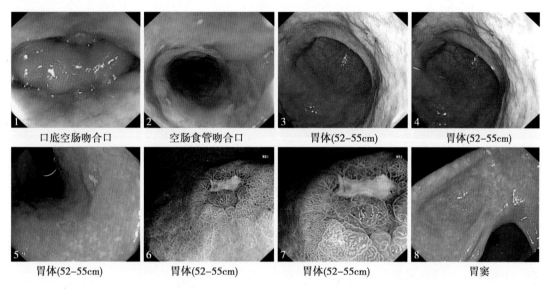

图 23-12　胃体浅表隆起 + 浅表凹陷型病变，考虑为早期胃癌

内镜诊断：下咽癌放化疗后、术后 2 年 2 个月，早期胃癌内镜下切除术后 2 年。

（1）胃体浅表隆起 + 浅表凹陷型病变（距门齿约为 52~55cm），考虑为早期胃癌，建议本院超声内镜检查。

（2）口底 - 空肠吻合口及空肠 - 食管吻合口黏膜充血、粗糙，建议密切随诊、定期复查。

（3）胃窦小弯局部呈瘢痕样改变，考虑为治疗后改变，建议密切随诊、定期复查。

（4）全食管黏膜粗糙，建议密切随诊、定期复查。

（5）慢性萎缩性胃炎伴糜烂，以胃窦为著。

18. 2015 年 11 月 24 日电子超声内镜　内镜所见：胃体下部小弯侧偏后壁可见一浅表隆起 + 浅表凹陷型病变（距门齿约为 52~55cm），病变表面黏膜充血、粗糙、糜烂。超声内镜检查示：病变处胃壁增厚，主要以胃壁黏膜层增厚为主，最厚处约为 3.6mm，部分层次病变与胃壁的黏膜下层关系密切、分界欠清楚，病变处胃壁的固有肌层及浆膜层尚清晰、连续、完整（图 23-13）。超声探测范围内未见明显肿大淋巴结。

内镜诊断：下咽癌放化疗后、术后 2 年 2 个月，早期胃癌内镜下切除术后 2 年。

胃体浅表隆起 + 浅表凹陷型病变（距门齿约为 52~55cm），考虑为早期胃癌，病变主要位于胃壁的黏膜层，警惕累及黏膜下层，可考虑行内镜下治疗。

19. 2015 年 11 月 26 日门诊复诊，结合 CT 和胃镜检查均未见颈部吻合口肿瘤复发，但 CT 显示术左颈前可见多发淋巴结影，部分较前增大，大者短径约 1.1cm，警惕转移，建议患者穿刺细胞学检查，患者拒绝穿刺要求观察。

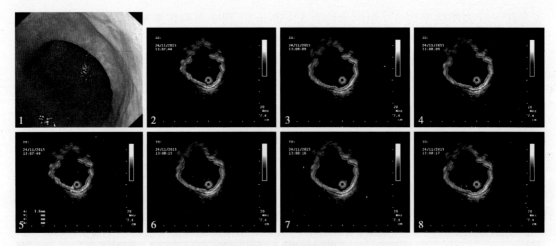

图 23-13　超声内镜检查

20. 2016 年 1 月 9 日全麻下内镜黏膜剥离术（ESD）　检查所见：胃体下部小弯侧偏后壁可见一浅表隆起 + 浅表凹陷型病变（距门齿约为 53~55cm），病变表面黏膜充血、粗糙、糜烂。在向患者家属交代病情后，患者家属要求行内镜下治疗，行内镜黏膜下剥离术，治疗顺利，切除后应用热活检钳治疗切除后病变的基底（图 23-14），并喷洒止血药物，治疗后未见明显出血、穿孔等，治疗顺利结束。行内镜下胃管置入，胃管置入顺利。治疗结束后病人安全返回病房。

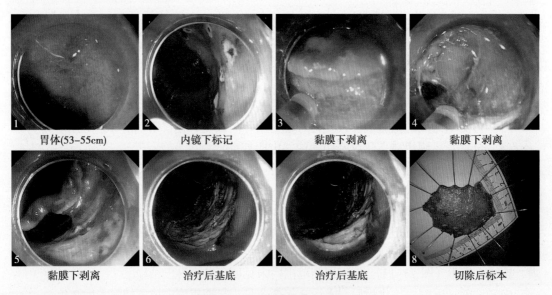

| 胃体(53~55cm) | 内镜下标记 | 黏膜下剥离 | 黏膜下剥离 |
| 黏膜下剥离 | 治疗后基底 | 治疗后基底 | 切除后标本 |

图 23-14　行内镜黏膜下剥离术

内镜诊断：下咽癌放化疗后、术后 2 年 2 个月，早期胃癌内镜下切除术后 2 年。

（1）胃体浅表隆起 + 浅表凹陷型病变（性质待病理检查，距门齿约为 53~55cm），行内镜黏膜下剥离术（ESD）。

（2）建议卧床休息 5 天，禁食水 4 天。

（3）建议密切观察病情，对症治疗。

（4）内镜下胃管置入。

（5）建议密切随诊，3 个月后复查。

21. 2016 年 1 月 22 日内镜术后病理　（胃体下部小弯侧后壁）胃早期表浅凹陷型印戒细胞（Lauren 分型：弥漫型），侵达黏膜肌层，未见脉管瘤栓及神经侵犯，周围胃黏膜呈重度慢性萎缩性炎症，伴重度肠上皮化生。部分黏膜侧切缘可见肠上皮化生，黏膜侧切缘及基底切缘未见癌。

pTNM 分期：pT1a。

免疫组化结果显示：EGFR（++），HER（+），MLH1（+），MSH2（+），MSH6（+），PMS2（+），c-MET（++）。

22. 2016 年 6 月 15 日颈胸部 CT　"下咽癌同步放化疗后，全喉、全下咽、部分食管切除，空肠代食管和下咽术后 2 年余"复查，与 2015 年 11 月 12 日颈胸部 CT 比较

（1）颈部术后改变，下咽、喉术后缺如，吻合口未见明显软组织肿物。

（2）术区左颈前可见多发肿大淋巴结，同前相仿，大者短径约 1cm，需警惕转移（图 23-15）。余颈部、双肺门及纵隔未见肿大淋巴结。迷走右锁骨下动脉。胸廓上口水平气管切开术后改变。

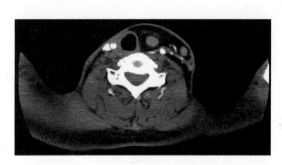

图 23-15　术区左颈前可见多发肿大淋巴结

（3）双肺见散在小结节及类结节影，双肺见少许索条及斑片影，双侧后胸膜略增厚，均同前相仿，请随诊。

23. 2016 年 6 月 16 日电子胃镜检查　内镜所见：口底空肠吻合口距门齿约为 15cm，吻合口充血、水肿，吻合口处未见明显肿物及溃疡，吻合口肿胀、略狭窄，但内镜通过尚可。空肠代食管段黏膜充血、水肿。空肠 - 食管吻合口距门齿约为 20cm，吻合口局部黏膜充血、粗糙，吻合口无明显狭窄，内镜可顺利通过。全食管黏膜略粗糙，碘染色后呈花斑样改变，以距门齿约为 23cm 6 点位及 4 点位、28cm 6 点位、35cm 7 点位、36cm 6 点位及 39cm 7 点位为著（分别活检 1 块）。食管胃交界线距门齿约为 42cm。贲门及胃底未见明显异常。胃体下部小弯侧局部黏膜呈瘢痕样改变，瘢痕表面黏膜略粗糙但尚完整，瘢痕处未见明显肿物及溃疡等。胃窦小弯侧局部黏膜呈瘢痕样改变，瘢痕表面黏膜略粗糙但尚完整，瘢痕处未见明显肿物及溃疡等。余胃窦部黏膜充血、粗糙且可见散在糜烂灶（于胃窦后壁近幽门及胃窦前壁近幽门分别活检 1 块）。幽门充血、水肿（图 23-16）。所见十二指肠未见明显异常。

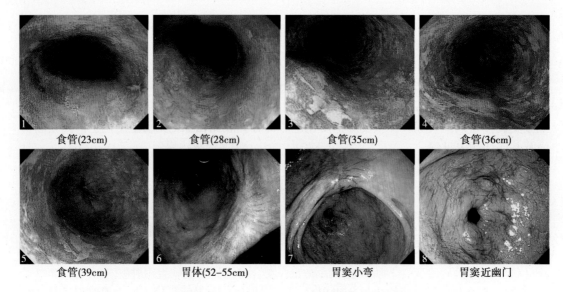

食管(23cm)   食管(28cm)   食管(35cm)   食管(36cm)

食管(39cm)   胃体(52~55cm)   胃窦小弯   胃窦近幽门

图 23-16 下咽癌放化疗后、术后 3 年，早期胃窦癌内镜下切除术后 2 年余

内镜诊断：下咽癌放化疗后、术后 3 年，早期胃窦癌内镜下切除术后 2 年余，早期胃体癌内镜下治疗后半年。

（1）口底–空肠吻合口及空肠–食管吻合口黏膜充血、粗糙，建议密切随诊、定期复查。

（2）胃体小弯及胃窦小弯局部呈瘢痕样改变，考虑为治疗后改变，建议密切随诊、定期复查。

（3）全食管碘染色后呈花斑样改变（性质待病理检查）。

24. 2016 年 6 月 20 日内镜活检病理

（1）（胃窦前壁近幽门）胃黏膜组织呈慢性炎症。

（2）（胃窦后壁近幽门）胃黏膜组织呈慢性炎症伴伴肠上皮化生。

（3）（食管 39cm）（食管 36cm）（食管 35cm）（食管 28cm）（食管 23cm 6 点位）（食管 23cm 4 点位）鳞状上皮黏膜组织慢性炎症。

25. 2016 年 6 月 23 日门诊复诊 结合 CT 和胃镜检查均未见颈部吻合口肿瘤复发，但 CT 仍显示术区左颈前可见多发肿大淋巴结，同前相仿，大者短径约 1cm，需警惕转移。综合复阅 2014 年 10 月 22 日、2015 年 11 月 12 日和 2016 年 6 月 15 日 3 次 CT 检查，结合临床，考虑术区左颈前淋巴结为肠系膜淋巴结，建议患者不需处理，动态观察即可。

26. 2017 年 3 月 20 日颈胸部 CT "下咽癌同步放化疗后，全喉、全下咽、部分食管切除，空肠代食管和下咽术后"复查，与 2016 年 6 月 15 日颈胸部 CT 比较。

（1）颈部术后改变，下咽、喉术后缺如，吻合口未见明显软组织肿物。

（2）术区左颈前可见多发肿大淋巴结，部分略缩小，数量基本同前相仿，大者约 0.9cm×1.1cm（图 23-17）。余颈部、双肺门及纵隔未见肿大淋巴结。迷走右锁骨下动脉。胸廓上口水平气管切开术后改变。

（3）双肺见散在小结节及类结节影，双肺见少许索条及斑片影，双侧后胸膜略增厚，均同前相仿，请随诊。

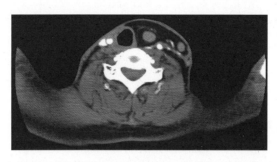

图 23-17　术区左颈前可见多发肿大淋巴结，部分略缩小

27. 2017 年 3 月 23 日电子胃镜检查　内镜所见：口底空肠吻合口距门齿约为 15cm，吻合口充血、水肿，吻合口处未见明显肿物及溃疡，吻合口肿胀、略狭窄，但内镜通过尚可。空肠代食管段黏膜充血、水肿。空肠食管吻合口距门齿约为 20cm，吻合口局部黏膜充血、粗糙，吻合口无明显狭窄，内镜可顺利通过。全食管黏膜略粗糙，碘染色后呈花斑样改变，以距门齿约为 23cm 3 点位、30cm 5 点位为著（分别活检 1 块）。食管胃交界线距门齿约为 42cm。贲门及胃底未见明显异常。胃体下部小弯侧局部黏膜呈瘢痕样改变，瘢痕表面黏膜略粗糙但尚完整，瘢痕处未见明显肿物及溃疡等。胃窦小弯侧局部黏膜呈瘢痕样改变，瘢痕表面黏膜略粗糙但尚完整，瘢痕处未见明显肿物及溃疡等。余胃窦部黏膜充血、粗糙且可见散在糜烂灶（于胃窦小弯及胃窦大弯分别活检 1 块）。幽门充血、水肿（图 23-18）。所见十二指肠未见明显异常。

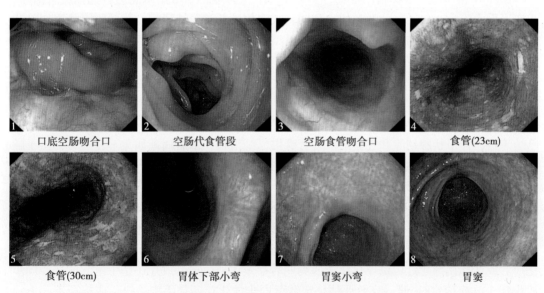

图 23-18　下咽癌放化疗后、术后，早期胃窦癌内镜下切除术后 3 年 4 个月，早期胃体癌内镜下治疗后 1 年 2 个月

内镜诊断：下咽癌放化疗后、术后，早期胃窦癌内镜下切除术后 3 年 4 个月，早期胃体癌内镜下治疗后 1 年 2 个月。

（1）口底 - 空肠吻合口及空肠 - 食管吻合口黏膜充血、粗糙，建议密切随诊、定期复查。

（2）胃体下部小弯及胃窦小弯局部呈瘢痕样改变，考虑为术后改变，建议密切随诊、定期复查。

（3）食管碘染色后呈花斑样改变（性质待病理检查），必要时可考虑内镜下射频消融治疗。

（4）胃窦散在糜烂灶（性质待病理检查），Hp（－）。

28. 2017年3月27日内镜活检病理

（1）（胃窦大弯）胃黏膜组织呈慢性非萎缩性炎症。

（2）（胃窦小弯）胃黏膜组织呈慢性萎缩性炎症，伴肠上皮化生。

（3）（食管30cm）（食管23cm）鳞状上皮黏膜呈慢性炎症。

【专家点评】

下咽部恶性肿瘤占全身恶性肿瘤的0.15%~0.24%，占头颈部恶性肿瘤的2%。绝大多数（95%）为鳞状细胞癌，下咽癌多发生于梨状窝，下咽后壁次之，环后区最少。因下咽位置特殊，部位隐蔽，下咽癌早期缺乏特异性，早期病例少，80%的患者就诊时已属Ⅲ、Ⅳ期病变；其病理易呈现出黏膜下播散、易发生局部淋巴结转移的特点。

下咽癌的诊断主要依据内镜检查和影像学检查，病理检查是确诊依据。制订准确和有效的治疗方案，有赖于治疗前对患者状况和肿瘤情况进行全面细致的综合评估。多学科综合治疗团队（multiple disciplinary team，MDT）进行全面评估是未来的趋势。

2018年第1版NCCN指南推荐，多数T1N0、选择性T2N0下咽癌患者选择放射治疗；或选择手术治疗，包括部分喉咽切除和同侧或双侧颈部淋巴结清扫、伴同侧甲状腺切除和气管前、气管旁淋巴结清扫，术后病理如无不良因素，给予随诊；术后病理如果出现转移淋巴结被膜外侵犯、切缘不净、pT3或pT4、N2或N3、周围神经侵犯和脉管瘤栓形成等不良因素，能获得安全切缘者，应给予再次手术，否则，应给予化疗和放射治疗。或选择不同方式的临床试验。T2~3任何N和T1N+下咽癌患者，选择诱导化疗，化疗2~3个周期后，疗效评估决定是放疗还是手术。或选择手术治疗，包括部分或全喉咽切除加颈部淋巴结清扫，伴甲状腺切除和气管前、气管旁淋巴结清扫，术后病理如无不良因素，给予随诊；术后病理如果出现转移淋巴结被膜外侵犯、切缘不净、pT3或pT4、N2或N3、周围神经侵犯和脉管瘤栓形成等不良因素，应给予化疗和放射治疗。或选择同步放化疗，放疗达50Gy时，疗效评估决定继续同步放化疗还是手术治疗。或选择不同方式的临床试验。T4a任何N下咽癌患者，选择手术治疗，包括全喉全下咽切除和颈部淋巴结清扫，伴半侧或全甲状腺切除、同侧或双侧气管旁淋巴结清扫，术后依据不同的不良因素，给予放疗和化疗。或选择诱导化疗，诱导化疗2~3周期后疗效评估决定是放疗还是手术。或选择同步放化疗，放疗达50Gy时，疗效评估决定继续同步放化疗还是手术治疗。或选择不同方式的临床试验。

由此可见，下咽癌的治疗是合理地应用手术、放疗和化疗，多学科共同参与，依据患者的病情制订个体化的治疗方案，以期获得最大程度的治愈，尽可能保留咽、喉等功能，提高患者术后生活质量。中国医学科学院肿瘤医院分析了464例下咽鳞癌不同治疗方案的临床资料，结果显示：总的5年生存率为34.2%，其中术前放疗＋手术组、手术＋术后放疗组、单纯手术组、根治性放疗失败挽救性手术组及单纯放疗组5年生存率分别为46.3%、

49.2%、22.8%、40.8% 和 18.0%，由此看来，下咽癌的治疗方案可选择放疗和手术的综合治疗。

该患者治疗前内镜检查，肿瘤位于下咽后壁，且出现吞咽不顺，说明肿瘤至少侵及食管入口，所以临床分期至少为 T4a，因此，选择同步放化疗，疗效显著，治疗后肿瘤消失，但 9 个月后出现呼吸困难，内镜两次检查后证实局部复发，且侵及食管入口，胃镜检查贲门、胃底及胃体未见明显异常，胃窦部黏膜充血、粗糙、幽门充血、水肿，未见溃疡和肿物。所以头颈综合查房讨论，选择手术挽救，全麻下行全喉、全下咽、部分颈段食管、右叶甲状腺切除，游离空肠移植修复下咽和食管术，气管造瘘。由于下咽癌发病的特殊性，常常合并食管及其他消化器官的肿瘤，所以要求下咽癌患者常规内镜检查，以排除其他消化器官的肿瘤。该患者如果手术前内镜检查食管有肿瘤，可能要选择胃代食管下咽术，恰恰手术前内镜检查食管正常，选择空肠代食管下咽，而术后 3 周复诊修复的空肠时发现胃窦部小弯侧可见片状糜烂灶，活检病理为胃窦黏膜内腺癌（Lauren 分型：肠型），经超声内镜排除深部浸润后给予内镜下黏膜剥离术。术后 2 年内镜检查发现全食管黏膜略粗糙，碘染色后呈花斑样改变，以距门齿约为 20~22cm 3~7 点位、25cm 4 点位、35cm 2~3 点位及 36~38cm 1~4 点位为著（分别活检 1 块）；胃体下部小弯侧可见一糜烂灶（距门齿约为 52~55cm，活检 4 块）。胃窦小弯侧局部呈瘢痕样改变，瘢痕表面黏膜略粗糙但尚完整，瘢痕处未见明显肿物及溃疡等。活检病理为胃黏膜组织内见异型细胞浸润，考虑为低分化腺癌，部分呈印戒细胞癌，建议行免疫组化检测进一步确诊，其余为不同程度的不典型增生。经超声内镜检查排除深部浸润后行内镜下胃体下部小弯侧病灶黏膜剥离术。在随后内镜检查中食管和胃均有不同程度的炎性反应，建议该类患者每年 2 次内镜检查，以便早期发现病灶，积极采取治疗。

下咽颈段食管全周性缺损的修复，长期以来被认为是头颈外科医生最具有挑战性的手术之一，常用的修复方法有：

（1）胸大肌肌皮瓣：可采用咽后壁植皮如裂层皮片或人工皮片，或旷置，胸大肌卷成半管状修复咽侧壁和前壁。

（2）胃上提咽胃吻合术：不开胸施行食管内翻拔脱切除，将胃游离后从后纵隔引至颈部，实行咽胃吻合。近年来多将胃体裁剪为"管状胃"与口咽吻合，减少了胃酸分泌和胸胃潴留问题。

（3）游离空肠移植术：与胃上提咽胃吻合术相比，由于手术不涉及纵隔及其大血管，放疗失败后挽救手术死亡率很低，术后消化功能更接近生理状态，唯一的限制在于如果颈段食管缺损较长，下切缘到达胸骨柄以下在颈部不易吻合。

（4）游离股前外侧皮瓣移植术：优点是术后放疗可以达到根治量，同时术后食管发音较腹腔脏器（胃和空肠等）替代质量好，但是吻合口瘘发生率较高（13%）。

（5）锁骨上岛状皮瓣：锁骨上岛状皮瓣可以卷成管状修复全周缺损，在一定程度上可以替代游离空肠。修复后的皮瓣较空肠耐受放疗剂量高，其次由于放疗后复发的患者肩部供区一般不在照射野内，同样可以采用该皮瓣进行放疗失败后的挽救手术修复。

由此可见，目前可供下咽缺损修复的组织瓣种类较多，术者可采用适合当地医院和医师的修复方法。在这些修复措施中，唯空肠与咽部和食管黏膜组织相容性最好。我们比较了 125 例下咽环周缺损的两种主要重建方法，即游离空肠移植术和胃上提咽胃吻合术的优缺点，选择游离空肠术的患者手术死亡率、外科并发症均明显低于咽胃吻合术的患者，游离空肠组生活质量明显好于咽胃吻合组的患者，因此，我们建议下咽环周缺损重建首选游离空肠移植术。徐伟等总结 103 例下咽颈段食管癌环周切除行游离空肠移植修复的临床资料，同样得出游离空肠移植修复下咽颈段食管环周缺损疗效肯定，多学科合作可显著提高游离空肠移植的成功率，可作为下咽颈段食管癌行环周切除后的首选修复方法。

空肠移植时常常将空肠肠系膜内的淋巴结移植到颈部，如果术中能发现，最好予以剔除。如果没有剔除，或者剔除不彻底，在术后复查中术区发现肿大淋巴结，影像检查易误诊为转移淋巴结，应给予患者充分解释，必要时穿刺活检排除转移。该患者术后一年复查 CT 检查发现术区左颈前可见多发淋巴结影，大者短径约 0.6cm，警惕转移。术后 2 年复查 CT 检查发现术区左颈前可见多发淋巴结影，部分较前增大，大者短径约 1.1cm，警惕转移。患者拒绝穿刺活检，给予观察。半年后复查 CT 检查发现术区左颈前可见多发肿大淋巴结，同前相仿，大者短径约 1cm，需警惕转移。当时结合手术，临床考虑肠系膜淋巴结可能性大，排除淋巴结转移。半年 CT 检查发现术区左颈前可见多发肿大淋巴结，部分略缩小，数量基本同前相仿，大者约 0.9cm×1.1cm。进一步验证临床诊断。因此，空肠修复的患者，术后如果出现术区淋巴结肿大，应想到肠系膜淋巴结肿大的可能，应给予患者充分解释，避免负面影响。

（黄樱城　李正江）

【病例简介】

患者男性，48 岁。因左颈肿物伴咽痛 3 个月余，肿物生长明显伴呼吸困难 2 周气管切开后于 2011 年 8 月 31 日收入头颈放疗科。3 个月前患者无意中发现左颈部肿物伴有咽痛，肿物渐增大，2 周前出现肿物增大明显，伴有呼吸困难。来本院检查考虑下咽癌合并早期食管癌左颈转移。因肿瘤生长迅速，呼吸困难，经过头颈 MDT 查房决定立刻术前放化疗，控制肿瘤生长，再考虑手术治疗。经气管切开后收入头颈放疗科病房，行术前同步放化疗，放疗 DT 50Gy，化疗：2 周期顺铂 50mg，第 1~3 天。之后淋巴结明显缩小，下咽病变缩小，休息 5 周后于 2011 年 11 月 14 日收入头颈外科。发病以来，精神尚可，食欲尚可，大小便基本正常，体重无明显变化。既往史：否认家族肿瘤遗传病史；吸烟 30 余年，20 支 / 天；饮酒 20 余年，8 两 / 天。

【影像学及特殊检查】

1. 2011 年 8 月 10 日电子鼻咽喉镜检查　鼻腔进镜顺利，黏膜未见异常。鼻咽部未见明显异常。口咽双扁桃体未见肿大。左梨状窝可见菜花样肿物（活检 4 块），环后区和下咽后壁偏左侧受累及，右梨状窝未见明显受累，病变向下侵达梨状窝尖，未达食管入口。左侧会厌皱襞明显增宽，考虑累及。肿物向前侵犯挤压左侧杓会厌皱襞和左侧披裂，喉入口处明显狭窄。右侧披裂基本完整，双侧声带基本光滑，左侧声带活动略受限，右侧声带活动正常（图 24-1）。

内镜诊断：下咽癌，性质待病理检查。

2. 2011 年 8 月 18 日电子胃镜　检查所见：距门齿为 29~31cm 12~3 点位食管可见一浅表隆起 + 浅表凹陷性病变，病变宽基无活动性，病变表面黏膜粗糙、糜烂（活检 4 块），余食管黏膜粗糙且碘染色后全食管黏膜呈花斑样改变，以距门齿约 25cm 5 点位为著（活检 1 块），食管胃交界线距门齿约为 40cm。贲门嵴根部黏膜粗糙（距门齿约 41cm，活检 2 块）。胃底及胃体未见明显异常，胃窦部黏膜充血、粗糙，幽门充血、水肿（图 24-2）。所见十二指肠未见明显异常。

内镜诊断：

（1）食管浅表隆起 + 浅表凹陷性病变（性质待病理检查，距门齿约为 29~31cm），考虑为早期食管癌，建议本院超声内镜检查。

（2）食管黏膜粗糙且碘染色阳性（性质待定，距门齿 24cm）。

（3）贲门嵴根部黏膜充血、粗糙（性质待病理检查）。

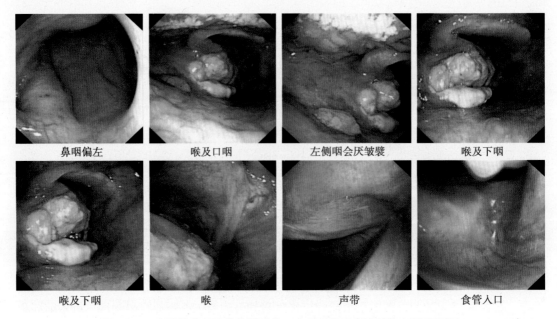

鼻咽偏左　　　　喉及口咽　　　　左侧咽会厌皱襞　　　　喉及下咽

喉及下咽　　　　喉　　　　声带　　　　食管入口

图 24-1　左梨状窝可见菜花样肿物、环后区和下咽后壁偏左侧受累及

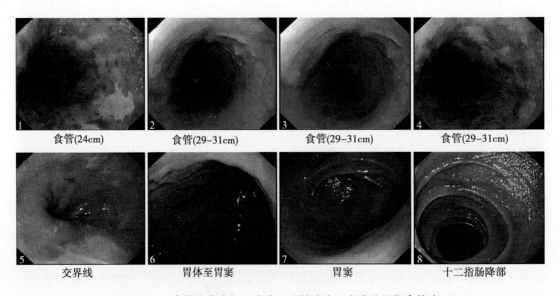

食管(24cm)　　　　食管(29~31cm)　　　　食管(29~31cm)　　　　食管(29~31cm)

交界线　　　　胃体至胃窦　　　　胃窦　　　　十二指肠降部

图 24-2　食管浅表隆起＋浅表凹陷性病变、考虑为早期食管癌

（4）全食管黏膜粗糙且碘染色呈花斑样改变，建议密切随诊、定期复查。

3. 2011 年 8 月 11 日颈部胸部 CT　检查所见：左侧喉部声门上明显增厚，局部肿物形成，呈不均匀性强化，最大截面约 2.8cm×3.0cm（图 24-3）。左颈部见多个肿大淋巴结，呈不均匀性强化，大者 3.8cm×5.8cm（图 24-4）；右颈部未见肿大淋巴结。鼻咽、口咽、下咽、甲状腺未见明确异常。食管下段及贲门区管壁略有增厚，最厚处约 0.7cm。

左肺上叶可见少许索条影，脊柱旁可见肺大疱。纵隔、双肺门未见明显肿大淋巴结。肝左叶 0.8cm 低密度结节，肝 V 段及 VII 段交界处 1.3cm×1.4cm 结节。影像学诊断：喉癌，声门上型；左颈部多发淋巴结转移；食管下段及贲门区管壁增厚，可符合食管下段贲门癌；右肺上叶陈旧性病变；肝 V 段及 VII 段交界处结节，需警惕转移瘤；肝左叶囊肿，右叶钙化。

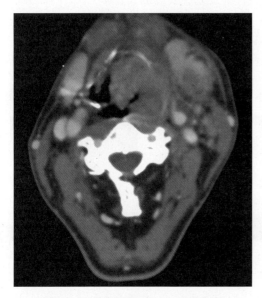 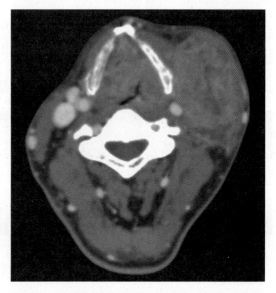

图 24-3　左侧喉部声门上明显增厚　　　图 24-4　左颈部见多个肿大淋巴结、呈不均匀强化

4. 2011 年 8 月 18 日超声　左颈巨大肿物，建议穿刺检查，左颈、右中颈多发淋巴结肿大；肝内多发实性结节，考虑血管瘤可能大。

5. 2011 年 8 月 18 日活检病理

（1）（贲门）胃黏膜组织呈慢性炎症，伴低级别上皮内瘤变及肠上皮化生。（食管 29~31cm）鳞状上皮原位癌，局部有早期浸润。（食管 24cm）少许鳞状上皮。

（2）（左梨状窝）鳞状细胞癌。

6. 2011 年 10 月 9 日电子喉镜检查　放疗中喉镜，检查所见：右侧鼻腔狭窄，内镜不能通过并检查，鼻咽偏右观察不满意。所见鼻咽部未见明显异常。口咽双侧扁桃体未见明显肿大。下咽偏左溃疡，主要位于左侧梨状窝侧壁、左侧梨状窝内侧壁、左侧咽会厌皱襞、左侧杓会厌皱襞、会厌喉面偏左及部分左侧室襞，左侧披裂肿胀，环后区无法完全张开，局部观察不满意。左侧声带活动减弱略受限，右侧声带活动正常（图 24-5）。

内镜诊断：下咽癌放疗中，与本院 2011 年 8 月 10 日内镜检查对比，病变局部有明显好转。

7. 2011 年 10 月 8 日术前放疗后颈胸部增强 CT　"下咽癌合并食管癌放化疗中，气管切开术后"复查，与 2011 年 8 月 11 日及 2011 年 8 月 22 日 CT 比较：

（1）原左侧梨状窝、左侧会厌皱襞披裂、左侧喉旁间隙软组织肿物，较前明显减小，现仅左侧会厌皱襞披裂、左侧喉旁间隙软组织略增厚（图 24-6），请密切随诊；其余鼻旁窦、鼻咽、口咽、甲状腺未见明确异常。

（2）左侧颈深链转移淋巴结，较前减小，现约 2.1cm×2.1cm（图 24-7），大部分液化，其余颈部、锁骨上、纵隔各区未见明确肿大淋巴结。

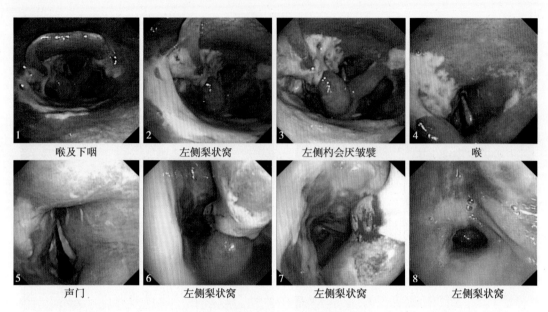

图 24-5 放疗中喉镜、下咽偏左溃疡

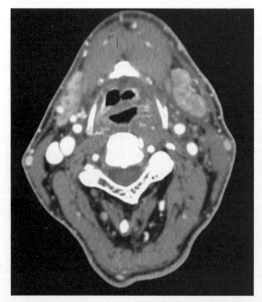

图 24-6 左侧会厌皱襞披裂、左侧喉旁间隙软组织略增厚

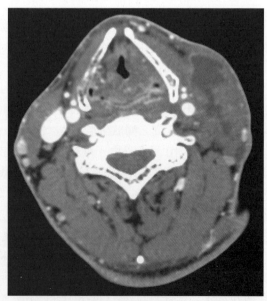

图 24-7 左侧颈深链转移淋巴结，较前减小

（3）气管切开术后，局部未见明确异常。

（4）右肺上叶慢性炎性条索，左下肺可见斑片影，考虑炎症；余肺内未见明确异常。

（5）心包、胸腔未见积液。

（6）食管－胃连接处略增厚，大致同前；CT片中肝左叶无强化灶，约1.0cm，同前相仿，考虑囊肿；肝右叶被膜下含钙化结节，考虑良性，同前相仿；肝右后叶高血供结节，约0.6cm，血管瘤可能大；肝右叶被膜下低密度区（良性可能大，请密切随诊或超声检查）。

【入院诊断】

1. 下咽癌左颈淋巴结转移术前同步放化疗后（T3N3M0）。
2. 食管下段早期癌。
3. 糖尿病。

【治疗经过】

2011年11月17日在全身麻醉下，行全喉、全下咽、全食管、左甲状腺切除，左颈扩大根治性淋巴结清扫，胃代食管，胸大肌皮瓣修复，气管造瘘术。经口腔插管给予全麻后先由胸科医生侧开胸，全程游离食管、胃和周围组织，于贲门处断食管，充分游离胃体向下至幽门处，保留胃网膜右血管和胃右血管，考虑胃上提充分，留置后关胸，置胸腔闭式引流管。仰卧位再次常规消毒铺巾，行颈部T形切口，因左颈部淋巴结侵犯皮肤，切除约5cm×4cm相应皮肤。切开皮肤皮下颈阔肌，游离皮瓣。断颈外静脉、颈前静脉上下端，断带状肌上下端，沿带状肌外侧缘解剖颈总动脉内侧至椎体前。探查发现：左侧颈部淋巴结多发肿大，大者约4cm，质硬，固定，侵犯皮肤约3.5cm。左侧下咽、喉内黏膜水肿，左梨状窝前壁可见溃疡性肿物约0.5cm，带状肌水肿，余未见明确肿瘤。断甲状腺峡部，保留右侧甲状腺，双侧解剖至椎体前，上方切除舌骨，会厌谷水平横断下咽全周，提起喉体下咽于椎体前向下解剖。前方于气管切开切口下方1cm处横断气管切除左甲状腺，清扫左侧颈Ⅵ区淋巴脂肪组织。同时行左侧根治性颈清扫，切除相应受侵的皮肤、胸锁乳突肌、颈内静脉、副神经，连同Ⅱ~Ⅴ区所有淋巴脂肪组织一并清扫。之后将全食管由颈部拉出。将制备好的胃经过食管床上提至口咽端，将胃底重新打开切口与口咽吻合。检查血运和吻合良好，置颈部引流管，将制备好的胸大肌皮瓣转移至颈部，修复颈部皮肤缺损。关闭伤口，气管皮肤造瘘。手术顺利，术后安返病房。

【术后处理】

1. 监测生命体征；应用抗生素。
2. 注意颈胸部伤口及引流情况。
3. 对症及营养支持治疗。
4. 保持气管套管通畅。

【术后病理】

全喉、全下咽、全食管：左梨状窝及杓会皱襞被覆鳞状上皮黏膜下见多灶钙化，周围见组织细胞聚集、多核巨细胞反应及大量炎症细胞浸润，未见明确肿瘤残留，符合重度治疗后改变。肿瘤未累及喉腔及甲状腺。舌根切缘及气管切缘未见癌组织累及。食管早期斑块型低分化鳞状细胞癌，局限于黏膜层及黏膜下层，周围鳞状上皮呈原位癌改变。下切缘及贲门未见癌。

（左颈清扫）淋巴结未见转移癌（0/16）：纤维脂肪结缔组织、横纹肌组织内见多灶钙化，周围见组织细胞聚集、多核巨细胞反应及炎细胞浸润，未见明确癌组织残留。甲状腺左叶及气管食管沟清扫（0/4）：甲状腺组织未见癌累及。左颌下清扫（0/1）：并见涎腺组织。

【术后随诊】

1. 2012 年 2 月 18 日颈部 CT "下咽癌，放疗后"复查，与 2011 年 11 月 10 日颈部 CT 图像比较：

（1）下咽及喉部及颈段食管术后改变，局部管壁增厚，边界不清楚，累及皮下脂肪间隙及甲状腺右叶，建议定期复查。

（2）颈部气管插管术后改变，甲状腺左叶、峡部缺如，请结合手术情况。

（3）双侧上颌窦炎症改变。鼻咽、口咽、喉部、甲状腺未见明确异常。

（4）左颈淋巴结清扫术后改变，左侧颌下腺缺如。余颈部未见明确新发肿大淋巴结。

（5）扫描范围内右肺尖少许条索影。

2. 2012 年 9 月 18 日颈部超声 "下咽癌术后，左颈淋巴结清扫术后"复查：双侧颈部未见明显肿大淋巴结。

3. 2013 年 3 月 7 日颈胸部 CT "下咽癌放疗后、术后 1 年余"复查，与 2012 年 2 月 18 日颈部 CT 图像及 2011 年 11 月 15 日胸部 CT 图像比较：

（1）下咽及喉部及食管术后改变，气管造瘘；左侧颌下腺、甲状腺左叶缺如，术区脂肪密度填充，未见明显异常增多、异常强化的软组织影，建议随诊。

（2）气管切除，纵隔胃。

（3）双侧上颌窦炎症改变，同前相仿；余颈部未见明显异常强化灶。

（4）左颈淋巴结清扫术后改变，余颈部、锁骨上、纵隔、肺门区未见明确新发肿大淋巴结。

（5）双肺多发斑片影，较前新出现，考虑炎症；右肺尖条索影、肺大疱，同前相仿。

（6）双侧胸腔、心包未见积液。

（7）扫描范围内肝左叶囊肿，同前相仿。

4. 2013 年 12 月 4 日颈、腹部超声 左侧颈部呈术后改变，右上颈见低回声结节约 0.9cm×0.5cm，可见淋巴门，未见明确血流，余双颈未见明确肿大淋巴结。双侧腮腺回声均匀，未见明确占位。左侧颌下腺术后，右侧颌下腺未见明确占位。肝脏回声均匀，左叶见约 1.2cm 无回声结节，肝右叶见多发高回声结节，其一约 1.7cm×1.0cm，边界清楚，未见明确血流，胆囊、胰腺、脾脏、双肾未见占位。

超声诊断：右上颈淋巴结探及；肝囊肿；肝内实性结节，血管瘤可能大。

5. 2015 年 1 月 22 日颈胸 CT "下咽鳞癌放疗后、术后 1 年余"复查，与 2013 年 3 月 7 日颈胸部 CT 图像比较：

（1）下咽及喉部及食管术后改变，纵隔胃，气管造瘘；左侧颌下腺、甲状腺左叶缺如，术区脂肪密度填充，未见明显异常增多、异常强化的软组织影，同前相仿，请继续随诊。

（2）双侧上颌窦炎症改变，较前略减轻；余颈部未见明显异常强化灶。

（3）左颈淋巴结清扫术后改变，余颈部、锁骨上、纵隔、肺门区未见明确新发肿大淋巴结。

（4）双肺多发斑片影，较前吸收；右肺尖条索影、肺大疱，同前相仿。

（5）双侧胸腔、心包未见积液。

（6）扫描范围内肝左叶囊肿，同前相仿。

6. 2016 年 2 月 26 日电子胃镜　口底胃吻合口距门齿约为 12cm，吻合口黏膜光滑、完整，局部未见明显肿物及溃疡，吻合口无明显狭窄，内镜通过尚顺利。所见残胃黏膜充血、水肿，幽门充血、水肿。所见十二指肠未见明显异常。

内镜诊断：下咽癌、食管癌放疗后术后。

（1）口底 – 胃吻合口黏膜光滑、完整，局部未见明显肿物及溃疡，建议密切随诊。

（2）建议鼻咽喉镜检查。

7. 2015 年 1 月 25 日因发现舌活动不适 2 个月再次来本院检查，发现右侧舌缘后 1/3 菜花样肿物，累及舌根、磨牙后及软腭，肿瘤约 2.5cm 大小，右上颈部淋巴结肿大 1.3cm×0.7cm。活检为鳞状细胞癌。再次全麻下行经口腔部分舌、舌根、软腭切除，右颈部 Ⅰ～Ⅲ 区清扫术。术中发现肿瘤累及范围局限，不需要皮瓣修复，行局部切除后拉拢缝合。

术后病理示：舌根及软腭高 – 中分化鳞癌，肿瘤呈两灶，伴炎细胞浸润及脓肿形成，肿瘤累及舌肌，癌旁黏膜伴重度不典型增生 / 原位癌，肿瘤细胞退变不明显。

（磨牙后内切缘）冰 1 冷冻制片：见鳞状上皮局灶不典型增生。（右磨牙后外切缘）冰 2、（口底切缘）冰 3、（舌前切缘）冰 4、（舌背切缘）冰 5、（前基底切缘）冰 6、（后基底切缘）冰 7、（右磨牙后内切缘 2）冰 8：均未见癌。淋巴结未见转移癌（0/11）。

8. 2017 年 2 月 9 日电子喉镜检查　"下咽癌放疗后术后，舌癌术后 2 年复查"，鼻腔进镜顺利。鼻咽部黏膜光滑，未见明显异常。口咽后壁基本平整。喉部呈术后改变，全喉及下咽切除，术区表面较平整，未见明显肿瘤征象。经口观察，口咽右侧壁至右侧舌根部明显隆起、增厚、粗糙（活检），余舌未见明显异常（图 24-8）。

内镜诊断：

（1）下咽癌放疗后术后，术区未见明显肿瘤征象。

（2）舌癌术后 2 年，口咽右侧壁至右侧舌根部明显隆起、增厚、粗糙，肿瘤复发？性质待病理检查。

9. 2017 年 2 月 20 日再次因为右侧口咽部疼痛 2 周复查，发现右侧咽前柱磨牙后近舌根片状肿物 1.5cm×0.5cm，表浅，未累及黏膜下。取活检为原位癌。于 2017 年 2 月 23 日全麻下再次局部切除，未修复。术后愈合良好。

术后病理示：（右侧口咽肿瘤）鳞状上皮重度不典型增生 / 原位癌，局灶可疑间质浸润，伴重度烧灼退变。肿瘤细胞呈轻度退变，伴间质纤维化及炎细胞浸润，符合轻度治疗后反应。

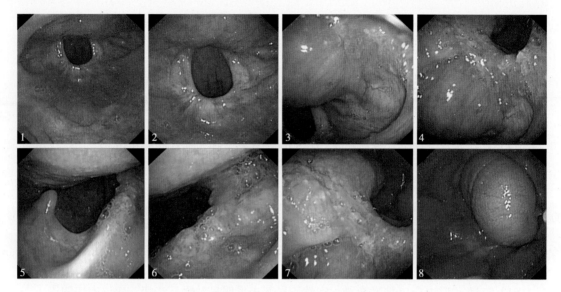

图 24-8　舌癌术后 2 年，口咽右侧壁至右侧舌根部明显隆起、增厚、粗糙，肿瘤复发?

舌切缘、口底切缘、后弓切缘、下磨牙后切缘、上磨牙后切缘、颊黏膜切缘、舌根基底切缘、扁桃体基底切缘：未见肿瘤。

10. 2018 年 3 月 1 日颈胸 CT　"左梨状窝癌（鳞癌）自 2011 年 9 月 5 日同步放化疗后（下咽重度治疗后反应，未见肿瘤残留，LNM0/16；食管原发低分化鳞癌，局限于黏膜下层）2011 年 11 月 17 日术后，舌癌（高 - 中分化鳞癌，两灶，侵及舌肌，LNM0/11）2015 年 1 月 26 日术后"，与 2017 年 2 月 7 日颈胸部 CT 图像比较：

（1）全喉、下咽、食管、左侧颌下腺、甲状腺左叶、左颈静脉、左胸锁乳突肌切除、咽胃吻合、左颈肌皮瓣修复、颈前气管造瘘术后改变；术区未见明确肿瘤复发征象，同前相仿，请结合临床。

（2）双侧筛窦、上颌窦慢性炎症，较前有所减轻。

（3）右上肺不规则斑片条索影，右肺胸膜下微小钙化，右上后胸膜下肺大疱，同前大致相仿。

（4）双颈部、腋窝、胸内未见短径大于 1cm 淋巴结。

（5）余颈部、左肺未见明确异常。

（6）双侧胸腔、心包未见积液。

（7）扫描范围内肝脏Ⅶ段血管瘤、Ⅳ段囊肿、Ⅵ段后外缘钙化灶，同前相仿。

11. 2018 年 3 月 2 日电子鼻咽喉镜　"下咽癌放疗后全喉术后，舌癌术后 3 年复查，右口咽癌术后 1 年余"。鼻腔进镜顺利。鼻咽部黏膜光滑，未见明显异常。口咽后壁基本平整。喉部呈术后改变，全喉及下咽切除，术区表面较平整，未见明显肿瘤征象。经口观察，口咽右侧壁至右侧舌根部呈术后改变，术区表面基本平整，未见明显肿瘤征象，余舌未见明显异常（图 24-9）。

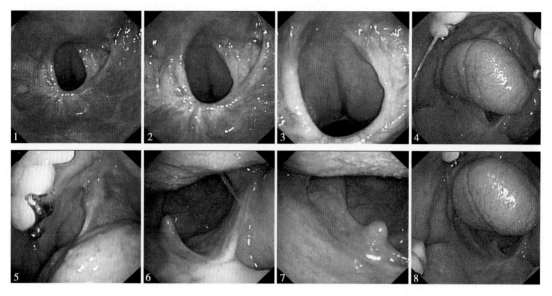

图 24-9　下咽癌放疗后全喉术后，舌癌术后 3 年复查，右口咽癌术后 1 年余

内镜诊断：

（1）下咽癌放疗后术后，术区未见明显肿瘤征象。

（2）舌癌及右侧口咽癌术后，术区未见明显肿瘤征象。建议定期复查。

【专家点评】

诊断：患者因颈部肿物合并咽痛为主诉，首先考虑喉癌或下咽癌颈转移可能，其次考虑其他常见头颈部肿瘤颈部淋巴结转移的可能性。电子喉镜和颈胸部增强 CT 是必须要做的，喉镜可以检查鼻咽部、口咽部、喉、下咽和颈段气管，这些部位有肿瘤可以明确诊断并取得病理。一旦明确是下咽癌后，胃镜是必须要做的，因为 30% 下咽癌患者常常合并食管癌，为了防止漏诊，需要检查胃镜。为了明确颈部淋巴结和下咽病变的累及范围需要行颈胸部增强 CT，看看肿瘤是否侵犯颈部大血管，是否有肺转移等。

治疗方案的选择：①患者有一个短期内肿瘤迅速生长的病史，这种情况在所有的肿瘤患者中都有可能发生，一旦发生这种情况，预示着肿瘤恶性程度非常高，肿瘤增殖加速，很容易引起周围组织浸润和转移，手术不易切除干净。②下咽癌合并了下段食管癌，但是目前情况看，引起患者致命的主要因素还是下咽和颈部淋巴结，所以控制下咽和颈部淋巴结转移应该放在首位。最终这种情况只能采用尽快的放化疗来控制肿瘤的生长，达到外科能进行手术根治的理想状态。

手术方案的选择：经过术前放化疗后肿瘤控制还较理想，肿瘤明显缩小。尽管肿瘤明显缩小，但还是需要手术。①食管下段癌仍存在；②肿瘤在各种检查看仍然存在，无论是下咽，还是淋巴结，并且淋巴结转移侵犯了皮肤；③即使是术后病理阴性，根据以往治疗经验，仍然有肿瘤复发的可能，只有进行根治性手术才可以控制肿瘤复发；④术中发现下咽喉组织水肿严重，这说明有可能是放疗引起，但也有可能容易引起肿瘤的浸润。全喉、全下咽、全食管切除，胃代食管是一个合适的术式。

术后 3 年发生舌癌累及舌根，这可能和患者个人生活过量饮酒、吸烟习惯有关。长期的过量饮酒、吸烟，很容易引起上呼吸道、消化道癌变，临床上针对这一类人群，需要关注上呼吸道、消化道的检查。

下咽癌很容易发生侧颈部淋巴结转移，在临床 N0 的患者中，隐匿性淋巴结转移概率达到 30%，所以针对颈部淋巴结转移的患者需要积极处理。淋巴结转移一旦侵犯皮肤也是预后差的一个因素，这种情况需要将皮肤切除的范围必须充分，在肿瘤外至少 1cm 以上。

（黄　楠　张宗敏）

【病例简介】

患者男性，51岁。因咽部异物感6月余，咽痛1月余住院治疗。患者6个月前无明显诱因出现咽部异物感，无刺激性咳嗽、无咳痰、咳血、无声音嘶哑、无饮水呛咳及吞咽困难等症状，当时未予重视，未行治疗。1个月前患者出现咽部疼痛，呈钝痛，吞咽时加重，遂来本院就诊。门诊行电子喉镜检查见左侧梨状窝粗糙新生物，累及内侧壁及杓会厌皱襞，局部黏膜肿胀。为进一步治疗收入院。患者父亲、母亲均因肺癌去世，否认其他遗传性疾病家族史。吸烟史20年，约10支/日；饮酒史20年，约5两/日。

【影像学及特殊检查】

1. 2014年12月1日电子喉镜检查　鼻咽部黏膜光滑，未见明显异常。口咽双侧扁桃体未见肿大。舌根部淋巴滤泡略增生。左侧梨状窝内侧壁灰白色粗糙新生物，杓会厌皱襞肿胀，黏膜光滑，向下未累及梨状窝尖。环后区及杓间区黏膜光滑，喉内结构正常，黏膜光滑，双侧声带活动正常（图25-1）。

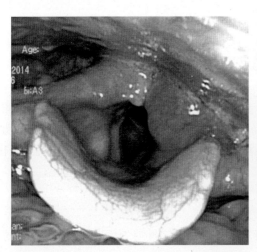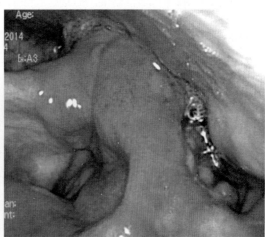

图25-1　左侧梨状窝内侧壁灰白色粗糙新生物

内镜诊断：下咽癌（梨状窝区 T2）。

2. 2014年12月1日颈胸部强化CT：左侧梨状窝内侧壁、左侧杓会厌皱襞局部软组织增厚，约2cm×2cm，形态不规则，可见强化（图25-2）。左侧Ⅲ区颈鞘前方可见肿大淋巴结一枚，约2cm大小，轻度强化（图25-3），余颈部、纵隔、未见肿大淋巴结，肺部未见占位病变。

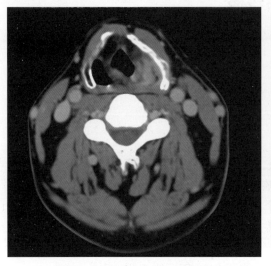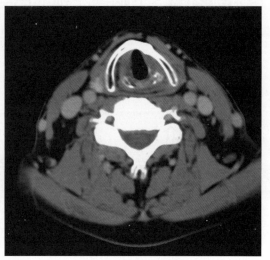

图25-2　下咽左侧梨状窝肿物　　　　　图25-3　左颈部Ⅲ区肿大淋巴结

影像学诊断：

（1）下咽左侧梨状窝肿物，结合临床恶性肿瘤不除外。

（2）左颈部Ⅲ区肿大淋巴结，转移可能。

3. 2014年12月3日电子胃镜检查　浅表性胃炎，食管及胃部未见占位病变。

4. 2014年12月5日活检病理　（左梨状窝）鳞状细胞癌。

【入院诊断】

下咽癌左颈淋巴结转移（T1N1M0）。

【病程记录】

2014年12月8日主任医师查房记录：患者一般情况可，术前辅助检查正常，心肺功能无手术禁忌。结合影像检查结果，肿瘤局部T1病变，声带活动好，可行保留喉功能的下咽癌切除术，同时行左侧改良根治性颈淋巴结清扫 + 右侧择区性清扫。定于明日手术。完善术前常规准备，充分向患者及家属交代病情及手术风险，签署知情同意书。

【治疗经过】

2014年12月9日行气管切开 + 左侧改良根治颈清扫右侧侧颈清扫 + 梨状窝癌切除术。

患者取仰卧位，经口插管全麻。肩下垫枕，置头圈，头后仰，置入胃管，导尿。术区皮肤消毒，铺无菌巾。取颈部 U 形切口，依次切开皮肤、皮下组织及颈阔肌，于颈深筋膜浅层分离皮瓣，上至舌骨，下至锁骨，左侧后至胸锁乳突肌后缘，护皮固定。

双侧颈清扫：解剖左侧颈外静脉，沿游离胸锁乳突肌前缘切开封套筋膜，与其内侧面游离，在中上 1/3 处解剖副神经，分离保留胸锁乳突肌支及斜方肌支。沿带状肌外侧缘及颌下腺包膜表面切开颈深筋膜浅层，牵拉颌下腺向上，沿二腹肌表面切开，解剖颈内静脉分支，保留舌下神经降支，锐性剥离颈鞘。向后至椎前筋膜表面，切断部分颈丛，保留颈丛与副神经交通支。由上向下，由前向后清扫左侧Ⅱ~Ⅴ区淋巴结及脂肪结缔组织，后至斜方肌前缘，下至锁骨，深面至椎前筋膜浅层。保留左侧副神经、颈内静脉、胸锁乳突肌及部分颈丛。同法行右侧Ⅱ~Ⅳ区侧颈淋巴结清扫。术中见左侧颈鞘前方多枚肿大淋巴结，大者位于Ⅲ区肩胛舌骨肌中间腱前方，直径约 2cm，质硬，边界清楚，与周围组织粘连不重，与颈鞘可分离。

肿瘤切除：做低位气管切开，更换气管套管。切断舌骨左侧上、下肌群的附着，切除左侧半舌骨，分离带状肌向内下掀起，显露甲状软骨板上部，切断部分下咽缩肌附着，分离梨状窝前壁，切除甲状软骨板后上部，舌骨水平切开咽腔，明视下于肿瘤外 2cm 切开下咽黏膜，完整切除肿瘤，一并切除左侧声门旁间隙组织。将下咽黏膜拉拢缝合，关闭咽腔。外侧下咽缩肌及带状肌加固。严密止血，冲洗，清点器材、敷料。双侧颈部各放置负压引流管 2 根，逐层缝合切口，绷带包扎。全麻清醒后，更换 10 号金属气管套管。

【术后处理】

1. 监测生命体征，补液对症处理。
2. 注意伤口及引流情况；术后 48~72 小时，引流量每日少于 15ml 可拔除引流管。
3. 气管切开护理，保持气道通畅。
4. 术后第 2 天鼻饲饮食，术后 10 天经口进食半流质，无明显呛咳后拔除胃管。
5. 术后 4 周内行放射治疗。
6. 放疗后适时堵塞气管套管，无憋气即可拔除套管，缝合封闭气管瘘口。

【术后病理】

（左梨状窝）鳞状细胞癌Ⅱ~Ⅲ级，切面 1.8cm×0.6cm，左颈部淋巴结 1/26 见转移癌，右颈部淋巴结 18 枚未见癌。切缘未见癌。

【术后随诊】

1. 患者术后第 4 周行适形调强辅助放疗，DT：50Gy/25F，未予化疗。
2. 患者术后 4 个月复查，电子喉镜提示残喉黏膜光滑，左侧梨状窝术后改变，右侧披裂活动好，声门开大可，未见明显新生物（图 25-4、图 25-5）。

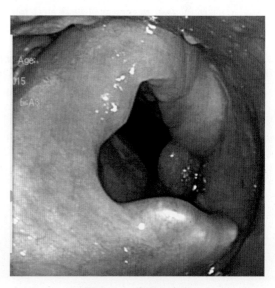

图 25-4　术后 4 个月

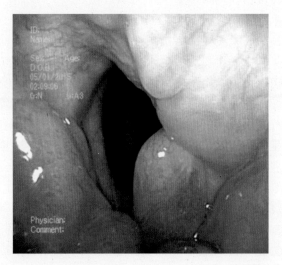

图 25-5　右侧披裂活动好，声门开大可，未见明显新生物

3. 患者术后 4 个月拔除气管套管，行气管瘘口缝合术。

【专家点评】

1. 下咽癌因发病位置隐蔽，早期可无特异性症状，仅表现为咽部不适感或咽痛。也可因早期发现颈部转移性淋巴结肿大而就诊。对有上述症状，尤其有长期烟酒病史的患者，应常规行电子喉镜检查。捏鼻鼓气法可充分显露梨状窝及环后区，有利于发现早期病变及判断肿瘤侵犯范围。同时结合 NBI 检查有利于发现局部黏膜区域性癌变可能。

2. 梨状窝内侧壁为下咽癌最常见的发生部位，早期 T1~2 的梨状窝癌，可行保留喉功能的下咽癌切除术。术前强化 CT 及 MRI 可评估肿瘤深部（杓状软骨、声门旁间隙、咽缩肌等）的侵犯范围，根据病变范围行单纯梨状窝切除或合并部分喉切除术。

3. 下咽癌发生颈部隐匿性转移的比例较高，对于 N1 病变建议行Ⅱ~Ⅴ区的改良根治性颈清扫，对侧 N0 病变建议行Ⅱ~Ⅲ区或Ⅱ~Ⅳ的择区性颈清扫。

4. 术后辅助放疗时间以术后 4~6 周内最佳。

（吕正华　徐　伟）

【病例简介】

患者男性，51 岁。因咽部不适感半年，加重并声音嘶哑 2 月余住院治疗。患者半年前即有咽部不适感，无明显疼痛，无吞咽阻挡感，未予在意。近 2 个月来咽部异物感加重，吞咽时有轻度疼痛，同时伴有声音嘶哑，声嘶呈持续性。无咳嗽、痰中带血，无饮水呛咳、吞咽困难、呼吸困难等症状。近 2 个月曾以"咽炎"在当地口服中成药治疗，效果不佳。本院门诊行电子喉镜检查见右侧梨状窝内侧壁灰白色粗糙新生物，右杓会厌皱襞及右室带肿胀，右声带固定。以"下咽肿瘤"收入院治疗。患者既往高血压病史 10 余年，口服降压药物，控制可；糖尿病病史 3 年，饮食控制；吸烟 30 年，30~40 支 / 日；饮酒 30 年，经常饮白酒，约 3 两 / 日；无遗传性家族史。

【影像学及特殊检查】

1. 2014 年 1 月 10 日电子喉镜检查　鼻咽部黏膜光滑，未见明显异常。口咽双侧扁桃体无肿大。舌根部淋巴滤泡略增生。右侧梨状窝内侧壁灰白粗糙新生物，形态不规则，累及右侧梨状窝外侧壁、会厌右侧缘和右侧杓会厌皱襞，右侧披裂黏膜及右侧室带肿胀，右侧声带固定，左侧声带活动正常，杓间区及环后区黏膜光滑（图 26-1~ 图 26-3）。

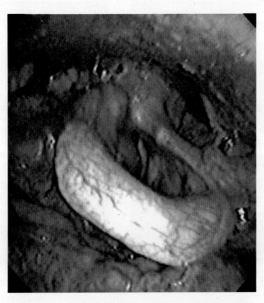

图 26-1　右侧梨状窝内侧壁灰白粗糙新生物

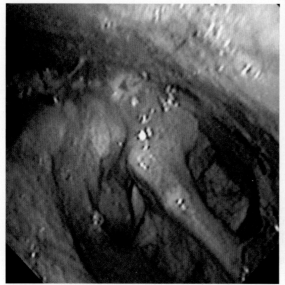

图 26-2　肿物累及右侧梨状窝外侧壁、会厌右
　　　　　侧缘和右侧杓会厌皱襞

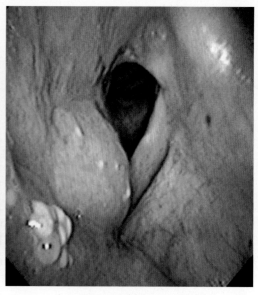

图 26-3　右侧披裂黏膜及右侧室带肿胀，右侧
　　　　　声带固定

内镜诊断：下咽癌（梨状窝区 T3）。

2. 2014 年 1 月 10 日颈胸部强化 CT　右侧梨状窝内侧壁、右侧杓会厌皱襞局部软组织增厚，约 4cm×3cm，形态不规则，累及右侧声门旁间隙和会厌前间隙，可见强化。右侧 Ⅱ 区胸锁乳突肌内侧可见数枚肿大淋巴结，约 2cm×1.5cm 大小，可见环形强化，边界不清（图 26-4~ 图 26-6），纵隔、双肺门未见肿大淋巴结。CT 诊断：下咽恶性肿瘤并颈部淋巴结转移表现。

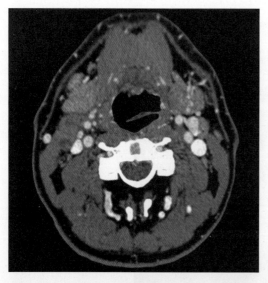

图 26-4　右侧 Ⅱ 区胸锁乳突肌内侧可见数枚肿大
　　　　　淋巴结

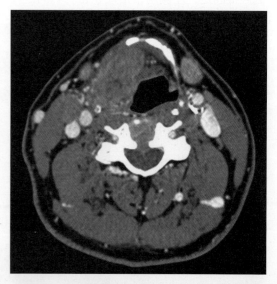

图 26-5　右侧梨状窝内侧壁、右侧杓会厌皱襞局
　　　　　部软组织增厚

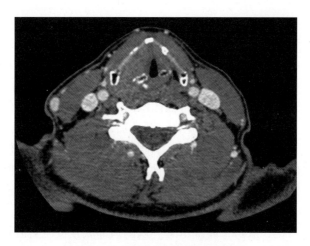

图 26-6　累及右侧声门旁间隙

3. 2014 年 1 月 11 日支撑喉镜下右梨状窝肿瘤活检病理　（右梨状窝）鳞状细胞癌。

【入院诊断】

下咽癌右颈淋巴结转移（梨状窝区 cT3N2bM0）。

【病程记录】

2014 年 1 月 16 日主任医师查房记录：患者一般情况可，考虑患者为中年男性，心肺功能等术前检查无手术禁忌。术前胃镜未见食管及胃部异常病变，结合术前影像检查，下咽肿瘤累及右侧半喉，但环后区及食管未受累及，左侧披裂活动好。可行保留喉功能的手术治疗。可行双侧颈清扫＋下咽癌切除部分喉切除术（CHP）。术前充分向患者及家属交代病情及手术风险，并签署知情同意书。

【治疗经过】

2017 年 1 月 17 日全麻下行气管切开＋右侧改良根治性颈清扫左侧侧颈清扫＋下咽癌切除部分喉切除术（CHP）：患者取仰卧位，经口气管插管，静脉给药全麻。肩下垫枕，置头圈，头后仰，置胃管，导尿。术区皮肤消毒，铺无菌巾，取颈部大 U 形切口，依次切开皮肤、皮下组织及颈阔肌，于颈深筋膜浅层分离皮瓣，护皮固定。

右侧改良根治性清扫：解剖颈外静脉，沿胸锁乳突肌内侧面分离，于其中上 1/3 处解剖副神经，分离胸锁乳突肌支及斜方肌支。沿带状肌外侧缘及颌下腺包膜表面切开颈深筋膜浅层，牵拉颌下腺向上，沿二腹肌表面切开，锐性剥离颈鞘。向后分离至椎前筋膜，保留部分颈丛分支。由上向下，由前向后清扫左侧Ⅱ～Ⅴ区淋巴结及脂肪结缔组织，后至斜方肌前缘，下至锁骨，深面至椎前筋膜浅层，保留左侧副神经、颈内静脉、胸锁乳突肌及部分颈丛。术中见右侧Ⅱ区颈动脉分叉水平 2～3 枚肿大、质硬淋巴结，大者约 2cm，与颈鞘略粘连，可分离。同法左侧行Ⅱ～Ⅳ区侧颈淋巴结清扫术。探查并清扫双侧咽后淋巴结。清扫双侧气管食管沟及上纵隔淋巴结，未见明显阳性征象。

肿瘤切除：沿正中白线切开，分离双侧舌骨下肌群，行低位气管切开，更换气管套管。切断舌骨上、下肌群的附着，切除舌骨。将甲状舌骨肌向外分离，显露甲状软骨板上部，切断部分下咽缩肌，分离梨状窝前壁，结扎右侧甲状腺上动静脉及喉上动静脉。环甲膜入路，楔形切除甲状软骨板前 2/3。直视下切开左侧喉前壁，保留左侧声带及杓状软骨，向上沿左侧杓会厌皱襞及会厌谷切开，将喉体掀向右侧。直视下于右侧声门下切开，向后切除右侧杓状软骨，距肿瘤边缘约 2cm 处切开环后黏膜，下至梨状窝尖，向上一并沿咽侧壁切开，至扁桃体下极。将右侧梨状窝、咽侧壁，部分咽后壁，右侧半喉及会厌、会厌前间隙一并切除。仅保留左侧披裂及环状软骨。将环后黏膜向前与右侧声门下切缘对位缝合。导入胃管，头前倾位，以 1 号可吸收线将残喉上吊于舌根，对位缝合咽侧壁黏膜，外层加固。

严密止血，清点器材、敷料，冲洗术野。双侧颈部放置负压引流管 2 根，逐层缝合切口，加压包扎。全麻清醒后，更换 10 号金属气管套管。

【术后处理】

1. 监测生命体征 6 小时。
2. 保持低头前倾位。
3. 术后预防感染、抗反流及补液对症处理。
4. 气管切开护理，雾化吸入。
5. 术后 48~72 小时根据引流量拔除负压引流管。
6. 术后第 2 天鼻饲流质饮食，术后 10 天练习经口进半流质饮食。无明显呛咳后拔除胃管。
7. 术后 4 周内行辅助放射治疗。

【术后病理】

（右梨状窝）鳞状细胞癌Ⅱ级，切面 3.6cm×1.3cm，右颈部淋巴结 3/21 见转移癌，左颈部淋巴结 19 枚及右咽后淋巴结 4 枚未见癌。切缘未见癌。

【术后随诊】

1. 患者 2 周后复查，经口进食明显改善，可进流质饮食。给予拔除胃管。
2. 患者术后 3 周转放疗科行辅助放疗，DT：56Gy/28F，放疗过程中行同步化疗 2 周期，方案：顺铂（DDP）20mg，第 1~5 天；氟尿嘧啶（5-FU）1.0g，第 1~5 天。同时给予保肝、止吐、抑酸处理，无明显化疗不良反应。
3. 2014 年 9 月（术后 8 个月）复查，电子喉镜提示残喉黏膜光滑，左侧披裂活动好，声门开大可，未见明显新生物（图 26-7、图 26-8）。颈胸部强化 CT 检查无异常。给予拔除气管套管，缝合气管瘘口。
4. 目前患者已随访 4 年，健在。

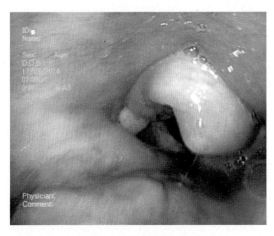

图 26-7　喉术后 8 个月

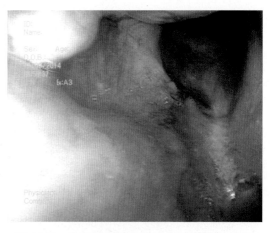

图 26-8　左侧披裂活动好，声门开大可，未见明显新生物

【专家点评】

1. 对于原发于下咽部梨状窝区的 T1~2 病变最适合行保留喉功能的下咽癌切除术。对于局部晚期的 T3 病变，术前应结合颈部强化 CT 及 MRI 对肿瘤侵犯的深部范围进行充分评估，同时考虑患者年龄及心肺功能，制定个体化手术方案，部分患者仍可选择行保留喉功能的下咽癌切除术。

2. 下咽癌具有易深部浸润侵犯的生物学特点，局部晚期梨状窝 T3 病变常累及患侧杓会厌皱襞、声门旁间隙或环杓关节，造成声带固定。由于杓会厌皱襞、会厌侧缘受侵犯，术中往往需将会厌及会厌前间隙作为同一解剖区域结构一并切除。环状软骨上次全喉切除 – 环舌吻合术（CHP）为此类病变较好的术式选择，可在彻底切除肿瘤，获得良好深部切缘的基础上，最大限度地保留喉的功能。理论上讲，只要保留环状软骨及一侧环杓关节结构及功能的完整性，即可行该术式。

3. 对于梨状窝癌累及环后区，向下累及梨状窝尖部或深部侵犯咽缩肌范围较广者，多需行全喉切除术。对于年龄 >70 岁，肺功能较差者选择 CHP 术式应慎重。

4. 对于颈部淋巴结转移存在明显包膜外侵犯、肿瘤侵犯周围神经、脉管内存在癌栓及切缘阳性等高危患者，根据患者身体状况，可考虑在术后辅助放疗的同时，给予同步化疗。

（吕正华　徐　伟）

【病例简介】

患者男性，50 岁。因咽部疼痛、不适感 10 个月，声音嘶哑半年，饮水呛咳伴呼吸憋闷 1 个月余住院治疗。患者 10 月前既有咽部疼痛、不适感，未予在意。近半年出现声音嘶哑，呈持续性，伴有咳嗽，偶有痰中带血，自行口服消炎药物治疗，无改善。1 个月前出现呼吸憋闷及饮水呛咳，吞咽有明显阻挡感，当地医院就诊考虑为咽喉肿瘤，活检病理示鳞癌。考虑肿瘤侵犯范围广，行气管切开术缓解呼吸困难。为进一步诊治转来本院。患者发病以来饮食量少，体重减轻约 5kg。电子喉镜检查示左梨状窝菜花样肿物，累及左杓会厌皱襞、左侧半喉，左声带固定，向外累及咽侧壁部分下咽后壁，向下累及环后区及颈段食管。双侧颈部多发肿大、质硬淋巴结。本院门诊以下咽癌收入院。既往吸烟 25 余年，约 20 支 / 日；饮白酒 25 年，约 1 斤 / 天；否认遗传性家族史。

【影像学及特殊检查】

1. 2017 年 11 月 10 日电子喉镜　检查所见：左梨状窝菜花样肿物，累及左杓会厌皱襞及左侧半喉，左声带固定，肿瘤向外累及咽侧壁及部分下咽后壁，向下累及环后区。

2. 活检病理　（左梨状窝）鳞状细胞癌。

3. 颈胸强化 CT 检查　①下咽部左梨状窝区可见软组织密度影，增强扫描可强化，向内累及左侧半喉，侵犯会厌前间隙、声门旁间隙，肿瘤侵透甲状软骨板、舌骨、累及咽侧壁及下咽后壁（图 27-1、图 27-2），向下累及环后区及颈段食管，向外侵犯喉外肌肉及颈前软组织。颈动脉鞘周围多枚肿大淋巴结，部分融合，边界不清，与咽喉肿瘤及颈前肌肉融合，右侧甲状腺受侵（图 27-3），颈内静脉闭塞（图 27-4），颈总动脉与肿瘤边界不清。右侧颈鞘周围也可见多枚肿大淋巴结，增强扫描可见强化。②双肺纹理增粗，双肺野及纵隔内未见异常。

影像学诊断：符合下咽部恶性肿瘤累及喉，双颈部多发淋巴结转移表现。

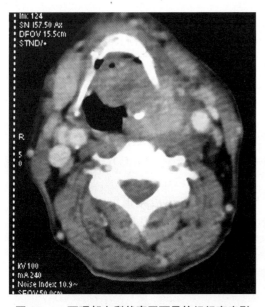

图 27-1　下咽部左梨状窝区可见软组织密度影，增强扫描可强化

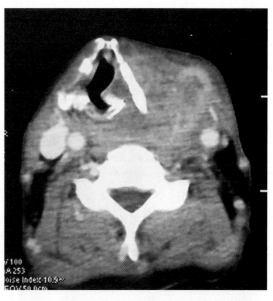

图 27-2　向内累及左侧半喉，侵犯会厌前间隙、声门旁间隙，肿瘤侵透甲状软骨板、舌骨、累及咽侧壁及下咽后壁

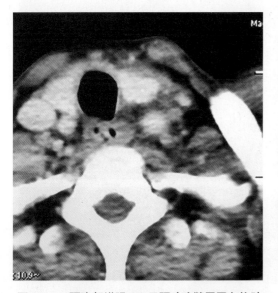

图 27-3　颈胸部增强 CT 示颈动脉鞘周围多枚肿大淋巴结

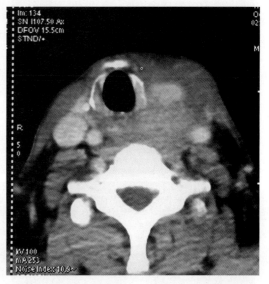

图 27-4　颈胸部增强 CT 示颈内静脉闭塞

【入院诊断】

下咽癌双颈淋巴结转移（T4N2cM0）。

【病程记录】

2017 年 11 月 13 日 MDT 查房意见汇总：患者一般情况尚可，肿瘤局部侵犯范围广泛，喉功能保留困难，综合治疗目的在于肿瘤降期，提高局部控制率，为彻底切除肿瘤延长患者的生存时间提供最佳方案。建议先行计划性同步放化疗，待放疗中期再进行评估，确定挽救性手术方案。向患者家属交代病情及手术风险，家属表示理解并同意先行术前计划性放疗。

【治疗经过】

1. 患者完成体模制作，CT 下模拟定位，于 2017 年 11 月 20 日开始下咽病灶 + 颈部 Ⅰ~Ⅴ区淋巴引流区域调强放疗（DT 50Gy/25f），同时放疗期间每周二行尼妥珠单抗靶向治疗，于 2017 年 11 月 21 日及 2017 年 12 月 12 日行 2 周期同步化疗，具体方案为 PF（顺铂和 5- 氟尿嘧啶）：顺铂（DDP）40mg，第 1~3 天；氟尿嘧啶（5-FU）1.0g，第 1~5 天。同时给予保肝、止吐对症处理及营养支持。

2. 放化疗结束后行颈胸强化 CT，见患者原发灶及颈部淋巴结退缩较明显，达到小 PR，颈部转移淋巴结与颈动脉鞘粘连减轻（图 27-5）。入住头颈外科行计划性放疗后挽救性手术治疗。

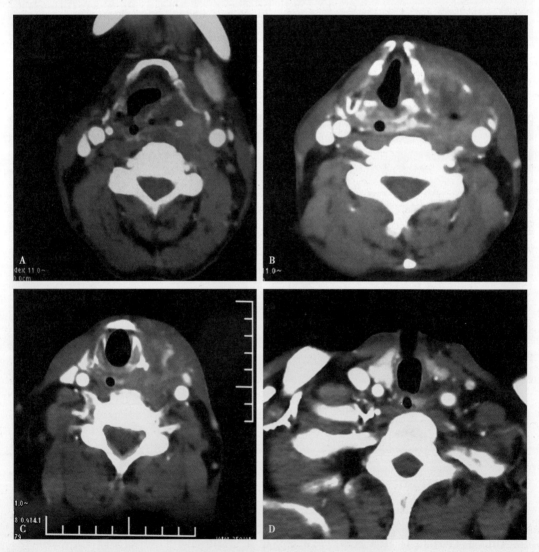

图 27-5　颈胸部增强 CT 示患者原发灶及颈部淋巴结退缩较明显，颈部转移淋巴结与颈动脉鞘粘连减轻

3. 2018 年 1 月 19 日行左颈部根治性淋巴结清扫 + 右颈侧颈清扫 + 全喉全下咽颈段食管切除 + 左侧甲状腺切除 + 游离空肠移植术：更换气管插管，静脉给药全麻。患者取仰卧位，肩下垫枕，置头圈，头后仰。置胃管，导尿。消毒颈、胸、腹部术区皮肤，铺无菌巾。取颈部大 U 形切口，两侧至胸锁乳突肌前缘后沿其向耳后延伸。依次切开皮肤、皮下组织及颈阔肌，分离皮瓣，护皮固定。

左颈根治性淋巴结清扫 + 右颈侧颈清扫：解剖分离左侧颈外静脉备用。沿下颌骨下缘解剖面神经下颌缘支，保留面动脉备用。沿颌下腺包膜分离，切除颌下腺并清扫颌下淋巴结，切断二腹肌，切除腮腺尾部，向后切断胸锁乳突肌上端附着。解剖舌下神经，锐性解剖颈鞘，结扎颈内静脉及分支，锐性剥离颈总动脉及颈内、外动脉，结扎切断甲状腺上动脉，显露迷走神经。沿颈鞘向后分离至椎前筋膜，切断副神经，切断颈丛分支，沿椎前筋膜表面向后掀起。下方于锁骨头上方切断胸锁乳突肌下端附着，解剖颈静脉角，结扎胸导管，解剖颈横动脉，显露膈神经及臂丛神经，沿椎前筋膜表面向后分离至斜方肌前缘。清扫左侧 I ~ V 区颈淋巴结及脂肪结缔组织。后至斜方肌前缘，下至锁骨，深面至椎前筋膜浅层。同法行右颈淋巴结侧颈清扫，清扫 II ~ IV 区颈淋巴结及脂肪结缔组织，保留颈内静脉、胸锁乳突肌及副神经（图 27-6、图 27-7）。

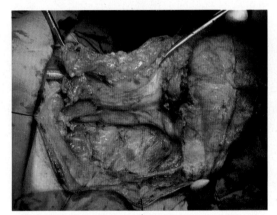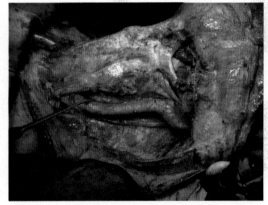

图 27-6　左颈根治性淋巴结清扫 + 右颈侧颈清扫　　　图 27-7　右颈清扫 II ~ IV 区淋巴结及脂肪结缔组织后

肿瘤切除：沿正中白线切开，胸骨上窝水平切断左侧舌骨下肌群，切断甲状腺峡部，结扎切断左侧甲状腺周围血管，清扫上纵隔及双侧气管食管沟淋巴结。切断舌骨上下肌群，切除舌骨，结扎喉上动静脉，经舌骨入路，切开咽腔前壁。以艾利斯钳夹会厌尖部并牵向前，切开双侧会厌咽皱襞及咽侧壁，扩大切除左侧扁桃体，向上至鼻咽部。下方于原气管切开处下方 2 环处横断。分离气管与食管间隙，探查下咽肿瘤下缘，于肿瘤下缘处 3cm 处切开食管。食管残端暂时封闭，沿椎前筋膜将气管、食管一并掀起，将全喉、全下咽、颈段食管、左侧甲状腺及左侧舌骨下肌群一并切除。沿双侧颈内动脉向上分离，显露交感神经干，清扫双侧咽后淋巴结，上至颅底（图 27-8）。

游离空肠移植：取剑突下腹部正中切口，逐层切开进腹，屈氏韧带下方约 25cm 截取长约 15cm 肠管，保护系膜血管弓，保留一根肠系膜动脉及一根静脉。沿肠管顺蠕动方向移入颈部，肠系膜铺于左侧，覆盖左侧颈动脉。行肠系膜动脉与面动脉端端吻合，肠系膜静脉与颈外静脉端端吻合，观察肠管血运良好。调整血管及系膜位置，将两端多余肠管切除。导入胃管，肠管上下端分别与口咽切缘及颈段食管切缘端端吻合，外层加固一层（图 27-9）。

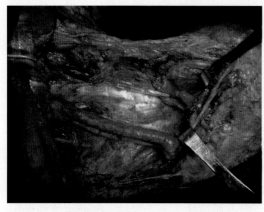

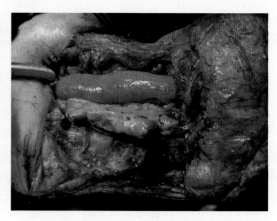

图 27-8　显露交感神经干，清扫双侧咽后淋巴结　　　　　　图 27-9　吻合空肠后

气管于颈前造瘘。充分止血后，生理盐水、碘伏冲洗术腔，双侧颈部各放置负压引流管两根，清点器材敷料无误，逐层缝合切口。留置肠管观察窗。全麻清醒后，更换为硅胶全喉气管套管。

【术后处理】

1. 气管切开术后护理常规，心电监护生命体征至平稳。
2. 每 6 小时通过观察窗观察空肠血运情况，5 天后封闭观察窗。
3. 术后 24 小时酌情鼻饲温盐水，排气后鼻饲流质饮食。
4. 术后 48~72 小时观察颈部引流量，每日少于 15ml 可拔除引流管。
5. 术后 10 天经口进半流质饮食。

【术后病理】

（下咽）鳞状细胞癌，癌组织部分退变坏死并显著多核巨细胞反应。

左颈部淋巴结（3/34）、右颈部淋巴结（0/33）、左咽后淋巴结（0/2）、双气管食管沟均未查见转移癌，切缘未查见癌。

pTNM 分期：下咽癌（左梨状窝区 pT4N2bM0）。

【专家点评】

1. 下咽癌临床晚期（Ⅲ、Ⅳ）者约占 80%，对晚期下咽癌均需综合治疗。目前主要的治疗方式包括术前诱导化疗、同步放化疗＋手术，手术＋术后辅助放疗／放化疗，术前计划性放疗＋手术等，靶向治疗在下咽癌综合治疗中，尤其在复发及转移患者的作用也渐受到重视。

2. 对于局部晚期的 T4a 下咽癌病例，手术＋术后辅助放疗／放化疗仍为治疗的首选模式，但对于肿瘤外侵明显，颈部转移灶广泛，肿瘤与颈动脉、颈前软组织及椎前肌肉广泛粘连者，采用术前计划性放疗／同步放化疗对控制肿瘤生长趋势，获得更好的手术安全界限，提高局部控制率有较好作用。本例患者在进行术前计划性同步放化疗后，肿瘤虽仍有残留，但与颈总动脉、椎前肌肉等重要结构粘连减轻，根治手术仍按放疗前范围进行，以获得更好的局部控制率。

3. 术前放疗 50Gy 后，进行游离空肠移植修复，我院经验显示并不影响空肠成活率，术后发生咽瘘、吻合口狭窄等并发症的概率无明显增加。

4. 我院既往资料显示，下咽癌患者发生咽后淋巴结转移的概率在 17.7% 左右，对于下咽后壁癌，T3~T4 期梨状窝癌，颈部 N2b 以上淋巴结转移者，均应重视行咽后淋巴结清扫，提高下咽癌的颈部控制率及总体生存率。

5. 随访中要注重对患者术后的情绪及精神状态的关注，并进行积极干预与引导。

（吕正华　徐　伟）

【病例简介】

患者男性，64岁。因咽痛伴吞咽阻挡感3个月，发现左颈部淋巴结肿大1周住院治疗。患者3个月前无明显诱因出现咽痛、咽部异物感及吞咽阻挡感，饮水偶有呛咳。无咳嗽咳痰，无声音嘶哑，无喘息及呼吸困难，无发热。曾自服抗炎及中成药治疗，效果差。1周前发现左侧颈部淋巴结肿大，约核桃大小，质硬。为进一步治疗收入我科。发病以来，精神尚可，食欲尚可，大小便基本正常，体重无明显变化。

既往有烟酒史，吸烟15~20支/天，饮酒6~8两/天。否认家族肿瘤遗传病史。

【影像学及特殊检查】

1. 2016年5月12日颈胸部增强CT　双侧杓会厌皱襞、环后可见软组织密度肿物，累及颈段食管（图28-1），增强扫描呈轻度不均质强化，左侧颈部胸锁乳突肌内侧肿大淋巴结影，密度欠均匀，边界不清，大者约3cm×2.5cm，增强扫描呈轻度强化（图28-2）。

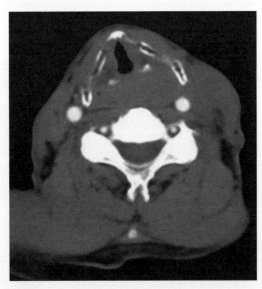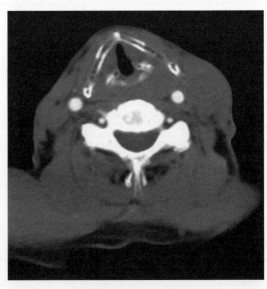

图28-1　颈胸部增强CT示双侧杓会厌皱襞、环后可见软组织密度肿物

图28-2　颈胸部增强CT示左侧颈部胸锁乳突肌内侧肿大淋巴结影

2. 间接喉镜检查　见双侧杓状软骨及环后外生型菜花样新生物，表面可见溃疡。喉内黏膜光滑，双侧声带活动受限。

【入院诊断】

下咽癌左颈淋巴结转移（T2N2M0）。

【病程记录】

2016 年 5 月 13 日主任（副主任）医师查房记录：患者一般情况可，下咽肿物活检病理诊断示鳞状细胞癌，胃镜检查示下咽肿物已累及颈段食管入口。主任医师查房：结合影像检查和病理诊断，术前诊断下咽癌（环后区 T3N2M0），肿瘤切除后下界位于胸廓上口以上，可行游离空肠移植重建下咽及颈段食管。定于明日全身麻醉下行双侧颈部改良性淋巴结清扫 + 全喉全下咽颈段食管切除 + 游离空肠移植术。完善术前常规准备，充分向患者家属交代病情及手术风险，重点强调术后血管危象、移植空肠坏死二次开腹取肠、咽瘘可能，与患者及家属进行术前谈话并签署知情同意书。

【治疗经过】

2017 年 5 月 14 日全身麻醉下行双侧改良根治性颈清扫 + 全喉全下咽颈段食管切除 + 左侧甲状腺切除 + 游离空肠移植术。术中见肿瘤原发于环后区，外生菜花样，累及双侧披裂及杓间区，向下累及左侧咽侧壁、梨状窝尖（图 28-3），颈段食管约 1cm 受累，累及食管肌层，与左侧甲状腺有粘连。双颈部可见沿颈内静脉分布多发肿大淋巴结，大者位于左侧颈动脉分叉处，约 3cm，质硬，包膜外侵犯，侵犯胸锁乳突肌，与颈内静脉略有粘连，可锐性剥离。

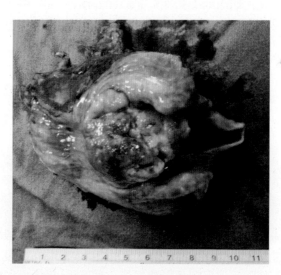

图 28-3 术中切除标本

患者取仰卧位，经口插管全麻。置胃管，导尿。常规消毒铺巾，取颈部 U 形切口，颈阔肌下翻皮瓣，清扫双侧颈部 II ~ V 区淋巴结及脂肪结缔组织。左侧切除胸锁乳突肌，保留双侧颈外静脉、颈内静脉及副神经，同时切除左侧颌下腺，解剖左侧面动脉备用。沿颈白线切开，切断舌骨上下肌群，切除舌骨，切断左侧带状肌上下端的附着。切断甲状腺峡部，结扎切断左侧甲状腺周围血管。结扎切断双侧喉上神经血管束，会厌谷进路切开咽腔,于舌骨上缘水平横断咽腔,下方于第3~4气管环间切断,分离气管与食管的粘连,将气管向上掀起,于肿瘤下缘约2cm处横断食管,沿椎前筋膜将气管食管一并掀起,将全喉全下咽、颈段食管及左侧甲状腺一并切除。沿颈内动脉内侧向上分离,显露交感神经干,将口咽后壁向上内拉起,清扫咽后间隙淋巴结,上至颅底。气管断端颈前造瘘,食管断端暂时封闭。开腹距屈氏韧带下25cm处截取肠系膜血管发育良好的长约15cm的空肠肠管,沿空肠蠕动方向将肠管移植至颈部,肠系膜铺于左侧。将肠系膜动脉与左侧面动脉端端吻合,肠系膜静脉与颈外静脉端端吻合。调整肠系膜血管位置,截除两端多余空肠,置入胃管。分别空肠上下端与口咽及食管断端的端端吻合,外侧加固一层。生理盐水、碘伏冲洗术野,放置负压引流管两根,皮肤留置观察窗。逐层缝合切口。患者清醒后更换全喉气管套管,安返病房。

【术后处理】

1. 监测生命体征,预防感染、抗反流及补液支持治疗。
2. 每6~8小时观察空肠血运情况,术后5天封闭观察窗。
3. 术后48~72小时或引流量每日少于20ml可拔除引流管。
4. 术后第2天试鼻饲温盐水,肠道恢复排气后行鼻饲流质饮食。
5. 术后10天试经口进软食。

【术后病理】

下咽鳞状细胞癌Ⅱ级,切面的面积3.5cm×(0.6~1.1)cm,癌组织累及左侧杓会厌皱襞,左颈淋巴结3/20查见转移癌,并查见癌结节1枚,切面积3.2cm×2.4cm,累及周围骨骼肌。右颈淋巴结1/25查见转移癌,左、右咽后淋巴结未查见癌。切缘及左侧甲状腺组织未见癌。

【术后随诊】

1. 术后3个月复查,X线胸片未见异常,食管钡餐见吻合口无狭窄,甲状腺功能正常。
2. 术后半年复查颈胸部强化CT,现已随访11个月无异常。

【专家点评】

1. 环后癌易早期累及颈段食管,肿瘤切除后多造成下咽及颈段食管的环周缺损。对于食管下切缘位于胸廓上口以上的环周缺损,采用游离空肠移植修复是很好的选择。

2. 除颈段食管受侵切除后致下咽环周缺损外,对于梨状窝肿瘤向下扩展至梨状窝尖并外侵明显,或肿瘤向后累及下咽后壁过中线,考虑切除后对侧梨状窝黏膜残留十分狭窄者,山东省耳鼻喉医院经验多不再保留狭窄的残余黏膜以胸大肌皮瓣或游离皮瓣修复,而采用全下咽或全下咽颈段食管的环周切除。本院既往264例下咽癌资料中,环周切除患者(112例)比例占42.4%,而术后再发生局部复发者仅为4例,显示了良好的局部控制率。

3. 游离空肠移植代下咽颈段食管手术较符合消化道的生理功能,游离空肠段本身为管状,与口咽及颈段食管下切缘吻合较简便。对于受区血管的选择,本院的经验为动脉多选择面动脉，其次为甲状腺上动脉；静脉多选择颈外静脉，其次为面静脉。

4. 空肠移植术技术成熟，术后吻合口狭窄及咽瘘的发生率均较低，本院经验空肠一次移植成活率在98%以上。由于空肠解剖结构的原因，进食吞咽速度较普通全喉切除患者慢。宜进软食，避免硬性尖锐食物划伤空肠黏膜致出血的可能。

5. 行空肠移植术患者术后练习食管发音较普通全喉切除术后患者成功率低，也可根据患者不同情况选择电子喉或气动人工喉练习发音功能。

6. 我院近年行游离空肠移植修复的下咽癌患者术后辅助放疗的剂量为50~56Gy，并无空肠坏死发生，考虑可能与空肠移植后颈部环境及血供方式的改变有关。术后放疗剂量虽未达到 NCCN 指南推荐的 60~64Gy 的下咽癌术后辅助放疗剂量，但术后原发灶复发率只有2.9%，仍获得了很好的局部控制率。

（吕正华　徐　伟）

【病例简介】

患者男性，39 岁。因咽部疼痛 5 月余，进食阻挡感伴声音嘶哑 20 余天住院治疗。患者 5 个月前患者无明显诱因出现咽部疼痛，伴咽部异物感，进食时疼痛明显；无进食呛咳及进食阻挡；无喘息憋气，无声音嘶哑，在当地医院对症及抗炎治疗，效果差。20 余天前出现进食阻挡感，半流质食物咽下尚可，疼痛程度尚可忍受，同时偶有声音嘶哑，无咯血，无呼吸困难。当地医院行电子喉镜检查示：右侧梨状窝及环后区菜花样肿物，右侧声带活动受限。为进一步诊治前来本院就诊。门诊以"下咽肿瘤"收入我科。患者发病以来精神尚可，大小便正常，述体重减轻 3kg。患者既往吸烟 20 余年，约 20 支 / 日；饮酒 13 年，经常饮啤酒，约 3000ml/d；否认家族成员肿瘤性疾病史，否认遗传性疾病家族史。

【影像学及特殊检查】

1. 2016 年 7 月 6 日本院电子喉镜检查　鼻咽部结构完整，黏膜光滑。口咽双侧扁桃体未见肿大。舌根部淋巴滤泡略增生。环后区及右侧梨状窝菜花样肿瘤，左侧梨状窝黏膜粗糙，肿瘤向上累及右侧披裂及杓间区，向下累及食管入口。右侧声带活动受限（图 29-1）。

2. 活检病理　下咽（环后区）鳞状细胞癌。

3. 2016 年 7 月 6 日颈胸部强化 CT　环后区软组织密度影，强化明显，肿瘤累及双侧梨状窝、向下至颈段食管（图 29-2）。双侧颈部见散在淋巴结，无明显强化。

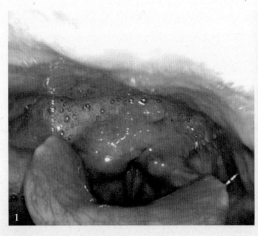
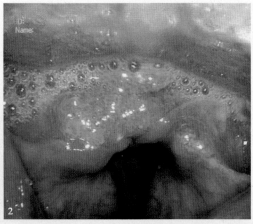

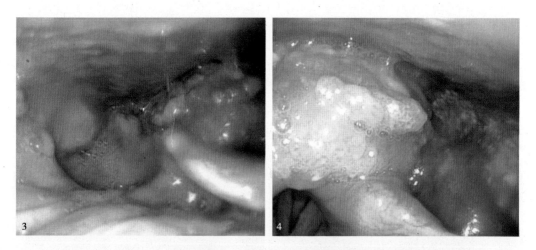

图 29-1　电子喉镜示下咽环后区及右侧梨状窝菜花样肿瘤

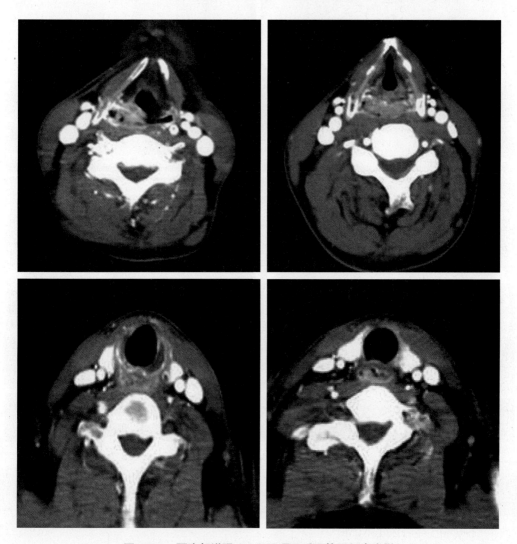

图 29-2　颈胸部增强 CT 示下咽环后区软组织密度影

影像学诊断：符合下咽癌累及颈段食管，双侧颈部散在淋巴结肿大。

4. 2016 年 7 月 7 日电子胃镜检查　距门齿 24cm 见不规则隆起，突向食管腔内，表明充血，累及食管腔周 2/3；食管下段距门齿 38cm 见类圆形橘红色黏膜病变，给予活检；病理报告：（距门齿 24cm）鳞状上皮原位癌，（距门齿 38cm）小片鳞状上皮及贲门黏膜。

5. 2016 年 7 月 8 日颈部 B 超　甲状腺回声均匀，双颈未见明显肿大淋巴结。

6. 2016 年 7 月 10 日上消化道钡餐透视　下咽部充盈缺损，考虑下咽肿瘤占位（图 29-3）。

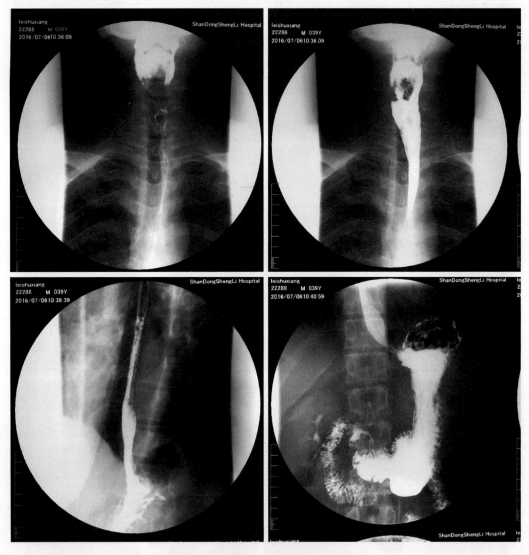

图 29-3　上消化道钡餐示下咽部充盈缺损

【入院诊断】

1. 下咽癌（环后区 T4N0M0）。

2. 中段食管癌。

【病程记录】

2016 年 7 月 15 日主任医师查房记录：患者拟行全麻下食管肿瘤黏膜内剥离术（ESD），术中见食管距门齿 24~27cm 处黏膜隆起、粗糙糜烂，NBI 提示新生血管，卢戈氏液不着色，范围超过食管周大于 2/3、接近环周。考虑术后食管瘢痕狭窄可能性大，不宜做 ESD 手术；结合患者影像学检查结果。主任医师查房：考虑下咽肿瘤范围较大，累及食管入口，且中段食管原位癌，不适合内镜手术；可限期行"双侧颈淋巴结清扫 + 全喉、全下咽切除 + 食管内翻剥脱胃上提胃咽吻合术"。术前常规准备，充分向患者及家属交代病情及手术风险，进行术前谈话并签署知情同意书。

【治疗经过】

2016 年 7 月 20 日全麻下行双侧颈淋巴结清扫 + 全喉全下咽切除 + 食管内翻剥脱胃上提胃咽吻合术。

患者取仰卧位，经口插管全麻。置垫肩，头后仰，置胃管，导尿。消毒颈、胸、腹术区，取颈前 U 形切口，颈阔肌深面上下分离皮瓣，护皮固定。双侧颈部行 Ⅱ~Ⅳ 区淋巴结清扫，保留颈内静脉、副神经、胸锁乳突肌及部分颈丛。沿正中白线切开，分离双侧胸骨舌骨肌，切断舌骨上下肌群，切除舌骨。结扎切断甲状腺峡部，将甲状腺腺叶向两侧分离，显露食管侧缘及咽缩肌。自第 3、4 气管环间切开气管，气管颈前造瘘。清扫双侧气管食管沟淋巴结，切断喉返神经。于舌骨水平结扎喉上动静脉血管，会厌谷入路横断咽腔，沿咽后间隙向下分离，游离颈段食管，切断迷走神经食管束支。

腹部自剑突至脐部正中切口，胃网膜血管弓外游离胃结肠、胃脾韧带，结扎切断胃网膜左及胃底血管，肝胃韧带血管弓外游离切断胃左血管，游离切断贲门食管周围血管结缔组织，自下而上钝性分离纵隔食管床与食管上方游离部分相通。贲门处切断食管，胃端缝合。经颈部食管置入胃管，引导无菌带至颈部，下端与食管贲门断端缝合，上提将全食管内翻剥脱，连同全喉全下咽一并切除，胃体经食管床上提至颈部，胃底与咽部对位吻合，外层加固。冲洗术野，置负压引流管，逐层缝合切口，患者清醒后更换硅胶全喉气管套管，安全返回病房。

【术后处理】

1. 监测生命体征；给予预防感染、抗反流及补液支持治疗。
2. 注意切口及引流情况；引流量每日少于 20ml 可拔除引流管。
3. 气管切开护理，保持气道通畅及气道湿化。
4. 术后 8-10 天适时给予经口进食，少食多餐。
5. 术后 2 周内限期行术后辅助性放疗。

【术后病理】

（下咽及颈段食管）鳞状细胞癌 Ⅱ 级 ［切面面积 7.5cm×（0.3~1.0）cm］。食管处下方 4.5cm 及 6cm 处查见鳞状细胞原位癌，肿物下方 9cm 处查见鳞状细胞原位癌，局灶呈鳞癌侵及黏膜肌层（镜测长度 0.8cm）。

左上纵隔淋巴结（2/4）、右上纵隔淋巴结（4/7）、右颈部淋巴结（1/30）查见转移癌；肿物周围淋巴结（0/2）、颏下淋巴结（0/3）、胃左淋巴结（0/5）、贲门旁淋巴结（0/5）、左咽后淋巴结（0/2）、右咽后淋巴结（0/1）、左颈部淋巴结（0/19）均未见转移癌。

pTNM 分期：下咽癌（环后区 pT4aN1M0）；食管癌（pT1aN2M0）。

【术后随诊】

术后每 3 个月复查，每半年行颈胸强化 CT 检查（图 29-4）。现已随访 1 年 10 个月，健在，无复发及转移。

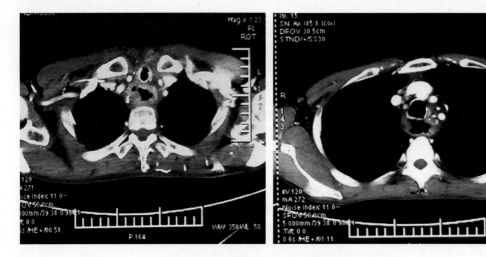

图 29-4　颈胸部增强 CT 示无肿瘤复发或转移

【专家点评】

1. 我院曾对住院治疗的 96 例下咽癌患者行电子胃镜检查，术前普通钡餐透视及胸部强化 CT 均未发现占位病变，而同期电子胃镜发现病变并病理证实存在食管及胃癌前病变或癌变者达 27.08%。可见下咽癌患者同期发生上消化道多原发癌变的比例是较高的。电子胃镜检查（白光观察、NBI 检查和卢戈氏液染色）能够有效的发现早期病变，推荐应作为下咽癌术前常规检查项目。

2. 对于早期食管孤立癌灶，可选择内镜下食管病变黏膜下剥离术（ESD 手术），术后 2 周待食管创面修复后再行下咽肿瘤手术；对于下端食管近贲门的病变，可同期行下咽癌切除＋下端食管或胃部分切除术；对于食管多发癌灶，或中下段食管病变不宜行内镜切除者，可选择全下咽全食管切除＋胃上提咽胃吻合术。

3. 下咽癌易早期发生淋巴结转移，此例患者术前颈部触诊及 CT 均未提示颈部淋巴结转移征象。考虑下咽癌隐匿性转移比例高，患者局部肿瘤病期较晚，给予双侧颈淋巴结清扫，术后病理证实右侧颈部 1/30 查见转移。同时该患者存在食管多发早期癌变病灶，也需一并行气管食管沟及上纵隔淋巴结清扫，术后病理证实双侧上纵隔淋巴结存在多发转移。

（吕正华　徐　伟）

参 考 文 献

1. Mahul BA, Stephen E, Frederick LG, et al.AJCC Cancer Staging Manual ［M］.8th ed.NewYork：Springer, 2016.

2. David G.Pfister, Sharon Spencer, David Adeistein, et al.NCCN Clinical Practice Guidelines in Oncology, Head and Neck Cancers, Version 1.2018–February 15, 2018.

3. 张宗敏，唐平章，徐震纲，等.下咽鳞癌不同治疗方案的临床分析［J］.中华肿瘤杂志，2005，27 （1）：48–51.

4. 中华耳鼻咽喉头颈外科杂志编辑委员会头颈外科组，中华医学会耳鼻咽喉头颈外科学分会头颈外科学 组.下咽癌外科手术及综合治疗专家共识［J］.中华耳鼻咽喉头颈外科杂志，2017，52（1）：16–24.

5. 唐平章，张宗敏，祁永发，等.303 例下咽癌的外科治疗及组织移植修复重建术的临床分析［J］.中华 耳鼻咽喉科杂志，2004，39（3）：166–170.

6. 张彬，唐平章，徐震纲，等.下咽环周缺损重建方法的选择［J］.中华耳鼻咽喉头颈外科杂志，2004， 39（7）：419–424.

7. 徐伟，吕正华，邹纪东，等.下咽颈段食管癌行游离空肠移植重建103例临床分析［J］.中华耳鼻咽 喉头颈外科杂志，2016，51（12）：914–917.

8. Kim SY, Rho YS, Choi EC, et al.Clinicopathological factors in fluencing the outcomes of surgical treatment in patients with T4a hypopharyngeal cancer ［J］.BMC Cancer, 2017, 17（1）：904.

9. 张晴晴，倪晓光，贺舜，等.下咽癌伴有同时性食管癌的危险因素及生存分析［J］.中华耳鼻咽喉头 颈外科杂志，2017，（10）：749–754.

10. 倪晓光，贺舜，高黎，等.窄带成像内镜在喉咽癌早期诊断中的应用［J］.中国耳鼻咽喉头颈外科， 2009，16（10）：550–554.

11. 周梁.环状软骨上喉部分切除术［J］.临床耳鼻咽喉头颈外科杂志，2013，27（1）：1–3.

12. 温树信，王斌全.从 2014 年美国国家综合癌症网诊疗指南看下咽癌的治疗［J］.中华肿瘤杂志， 2015（8）：637–663.

13. 吕正华，徐伟，洒娜，等.咽后淋巴清扫术在咽癌治疗中意义［J］.中华耳鼻咽喉头颈外科杂志， 2018，53（5）：359–363.

14. 田家军，徐伟，吕正华，等.电子胃镜在下咽鳞状细胞癌术前检查中的应用［J］.中华耳鼻咽喉头颈 外科杂志，2018，53（4）：292–295.

15. 马丹，杨帆，廖专，等.中国早期食管癌筛查及内镜诊治专家共识意见（2014 年，北京）［J］.中华 消化内镜杂志，2015，20（4）：220–240.

参 考 文 献

口 咽 癌

病例 30　口咽侧壁鳞癌根治性放疗

【病例简介】

患者男性，52 岁。因发现口咽部肿物 5 个月于 2016 年 11 月 2 日收住院治疗。患者 5 月前因吞咽异物感发现左侧口咽部肿物，无吞咽疼痛，当地医院就诊考虑为"口腔溃疡"，抗炎治疗后症状稍缓解；1 个月前发现肿物较前增大，伴有张口困难，伸舌受限，遂至本院就诊，电子鼻咽喉镜检查提示"左侧磨牙后及左侧软腭和腭舌弓可见溃疡型肿物，与邻近舌根关系密切，侵及左侧扁桃体"，活检病理提示鳞状细胞癌；口腔 MRI 提示"口咽左侧壁肿物，考虑恶性，向外侵犯左侧咽旁间隙，贴邻左侧翼内肌，向下与左侧扁桃体关系密切；双侧颌下、颈深多发淋巴结，即以"口咽鳞癌"收入放疗科拟行放疗。自发病以来，精神、饮食可，体重无明显变化。既往有高血压病病史，自行口服降压药物，血压控制平稳；其母亲患乳腺癌，健在。

【影像学及特殊检查】

1. 2016 年 9 月 30 日颈胸部 CT　检查所见：双侧扁桃体饱满，边界欠清楚（图 30-1）。双侧颈静脉链周围、颌下、颏下多发肿大淋巴结，大者短径约 1.0cm，余颈部、纵隔及肺门未见明确肿大淋巴结。鼻咽、下咽、喉及甲状腺未见明确异常。双肺未见明确结节及实变影。未见胸腔积液及心包积液。

影像学诊断：扁桃体饱满，请结合 MR。颈部淋巴结转移，侵犯左侧咽旁间隙，请结合临床。

2. 2016 年 10 月 8 日电子鼻咽喉镜　检查所见：鼻腔进镜顺利。鼻咽部结构完整，黏膜光滑，未见明显异常。经口观察，硬腭基本平整，左侧磨牙后区及左侧软腭和腭舌弓可见溃疡型肿物（活检）（图 30-2），与

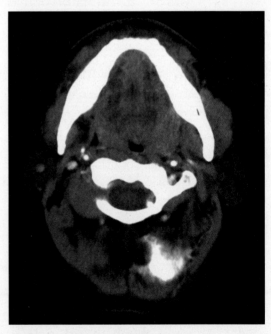

图 30-1　颈胸部 CT 示双侧扁桃体饱满，边界欠清楚

邻近舌根关系密切，左侧扁桃体处可见溃疡，可疑侵及。口咽右侧壁未见明显异常。舌根部基本平整。下咽及喉部结构完整，未见明显异常。声带活动正常。

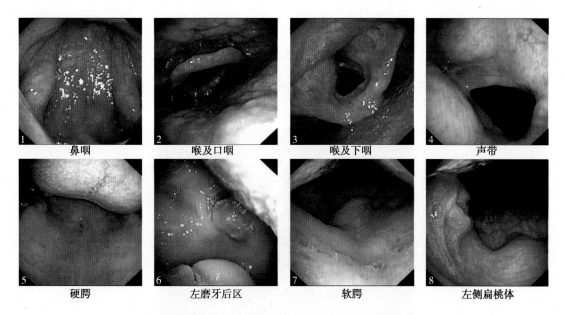

| 1 鼻咽 | 2 喉及口咽 | 3 喉及下咽 | 4 声带 |
| 5 硬腭 | 6 左磨牙后区 | 7 软腭 | 8 左侧扁桃体 |

图 30-2　电子鼻咽喉镜见左侧磨牙后区及左侧软腭和腭舌弓可见溃疡型肿物

内镜诊断：口咽左侧壁肿物（性质待病理检查），考虑为癌，侵及左侧磨牙后区。

3. 2016 年 10 月 10 日活检病理　（口咽左侧壁肿物）鳞状细胞癌。

4. 2016 年 10 月 8 日颈部超声　检查所见：双上颈、颌下及颏下见多个低回声结节，内见淋巴门结构，右侧大者约 1.88cm×0.82cm（图 30-3A），左侧大者约 1.48cm×0.81cm（图 30-3B），余双颈未见明显肿大淋巴结。

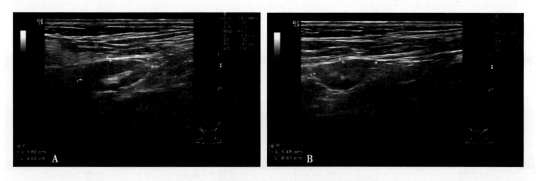

图 30-3　颈部超声示左侧颈部低回声结节

超声诊断：双上颈、颌下、颏下区可见淋巴结，倾向良性。

5. 2016 年 10 月 19 日口腔 MRI　检查所见：口咽左侧壁肿物，约 2.3cm×1.8cm×2.3cm，T_1WI 呈等信号，T_2WI/FS 呈稍高信号，DWI 扩散受限，增强扫描明显不均匀强化，肿物向外侵犯左侧咽旁间隙及左侧翼内肌，向下与左侧扁桃体关系密切（图 30-4）。双侧颌下、颈深多发淋巴结，大者短径约 0.8cm。

影像学诊断：

（1）口咽左侧壁肿物，考虑恶性，向外侵犯左侧咽旁间隙，贴邻左侧翼内肌，向下与左侧扁桃体关系密切。

（2）双侧颌下、颈深多发淋巴结，请随诊。

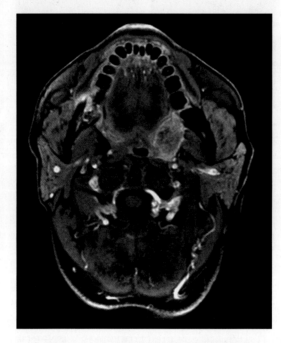

图 30-4　口腔 MRI 示口咽左侧壁肿物

6. 2016 年 10 月 20 日电子胃镜检查　检查所见：食管黏膜粗糙且碘染色后可见散在阳性灶（于距门齿约为 34cm 3 点位处活检 1 块），距门齿约为 36~38cm 食管至交界线可见条形糜烂灶（图 30-5），食管胃交界线距门齿约为 38cm。贲门、胃底及胃体未见明显异常，胃窦部黏膜充血、水肿、粗糙，幽门充血、水肿。所见十二指肠未见明显异常。

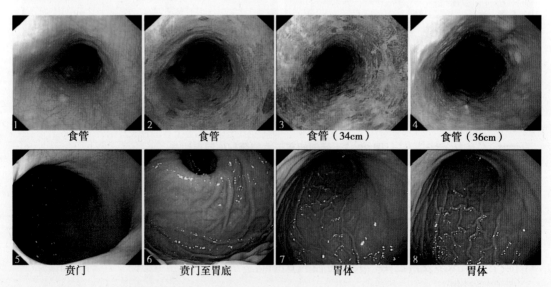

图 30-5　电子胃镜见黏膜粗糙且碘染色后可见散在阳性灶；食管至交界线可见条形糜烂灶

内镜诊断：

（1）食管碘染色后阳性灶，建议密切随诊，定期复查。

（2）反流性食管炎，建议对症治疗，治疗后复查。

7. 2016 年 10 月 21 日活检病理　（食管）鳞状上皮黏膜组织慢性炎症伴轻度不典型增生。

【入院诊断】

左侧口咽侧壁鳞癌（T4aN0M0）。

【治疗经过】

1. 主任查房记录

（1）简要病史：患者 5 个月前无意中发现左侧口咽部肿物，大小约 1cm×1cm×1cm，伴有吞咽异物感，无吞咽疼痛，至当地医院就诊考虑为"口腔溃疡"，外用抗炎治疗后症状可缓解，1 个月前发现肿物较前增大，伴有张口困难，伸舌受限，遂至本院就诊，行纤维鼻咽喉镜检查及病理活检提示鳞状细胞癌。今以"口腔鳞癌"收入本科拟行放疗。

（2）汇报病史后，主任医师认为患者原发病灶累及左侧磨牙后区、翼内肌、软腭、舌根，T 分期 T4a，GTVp 磨牙后区靶区范围外扩多一些，CTV1 对侧咽旁间隙过渡平缓些；治疗方案应同步放化疗，充分与患者及其家属沟通同步放化疗相关不良反应。靶区范围：靶区 1：GTVp，包括：左侧口咽侧壁肿物，包括部分软腭，受累舌根，磨牙后三角，左侧咽后壁及翼内肌，外括 3mm 形成 PGTVp。靶区 2：GTVnd，包括双侧 Ib、Ⅱ 区肿大淋巴结。靶区 3：CTV1，包括 GTVp 及周围邻近软组织，GTVnd 及咽后淋巴结区，双侧 Ib、Ⅱ、Ⅲ、Va 区淋巴结，CTV1 外放 3mm 形成 PTV1；CTV2：双侧 Ⅳ、Vb 区淋巴结，CTV2 外放 3mm 形成 PTV2。靶区提交科查房，同时勾画正常器官。

（3）处方剂量：95%PGTVp 69.96Gy/2.12Gy/33f；95%GTVnd 69.96Gy/2.12Gy/33f；95%PTV1 60.06Gy/1.82Gy/33f；95%PTV2 50.96Gy/1.852Gy/28f。

2. 科查房记录

（1）简要病史汇报：患者 5 个月前因吞咽异物感发现左侧口咽部肿物，当地医院就诊考虑为"口腔溃疡"，抗炎治疗后症状可缓解；1 个月前发现肿物较前增大，伴有张口困难，伸舌受限，遂至本院就诊，纤维鼻咽镜检查及病理活检提示鳞状细胞癌。以"口咽鳞癌"收入我科拟行放疗。

（2）临床查房记录资料：VAMT 计划、治疗方案。

（3）发言记录

1）医师汇报：靶区实际受量：PGTVp 99.67%69.96Gy/2.12Gy/33f；GTVnd97.54% 69.96Gy/2.12Gy/33f；PTV1 95.76%60.06Gy/1.82Gy/33f；PTV2 94.78%50.96Gy/1.852Gy/28f。

2）重要危及器官受量：脊髓 Dmax：32.56Gy；脊髓 PRV Dmax：37.89Gy；脑干 Dmax：36.30Gy；脑干 PRV Dmax：39.20Gy；腮腺：左侧 V30=44.3%，Mean dose=30.04Gy；右侧 V30=42.78%，Mean dose=29.21Gy；颞颌关节左 Dmax：35.79Gy；右 Dmax：8.14Gy；下颌骨：左 Dmax：62.17Gy；右 Dmax：59.13Gy；喉 Dmax：56.05Gy；气管 Dmax：40.13Gy；甲状腺 V40=54.08%。

3）结论：①治疗方案：同步放化疗；②放疗计划：靶区适形度好，周围危及器官无明显超量；③治疗注意事项：注意患者口腔黏膜放疗反应，及相关同步放化疗毒性反应。

3. 放射治疗　2016年11月11日至2016年12月26日行 VMAT 放射治疗，2016年11月15日至2016年11月17日、2016年12月6日至2016年12月8日"顺铂50mg/天 d1~d3"方案同步化疗。

4. 疗中评估

（1）2016年12月13日口腔 MRI 检查："口咽癌同步放化疗中"复查，与2016年10月19日 MR 图像比较：①口咽左侧壁肿物，较前缩小，现大小约1.9cm×1.0cm，T_2WI/FS 呈稍高信号，增强扫描不均匀强化，肿物向外侵犯左侧咽旁间隙及左侧翼内肌，向下与左侧扁桃体关系密切（图30-6），请继续随诊。②双侧颌下、颈深多发淋巴结，大者短径约0.7cm，请随诊。

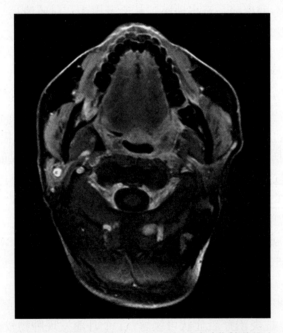

图 30-6　复查口腔 MRI 示口咽左侧壁肿物较前缩小

（2）2016年12月13日电子内镜检查：口咽癌放疗23次复查，鼻腔进镜顺利。鼻咽部黏膜充血，表面平整，可见有分泌物。经口观察，左侧磨牙后区肿物较前消退明显，局部仍显肿胀，不平整。左侧扁桃体区肿物较前消退明显，较前变平，略显隆起（图30-7）。软腭水肿明显。下咽及喉部未见明显异常。声带活动正常。

内镜诊断：口咽癌放疗中，左侧磨牙后区及左侧扁桃体区肿物较前消退明显，现可见略隆起。

（3）2016年12月19日头颈 MDT 查房考虑患者疗中复查提示肿瘤消退良好，尽管仍有残留，但边界较前清晰，预计放疗疗效较好，目前手术治疗难以保留器官功能，建议暂不行手术治疗，继续放疗达根治量。疗末若仍有残留，休息后可行手术挽救。

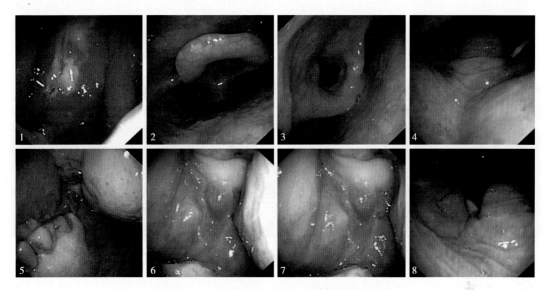

图 30-7　电子内镜见口咽左侧壁肿物较前缩小

5. 疗终总结

（1）治疗目的：根治性放疗。

（2）同步化疗：方案：顺铂 50mg/ 天，第 1~3 天；周期数：2 周期；末次化疗时间：2016 年 12 月 6 日：同步累积化疗剂量：300mg。

（3）靶区范围及剂量：PGTVp 69.96Gy/33f/46d；GTVnd69.96Gy/33f/46d；CTV1（颈高危区）60.06Gy/33f/46d；CTV2（预防照射区）59.36Gy/28f/39d。

（4）疗终肿瘤情况：残存。

（5）疗末评估

1）2017 年 1 月 11 日电子内镜检查：口咽癌放疗末复查，鼻腔进镜顺利。鼻咽部有分泌物，黏膜略充血，未见明显异常。经口观察，左侧磨牙后区基本变平，略肿胀。左侧扁桃体处肿物似消退，肿瘤已不具体（图 30-8）。舌根部基本平整。下咽及喉部未见明显异常。声带活动正常。

内镜诊断：口咽癌放疗末，左侧磨牙后区和左侧扁桃体处肿物已不具体，基本变平，注意随诊。

2）2017 年 1 月 12 日口腔 MRI 检查："口咽癌同步放化疗中"复查，与 2016 年 12 月 13 日 MR 图像比较，口咽左侧壁肿物较前缩小，现大小约 1.5cm×1.0cm，T2WI/FS 呈稍高信号，增强扫描不均匀强化，肿物向外侵犯左侧咽旁间隙及左侧翼内肌，向下与左侧扁桃体关系密切（图 30-9），请继续随诊。双侧颌下、颈深多发淋巴结，大者短径约 0.7cm，请随诊。

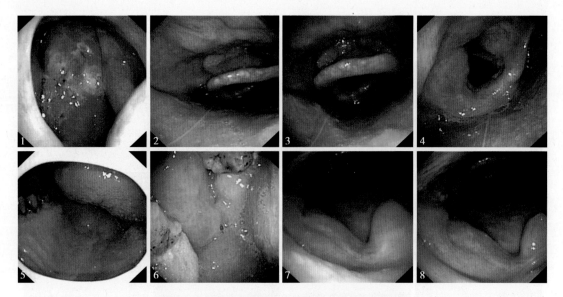

图 30-8　电子内镜见左侧扁桃体处肿物似消退

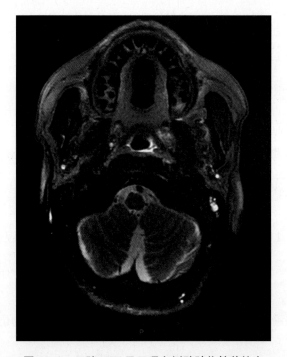

图 30-9　口腔 MRI 示口咽左侧壁肿物较前缩小

【放疗后注意事项】

1. 1 个月后返院门诊复诊。

2. 保护放射野内皮肤，减少摩擦，保持干燥，加强营养，检测血常规。

3. 患者放疗结束复查仍有少许病灶残留，疗后复查密切留意，必要时手术治疗。

【术后随诊】

1. 2017 年 3 月 16 日口腔 MRI 检查　"口咽癌同步放化疗中"复查，与 2017 年 1 月 12 日 MR 图像比较：

（1）口咽左侧壁肿物现已显示不清，局部仅见口咽壁略增厚，T_2WI/FS 呈稍高信号，增强扫描中等强化，左侧咽旁间隙仍较模糊，并可见轻度强化（图 30-10），上述请结合镜检并继续随诊。

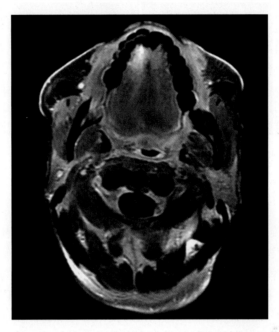

图 30-10　口腔 MRI 示口咽左侧壁肿物现已显示不清，局部仅见口咽壁略增厚

（2）双侧颌下、颈深多发淋巴结，大者短径约 0.5cm，请继续随诊。

2. 2017 年 3 月 17 日电子内镜检查　口咽癌放疗后 2 月余复查，鼻腔进镜顺利。鼻咽部结构完整，黏膜光滑，未见明显异常。经口观察，硬腭及软腭光滑，左侧扁桃体区基本平整，未见明显肿瘤征象（图 30-11）。舌根部淋巴滤泡略增生。下咽及喉部黏膜略水肿，声带活动正常。

内镜诊断：口咽癌放疗后，口咽左侧壁基本恢复平整，未见明显肿瘤征象。

3. 2017 年 9 月 18 日电子内镜检查　"口咽癌放疗后 9 月余"，鼻腔进镜顺利。鼻咽部结构完整，黏膜光滑，未见明显异常。经口观察，硬腭及软腭光滑，左侧扁桃体区基本平整，未见明显肿瘤征象。舌根部淋巴滤泡略增生。下咽及喉部黏膜略水肿，声带水肿，双侧声带活动正常。

内镜诊断：口咽癌放疗后，口咽左侧壁基本平整，未见明显肿瘤征象。

4. 2017 年 9 月 20 日颈、口腔、口咽 MR　与 2017 年 3 月 16 日 MRI 比较：

（1）左侧口咽壁略增厚，左侧咽旁间隙略模糊，未见具体肿物，考虑治疗后改变，同前相仿。

（2）双侧颌下、颈深多发淋巴结，大者短径约 0.5cm，同前相仿，请继续随诊。

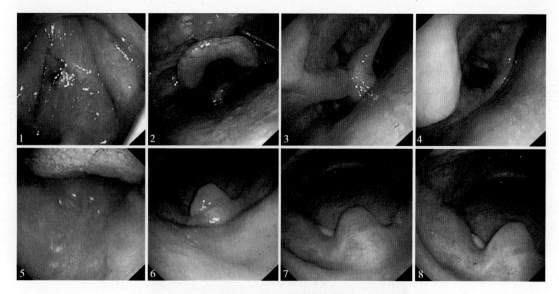

图 30-11　口咽癌放疗后电子内镜口咽左侧壁基本恢复平整

【专家点评】

口咽部原发肿瘤较少见，以恶性为主。口咽部可分为舌根、扁桃体区、软腭腹侧和咽后壁四个部分，各部发病和病理类型不尽相同。口咽部恶性肿瘤以鳞状细胞癌最多见，据美国调查资料，发病率接近 1.6/10 万，占全身恶性肿瘤的 0.5%。国内资料显示口咽鳞癌占全身恶性肿瘤 0.17%~1.2%，约占头颈肿瘤的 7.4%。口咽癌好发于 50~70 岁的男性。

不同部位的口咽癌临床表现上存在着一定程度的部位特征，但其主要临床表现基本相似，与溃疡型、外生型及浸润型 3 种生长类型有关：①异物感：口咽癌初起仅为咽部异物感，粗硬的食物通过时，略有不适或疼痛。②溃疡：口咽部鳞癌易发生溃疡，多为质硬，边缘隆起不规则、基底呈凹凸不平的浸润肿块，溃疡面波及整个肿瘤区。③疼痛：口咽癌早期无疼痛或仅为轻微触痛，当肿瘤溃疡时始出现较明显的疼痛，但疼痛程度不如炎症剧烈。常表现为牙痛、耳痛、咽痛等三叉神经支配区疼痛。④出血、张口困难，或呼吸吞咽困难：溃疡加深或溃烂时，局部可见渗血严重时可出现出血。如肿瘤侵及咽侧、侵犯翼内肌，可出现张口困难。随着肿瘤长大，因阻塞可产生呼吸及吞咽困难。⑤淋巴结转移：口咽癌初期症状不明显，而恶性程度较高，发展较快，容易发生颈部淋巴结转移，往往在颈部出现淋巴结转移灶时才就诊。

该患者初发症状为溃疡，给予常规治疗，放松了患者的警惕，误认为一般溃疡，导致 5 个月后出现张口困难才引起重视。对于口腔的一般良性溃疡，无论是咽侧壁，还是舌、口底或腭部，通过常规处理后 1 周左右可以愈合，但如果 1 周后溃疡不能愈合，建议到医院口腔科或耳鼻喉头颈外科，甚至专科医院复诊，必要时采取活检，以明确诊断，避免延误诊断和治疗。任何部位的肿瘤越早治疗，效果越好，甚至可以治愈。

目前，口咽部肿瘤主要采取放射治疗，主要是因为多数口咽部肿瘤分化较差，且 90% 以上的口咽癌病理类型为鳞状细胞癌。

2017 年 NCCN 指南第 2 版推荐：① T1~2N0~1 病变的口咽癌可选根治性放疗；或选择手术治疗，包括原发灶的切除，必要时同侧或双侧颈淋巴结清扫，术后病理如果出现结外侵犯、切缘阳性、pT3 或 pT4、N2 或 N3、Ⅳ 或 Ⅴ 区淋巴结转移、神经侵犯和脉管瘤栓等不良因素，一是再次手术，获得安全外科切缘。二是放射治疗或同步放化疗；而对 T2N1 病变可选择放射治疗和化疗，化疗 4 周期或放疗达 50Gy 时评估决定进一步放疗还是改变治疗计划而选择手术。② T3~4aN0~1 病变的口咽癌可选择同步放化疗，放疗达 50Gy 时评估决定进一步放疗还是改变治疗计划而选择手术；或选择直接手术，包括原发灶切除和颈部淋巴结清扫，术后无不良因素则给予放射治疗。术后病理如果出现转移淋巴结被膜外受侵、外科切缘阳性、pN2 或 pN3、Ⅳ 或 Ⅴ 区淋巴结转移、神经侵犯和脉管瘤栓等不良因素，应给予化疗和放射治疗；或选择诱导化疗和放疗，化疗 4 周期或放疗达 50Gy 时评估决定进一步放疗还是改变治疗计划而选择手术。③对任何 T 病变 N2~3 的口咽癌可选择同步放化疗或诱导化疗和放疗，化疗 4 周期或放疗达 50Gy 时评估决定进一步放疗还是改变治疗计划而选择手术；或选择手术，包括原发灶切除和颈部淋巴结清扫，术后无不良因素即随诊。术后病理如果出现转移淋巴结被膜外受侵、外科切缘阳性、神经侵犯和脉管瘤栓等不良因素，应给予化疗和放射治疗；或选择不同方式的临床试验。

而 2018 年 NCCN 指南第 1 版依据 p16（HPV）的表达，根据不同临床分期制定治疗方案，p16 阴性 T1~2N0~1 的患者推荐：①放射治疗。②原发灶手术治疗，伴或不伴颈淋巴结清扫，术后病理如果出现结外侵犯、切缘阳性、pT3 或 pT4、N2 或 N3、Ⅳ 或 Ⅴ 区淋巴结出现转移、神经侵犯和脉管瘤栓等不良因素，一是再次手术，获得安全外科切缘；二是放射治疗或同步放化疗。③对 T1~2N1 病变推荐放射治疗和化疗。④选择临床试验。

P16 阴性 T3~4aN0~1 患者推荐：①同步放化疗。②原发灶切除和颈部淋巴结清扫，无不良因素，即给予放疗；如出现不良因素，即给予化疗和放疗。③诱导化疗后放疗。④临床试验。

P16 阴性任何 TN2~3 患者推荐：①同步放化疗。②诱导化疗和放疗。③原发灶切除和颈部淋巴结清扫，对 N2a~b 和 N3，推荐同侧或双侧颈淋巴结清扫；对 N2c 推荐双侧颈淋巴结清扫，术后无不良因素，给予观察；术后出现不良因素，给予放疗和化疗。④临床试验。

P16 阳性 cT1~2cN0~1（单个淋巴结 ≤ 3cm）的患者推荐：①放射治疗。②原发灶切除，伴或不伴同侧或双侧颈淋巴结清扫，术后无不良因素，即给予观察；术后出现不良因素，依据不同的不良因素，给予再次手术，或放疗，或化疗。③对 T2，单个淋巴结 ≤ 3cm，给予放疗和化疗。④临床试验。

P16 阳性 cT3~4cN0~1（单个淋巴结 ≤ 3cm）推荐：①同步放化疗。②原发灶切除和颈部淋巴结清扫，术后无不良因素，即给予放疗；术后出现不良因素，依据不同不良因素，给予放疗或化疗。③诱导化疗和放疗。④临床试验。

P16 阳性任何 T、cN1（单个淋巴结 >3cm，或 2 枚以上同侧淋巴结 ≤ 6cm）、cN2~3 患者推荐：①同步放化疗。②诱导化疗和放疗。③原发灶切除和颈部淋巴结清扫，对 cN1~3（单侧）患者，推荐原发灶切除和颈部淋巴结清扫；对 cN2~3（双侧）患者，推荐原发灶切除和双侧颈部淋巴结清扫，术后无不良因素，给予观察；术后出现不良因素，依据不同的不良因素给予放疗或化疗。④临床试验。

该例患者局部病变通过影像检查界定 T4a，而区域淋巴结，CT 检查考虑颈部淋巴结转移，超声和磁共振检查均未考虑颈部淋巴结转移，最终临床界定为 T4aN0M0。通过多学科查房讨论决定给予同步放化疗，疗中评估，肿瘤消退良好，再次提交多学科查房讨论，继续放疗达根治量。治疗末若仍有残留，休息后可行手术挽救。治疗终磁共振评估，局部仍可见肿瘤残存，但休息 2 个月后复查磁共振，局部肿瘤已消退，因此，该患者避免了手术创伤，给予随诊观察。

中国医学科学院肿瘤医院 318 例口咽鳞状细胞癌患者治疗结果显示，颈部淋巴转移率较高，达 72.3%。其中单纯放疗 117 例（36.8%），手术联合术后放疗 66 例（20.8%），术前放疗联合手术 59 例（18.6%），同步放化疗 33 例（10.4%），放疗联合靶向治疗 20 例（6.3%），单纯手术治疗 16 例（5.0%）及诱导化疗联合单纯放疗 7 例（2.2%）。全组总的 3 年、5 年生存率分别为 58.4%、50.7%。经 Cox 同归模型多因素分析影响患者预后的独立危险因素为发病年龄（$P=0.034$）、性别（$P=0.024$）、长期吸烟及酗酒史（$P=0.008$）、放疗剂量（$P=0.046$）及临床分期（$P=0.001$）。放射治疗和外科手术挽救是主要治疗方式。

鉴于口咽癌具有两个特殊性，一是生长位置的特殊性，肩负着呼吸和吞咽的重要功能；二是组织类型的特殊性，90% 以上为鳞状细胞癌，且多数为低分化或未分化。以放射治疗为中心的同步放化疗或诱导化疗加放疗应作为首选，尤其近年来适形调强技术的应用，放疗副作用大大降低。手术治疗作为挽救性治疗措施，尽可能保留患者的生理功能，尤其近年来显微外科的应用，修复手段的增加，进一步扩大了手术适应证，提高了患者的生活质量。

（刘　皖　李正江）

病例 31　左口咽侧壁鳞状细胞癌

【病例简介】

患者男性，53 岁。因咽痛 1 个月 2008 年 4 月 29 日收入头颈外科。1 个月前患者无明显诱因出现咽部疼痛，呈持续性，吞咽时加重。无发热、咳血等，在当地医院检查示左侧磨牙后及舌根部溃疡，活检示高分化鳞癌，经本院病理会诊证实。为进一步诊治来本院。本院 CT 示左侧口咽侧壁扁桃体区软组织增厚并强化，侵犯舌根，咽旁间隙消失。超声示：左上颈多发肿大淋巴结，转移可能大。

既往史：否认家族肿瘤遗传病史；吸烟 40 余年，10 支 / 天；少量饮酒 20 余年。

【影像学及特殊检查】

1. 2008 年 4 月 24 日颈部 CT 检查　①口咽癌；②左上颈淋巴结肿大，请随诊。

2. 2008 年 4 月 24 日超声检查　左上颈可见多发性低回声结节，大者径约为 1.76cm，结节内见血流信号，右上颈可见一大小约为 0.85cm 低回声结节，余双颈未见明显肿大淋巴结。

超声诊断：

（1）左上颈多发性肿大淋巴结（LNM）。

（2）右上颈小淋巴结，随诊。

3. 2008 年 4 月 28 日会诊病理（左侧舌根及磨牙区）　取材较表浅，形态符合高分化鳞状细胞癌。

【入院诊断】

左口咽高分化鳞癌。

左颈转移（T3N2M0）。

【治疗经过】

2008 年 5 月 5 日在全身麻醉下，经颈口咽侧壁、部分舌根切除，下颌骨部分切除，胸大肌皮瓣修复，左颈清扫，气管切开术。

经右鼻腔插管全麻成功，碘伏消毒术野、铺巾，行颈部 T 形切口，游离皮瓣，先行左颈 I～V 区清扫，经口腔检查肿瘤，累及范围如下：肿瘤位于左磨牙后，累及牙龈、口底、舌扁桃体沟、舌根、软腭及扁桃体；舌根受侵大小约 1.5cm，肿瘤大小约 4.5cm，外侵翼内肌、咽旁软组织，与下颌骨不能分开。①首先经口腔于肿瘤外 1.5cm 处切开上磨牙后黏膜、软腭黏膜至中线、颊黏膜；内侧切开舌根内侧、前缘相应黏膜和黏膜下组织。②因肿瘤与下颌骨关系密切，可疑下颌骨受侵犯，决定切除部分下颌骨。经颈部剥离下颌骨，于左下第 5 牙齿处拔牙并断开下颌骨，另一处于髁突下断开，经颈部与口腔汇合，沿肿瘤外1.5cm 处切除肿瘤，同时断舌神经，保留舌下神经。③取磨牙后切缘、软腭切缘、下切缘、舌根切缘术中送冰冻，证实各个切缘阴性。冲洗伤口，彻底止血。④将制备好的胸大肌皮瓣经颈部转移至口咽软组织缺损，修复软腭、舌根、磨牙后缺损。伤口置引流管，关闭伤口。气管切开防止术后咽部肿胀引起呼吸困难。

【术后处理】

1. 监测生命体征。
2. 注意伤口及引流情况。
3. 观察皮瓣色泽。
4. 保持气管套管通畅。
5. 术后鼻饲混合奶等饮食。

【术后病理】

（左侧磨牙后、部分舌根、部分下颌骨、软腭）（左上磨牙后切缘）冰 1、（软腭切缘）冰 2、（下切缘）冰 3、（舌根切缘）冰 4：牙龈高 – 中分化鳞状细胞癌，部分区可见多核巨细胞反应。肿瘤侵犯横纹肌及小涎腺。未累及下颌骨骨膜及骨质。

左上磨牙后切缘、软腭切缘、下切缘及舌根切缘：未见癌。

淋巴结未见转移癌（0/39）：

（左侧ⅠA 区淋巴结）0/2

（左侧Ⅰ区淋巴结）0/5，另见涎腺组织。

（左侧Ⅱ区淋巴结）0/7

（左侧Ⅲ区淋巴结）0/7

（左侧Ⅳ区淋巴结）0/8

（左侧Ⅴ区淋巴结）0/10

【术后随诊】

1. 术后治疗　术后 1 个月回当地医院放疗，DT60Gy。
2. 2009 年 3 月 26 日鼻咽颈部 CT　"口咽癌术后"。

（1）口咽左侧壁、舌根左侧呈术后改变，局部见脂肪充填，未见异常强化结节或肿物。左颈呈术后改变，正常解剖结构消失。右侧颈深组、右侧颌下腺区见多发淋巴结，明显强化，大者约 1.0cm×0.7cm，请密切随诊。

（2）扫描范围内鼻咽、喉及甲状腺未见明确肿物。

3. 2010 年 5 月 20 日鼻咽部 CT　"左侧磨牙下肿瘤术后，放疗后"复查，与 2009 年3 月 26 日颈部 CT 图像比较：

（1）口咽左侧壁、舌根左侧呈术后改变，局部见脂肪充填，未见异常强化结节或肿物，同前相仿。

（2）右上硬腭、右上牙龈区新出现肿物，大小约 2.6cm×2.9cm，不均匀强化，病变向上侵犯上颌骨及上颌窦下壁，部分突入上颌窦内，考虑为恶性。

（3）左颈呈术后改变，正常解剖结构消失。右侧颈深组、右侧颌下腺区见多发小淋巴结，明显强化，同前相仿。颈部未见新出现肿大淋巴结。

（4）右侧上颌窦积液。鼻咽、喉及甲状腺未见明确肿物。

4. 2010 年 5 月 28 日颈部超声　左颈术后，左颈未探及明确肿大淋巴结。右侧颌下、上中下颈及右锁骨上见多发低回声结节，大者约 1.4cm×0.5cm，边界清楚，可探及较丰富血流信号。右颈多发肿大淋巴结。

5. 2010 年 5 月 27 日因右侧耳痛并发现右侧硬腭肿物 1 个月再次住院。再次活检示：鳞状细胞癌。查体：右上硬腭及齿龈见外凸性肿物，前缘达门齿，后界达软腭磨牙后三角上方，外界达齿龈，内界至中线，质硬，触痛明显。

再次在全麻下行气管切开，右上颈清扫，右侧下半上颌骨切除，游离腓骨肌皮瓣修复。尽管肿瘤切除彻底，修复满意，但肿瘤生长较快，估计预后较差，建议术后最后放化疗。

术后病理：

（1）右牙龈：牙龈高分化鳞状细胞癌，肿瘤侵及上颌骨及上颌窦底壁骨质。

（硬腭切缘）冰 1、（软腭切缘）冰 2、（磨牙后切缘）冰 3、（颊黏膜切缘）冰 4、（翼腭窝基底切缘）冰 5：未见癌。其中硬腭切缘鳞状上皮伴有假上皮瘤样增生。

（2）右颈淋巴结：未见转移癌（0/5）。左上颌窦黏膜：被覆纤毛柱状上皮的黏膜组织，未见癌。

6. 2010 年 9 月 1 日颈部 CT　"左侧下磨牙后肿瘤术后，放疗后，右上磨牙后鳞癌术后 3 个月"复查，与 2010 年 5 月 20 日颈部 CT 图像比较：

（1）口咽左侧壁、舌根左侧呈术后改变，局部见脂肪充填，未见异常强化结节或肿物，同前相仿。

（2）右侧硬腭、右上牙龈区、右侧上颌骨及上颌窦区呈术后改变，局部可见脂肪组织充填，局部未见明确异常强化肿物，请继续随诊。

（3）左颈呈术后改变，正常解剖结构消失。右侧颈深组、右侧颌下腺区多发小淋巴结，强化不明显，颈部未见新出现肿大淋巴结。

（4）右侧上颌窦积液，考虑炎症。鼻咽、喉及甲状腺未见明确肿物。

7. 2010 年 9 月 3 日电子喉镜检查　"左下磨牙后癌术后、放疗后 2 年，右上磨牙后癌术后 3 个月"，鼻腔进镜顺利。鼻咽部结构大致完整，表面基本平整。口咽部左、右侧壁黏膜略充血，大致平整。舌根部略显粗糙。下咽部黏膜充血，大致光滑。喉部结构基本完整，双侧声带活动正常。经口观察，可见硬腭及右侧上牙龈术后改变，可见修补皮瓣。左磨牙后三角处术后改变，基本平整，未见明显肿物（图 31-1）。硬腭及右侧上牙龈术后改变，可见修补皮瓣。左磨牙后三角处术后改变，基本平整，原手术局部未见明显病变复发征象。口咽左侧壁及舌根部黏膜略欠光滑，注意随诊。

8. 2012 年 4 月 20 日门诊复查，未见复发征象，以后未见复查资料，失访。

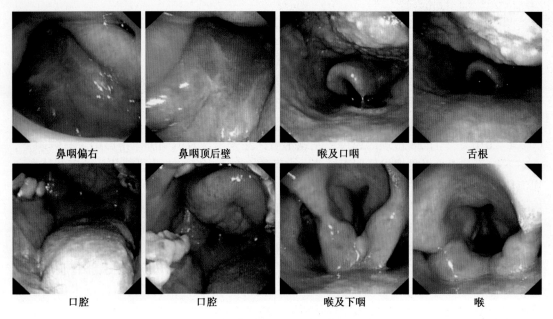

鼻咽偏右　　　　　鼻咽顶后壁　　　　　喉及口咽　　　　　舌根

口腔　　　　　　　口腔　　　　　　　喉及下咽　　　　　喉

图 31-1　电子喉镜未见明显病变复发征象

【专家点评】

口咽癌主要是四个部位，舌根、软腭、咽后壁和扁桃体。该患者肿瘤主体位于磨牙后区，累及范围较广泛，侵犯软腭、扁桃体、舌根，故应属于口咽癌。根据 CT 和病理结果可以确诊，并明确肿瘤累及范围。

治疗方案的选择方面，主要考虑肿瘤不属于扁桃体癌、咽后壁癌，累及磨牙后区和舌根，肿瘤生物学行为兼并口腔癌、口咽癌的特点，选择手术对于口腔功能有一定影响，但尚可接受。如果选择放疗，肿瘤不易完全控制。综合考虑后决定先手术，再行术后放疗会好一些。

该患者的手术方式未行下唇裂开及面瓣掀开的传统手术入路，而是采用了经口腔和颈部联合保留面部无切口的一种入路方式，这样患者术后外形较美观，且不影响手术的暴露，值得推广。局部组织的缺损可以采用游离皮瓣和带蒂皮瓣，鉴于功能影响不大，选择胸大肌皮瓣可以节省手术时间。术中很关键的一点是手术切缘的判定，一般采用距离肿瘤边缘至少 1.0~1.5cm 比较安全。除了黏膜切缘外，肿瘤的基底切缘更为重要，很多晚期肿瘤容易复发，往往不是黏膜切缘不充分，而是肿瘤基底切缘不充分引起的。所以术中，基底安全切缘尤其需要注意。

由于患者多年吸烟饮酒，导致了二次发生口腔对侧发生第二原发癌，再次进行手术的选择还是很困难的，因为对侧切除较大范围后再次引起口腔的功能障碍会和第一次手术的并发症相叠加。这种情况和患者及家属进行充分的交流后，考虑手术是主要的治疗手段，再次放化疗效果不理想，为了控制肿瘤，最终决定再次手术。根据第二次手术的情况看，估计患者预后不理想，但是从术后随访看，术后 2 年没有肿瘤的复发，这一结果还是超出预料。从治疗头颈肿瘤的经验来讲，对于头颈部的鳞癌来说，约 85% 的复发患者发生在治疗后 2 年内，2 年后复发概率较低了，所以说，该患者预后还是很好的。

（黄　楠　张宗敏）

【病例简介】

患者女性，45 岁。因发现舌部肿物 1 年余于 2013 年 3 月 21 日收住院治疗。患者 1 年前发现舌部肿物，伴轻度伸舌左偏，无痛，不影响进食，就诊于本院行口咽 MRI 考虑舌癌，鼻咽镜示左侧舌根明显增厚，取病理示左侧舌根少许鳞状上皮黏膜，局部鳞状上皮轻度不典型增生，固有层可见小灶挤压的细胞团，炎症与恶性待鉴别。未在意，未行任何治疗。5 个月前无明显诱因出现说话不清及轻度吞咽疼痛，伴舌体萎缩，舌前缘仅能触及下牙槽，伴面部轻度酸痛。就诊本院行口咽 MRI 检查示舌根及口底肿物，同前大致相仿，分叶状，边界不清楚，口咽左侧壁软组织稍增厚；穿刺病理学检查示：考虑为涎腺上皮来源的肿瘤细胞，腺样囊性癌待除外。4 个月前患者出现说话含糊不清，无法伸舌等症状，并逐渐加重。为求进一步诊治收入我科。自发病以来，患者精神、睡眠尚可，大小便无异常，体重无明显变化。否认家族肿瘤遗传病史。

【影像学及特殊检查】

1. 2011 年 11 月 29 日电子喉镜检查　舌根淋巴滤泡增生，舌根部左侧增厚（图 32-1）（性质待病理检查）。

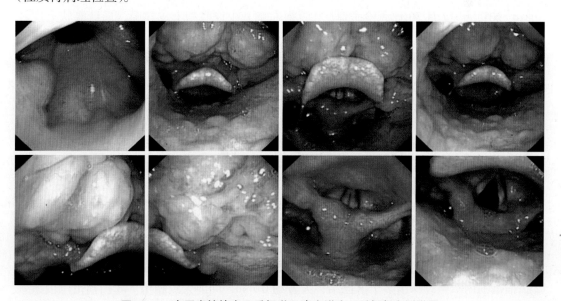

图 32-1　电子喉镜检查示舌根淋巴滤泡增生，舌根部左侧增厚

2. 2011 年 12 月 28 日超声检查　甲状腺回声均匀，未见明显占位。双上颈探及小淋巴结，大者位于右上颈，约 0.5cm，未见明显血流信号。

3. 2011 年 12 月 28 日口咽 MR 平扫检查　舌根部肿物，向前侵犯口底，大小约 2.3cm×2.5cm×2.5cm，分叶状，边界不清楚，T_1 低信号，T_2 等信号，增强扫描不均匀环形强化（图 32-2）。口咽左侧壁少许片状强化影，考虑为舌癌，病变可疑侵犯口咽左侧壁，请结合镜检；扫描范围内双侧颈部未见明确肿大淋巴结；喉部未见明确异常。

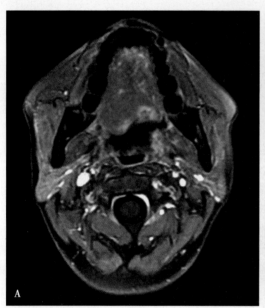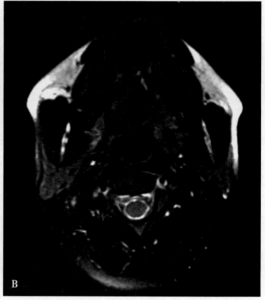

图 32-2　口腔 MRI 平扫示舌根部肿物向前侵犯口底

A.MRI T_2；B.MRI T_1

4. 2011 年 12 月 30 日活检病理　（舌根左侧）少许鳞状上皮黏膜，局灶鳞状上皮轻度不典型增生；固有层见小灶挤压的细胞团，炎症与恶性待鉴别。可行免疫组化检查确诊。免疫组化显示挤压细胞团为增生的淋巴组织，符合黏膜炎症反应。免疫组化：AE1/AE3（－），CD2（－），CD20（＋），CD3（＋），CD5（＋），CD56（－）。

5. 2012 年 10 月 19 日口咽 MR 平扫检查　"舌部肿物"，与 2011 年 12 月 28 日 MR 图像：①舌根及口底肿物，大小约 2.6cm×2.3cm×2.3cm，同前大致相仿，分叶状，边界不清楚，T_1WI 呈稍低信号，T_2WI 等信号，增强扫描不均匀环形强化。口咽左侧壁软组织稍增厚，同前相仿（图 32-3）。②扫描范围内双侧颈深组多个淋巴结，大者约 0.6cm，同前大致相仿。③左侧舌肌萎缩。喉部未见明确异常。

6. 2012 年 10 月 24 日穿刺病理检查　腺样囊性癌待除外。

7. 2013 年 3 月 12 日口咽 MR 平扫检查　"舌根肿瘤，与 2012 年 10 月 19 日 MRI 比较：①舌根及口底区肿瘤，不规则状，边界欠清，呈不均匀强化，伴范围约 2.8cm×3cm×2cm，可符合低度恶性肿瘤（图 32-4），同前大致相仿，请结合临床考虑。②扫描范围内双侧颈深组多个淋巴结，大者约 0.7cm，同前大致相仿。③扫描范围内余颈部未见明确异常。

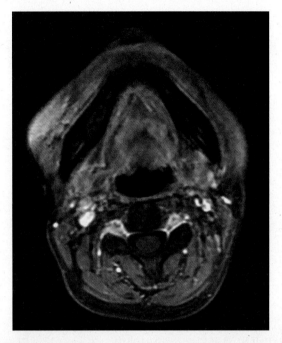

图 32-3　口腔 MRI 示舌根及口底肿物，颈深组多个淋巴结，左侧舌肌萎缩

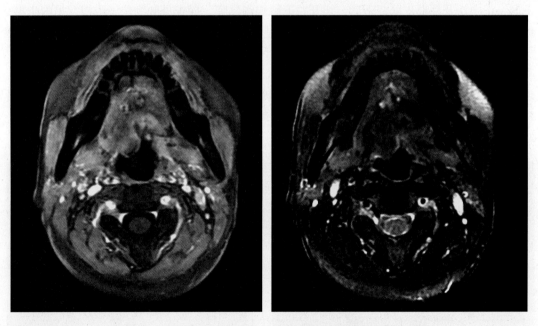

图 32-4　口腔 MRI 示舌根及口底区肿瘤形状不规则不均匀强化

【入院诊断】

舌根腺样囊性癌。

【治疗经过】

2013年3月25日在全身麻醉下，行全舌、舌根及口底切除、左颈清扫（Ⅰ、Ⅱ、Ⅲ区）、游离股前外侧皮瓣修复、气管切开术。经鼻腔插管实施麻醉后，碘伏消毒口腔，常规铺巾，暴露舌根，行肿物活检，冰冻病理检查显示腺样囊性癌。切口设计如图32-5所示。

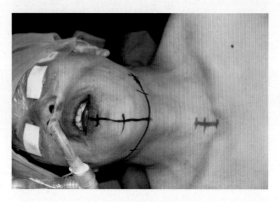

图32-5 手术切口设计

3M消毒颈部，碘伏再次消毒口腔，常规铺巾，先行左颈淋巴结清扫（Ⅰ、Ⅱ、Ⅲ区），探查见左颈Ⅰ~Ⅲ区可见多个肿大淋巴结，直径0.5~1.0cm，质中。将左颌下切口向上延至下唇，正中切开颏部皮肤、下唇，切开左下唇龈沟黏膜，探查见肿物位于舌根，呈内生型，约4cm×3cm×3cm大小，质硬，侵及口底、左侧咽侧壁下部。连同颈部皮瓣于下颌骨骨膜浅面翻开至左颏孔处，于┌3、┌4牙间裂开下颌骨；切断下颌舌骨肌，沿左侧口底距下牙龈0.5cm向后切开黏膜，向外侧旋开下颌骨，充分暴露全舌、舌根及口底，显露肿瘤如上述，距肿瘤约1.5~2cm安全界整块切除标本，标本包括全舌、舌根及口底、双侧咽侧壁、扁桃体、软腭游离缘、舌骨上肌肉及会厌舌面黏膜（图32-6、图32-7），分别切取会厌舌切缘、双侧咽侧壁切缘冰冻病理检查显示切缘未见癌。冲洗创面、彻底止血，放置鼻饲管。

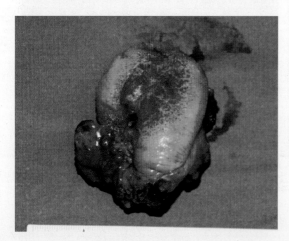

图32-6 手术标本

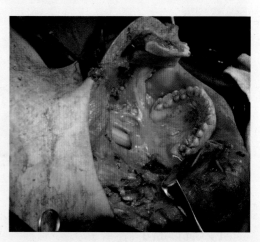

图32-7 肿瘤切除后缺损

另一组同时制备游离股前外侧皮瓣。3M 皮肤消毒剂消毒皮肤，标记髂前上棘与髌骨外上角连线，连线长度约 43cm，取标记线内侧 2cm 做切口，切开皮肤、皮下及阔筋膜，于筋膜下向外寻找穿支，探查见切口外侧见 3 支穿支，1 支距切口较远予以切断，以另 2 支为供血血管，设计 8cm×7cm 大小皮瓣，于股直肌与肌内侧肌间隙切开，暴露旋股外侧动、静脉降支，游离血管蒂，结扎其他穿支。切除组织标本后，根据缺损设计皮瓣大小及形状，仔细保护穿支。断蒂，完成皮瓣制备（图 32-8、图 32-9）。

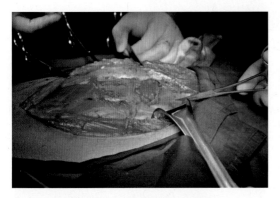

图 32-8　根据缺损设计皮瓣

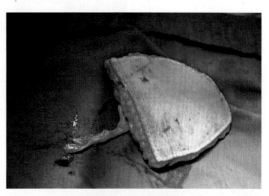

图 32-9　皮瓣制备

皮瓣制备完成后，皮瓣远端固定于舌骨上，皮瓣两侧缘分别与两侧咽侧壁、口底残留黏膜、下牙龈缝合，显微镜下将皮瓣动、静脉分别与左侧甲状腺上动脉、颈外静脉端端吻合，8-0 血管线 8 针及 10 针，检查见吻合口通畅、皮瓣血运良好（图 32-10）。

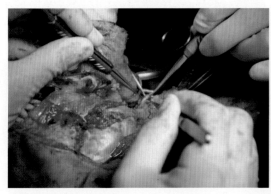

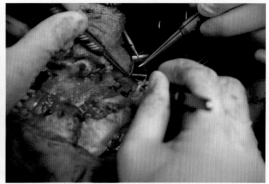

图 32-10　显微镜下吻合皮瓣血管

下颌骨以两个钛板固定复位，皮瓣前端与下颌前部牙龈间断缝合，重建全舌、舌根及口底，自后向前关闭下唇龈间黏膜，间断缝合唇部肌肉，逐层关闭口内切口，放置负压引流，逐层关闭颈部伤口，术毕（图 32-11~ 图 32-13）。

患者清醒后拔除麻醉插管，置入气管套管，安返病房。

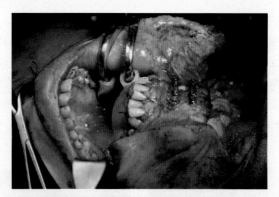

图 32-11　下颌骨以两个钛板固定复位

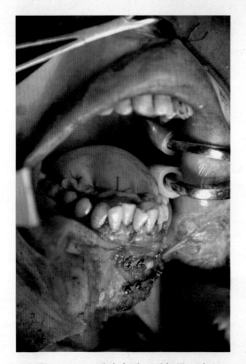

图 32-12　重建全舌、舌根及口底

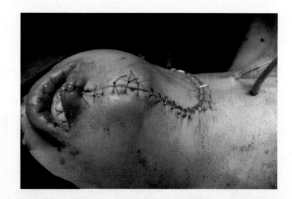

图 32-13　关闭颈部伤口

【术后处理】

1. 积极对症及支持治疗。
2. 术腔保持持续负压引流。
3. 注意观察生命体征。
4. 注意术腔渗血情况保持负压引流，记录引流量。

【术后病理】

舌根与口底可见腺样囊性癌。肿瘤侵犯舌肌全层。口底切缘、会厌谷切缘、右口咽侧壁切缘及左口咽侧壁切缘均未见癌累及。

淋巴结未见转移癌（0/14）：

肿物旁淋巴结 0/1

（左颈Ⅰ区淋巴结）0/2，另见部分涎腺组织

（左颈Ⅱ区淋巴结）0/5，另见部分涎腺组织

（左颈Ⅲ区淋巴结）0/6

【术后放疗】

患者为左舌根腺样囊性癌侵及口底，ⅣA 期，侵及舌肌全层，为提高局部控制率及延长生存时间，于 2013 年 5 月 3 日收入放疗科，行术后辅助放疗。靶区范围：GTVtb：术前 MRI、腔镜及术中所见瘤床区，外括 5mm 形成 PGTVtb；GTVp：左侧咽侧壁；CTV1：全舌、全口底、咽旁间隙、口咽侧壁、口咽后壁、舌会厌隙，颈部Ⅰ~Ⅲ区、ⅤA 区，外括 3mm 形成 PTV1；CTV2：双颈Ⅳ区、部分ⅤB 区，外括 3mm 形成 PTV2。处方剂量：95%PGTVp 69.96Gy/2.12Gy/33f；PGTVtb：66 Gy/2Gy/33 f；95%PTV1：60.06Gy/1.82Gy/33f；95%PTV2：50.96Gy/1.82Gy/28f。

【术后随诊】

1. 2013 年 4 月 19 日颈胸部 CT 检查　"舌根腺样囊性癌全舌口底切除＋皮瓣游离移植术后 2 周"复查，本次 CT 所见如下：①气管插管、下颌骨内固定术后，舌缺如，口底呈术后改变，口腔可见脂肪组织充填，舌根及口咽左侧部软组织略厚、变形，考虑术后改变（图 32-14），请结合临床并随诊。②平扫左侧颈中部结构显示欠清楚，倾向术后改变，请随诊；余颈部平扫未见明确肿大淋巴结。③纵隔、肺门、腋窝平扫未见明确肿大淋巴结。④双肺散在斑片及类结节影，炎性病变？请随诊。⑤未见胸腔及心包积液。

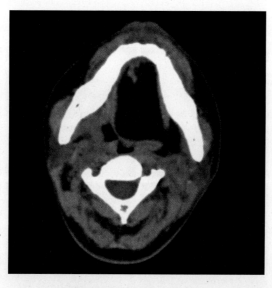

图 32-14　术后颈胸部 CT

2. 2013 年 4 月 22 日口咽 MR 平扫检查　"舌根腺样囊性癌本院行全舌口底切除＋股

前外侧皮瓣游离移植术后"复查，与2013年3月12日MRI比较：①舌根腺样囊性癌本院行全舌口底切除，皮瓣游离移植术后，术床区结构紊乱，正常结构消失，未见明确异常信号软组织影，考虑局部主要为术后皮瓣修复后改变（图32-15），请继续随诊。②扫描范围内双侧颈深组多个淋巴结，大者约0.7cm，同前大致相仿。③左侧颌下腺缺如，右侧颌下腺未见明确异常，扫描范围内余颈部未见明确异常。④左侧上颌窦囊肿，建议随诊。

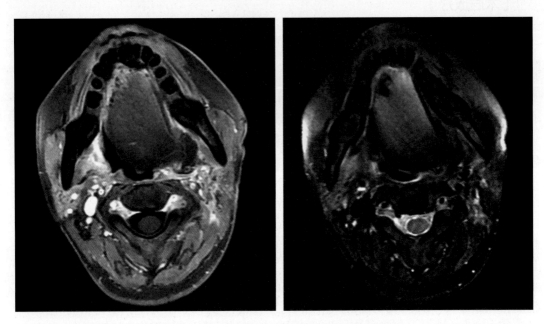

图32-15　口腔MRI平扫示术后皮瓣修复后改变

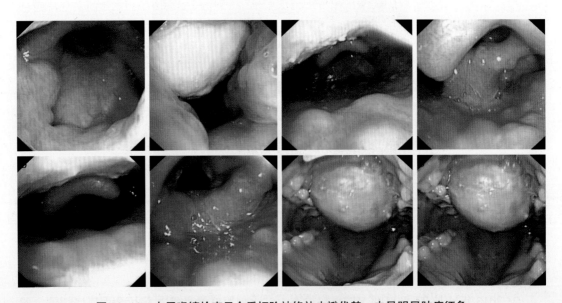

图32-16　电子喉镜检查示全舌切除被修补皮瓣代替，未见明显肿瘤征象

3. 2013 年 5 月 8 日电子喉镜检查　"舌癌术后"鼻腔进镜顺利。鼻咽部黏膜光滑，未见明显异常。经口观察，全舌切除，被修补皮瓣代替，基本平整，未见明显肿瘤征象（图 32-16）。下咽及喉部结构尚完整，黏膜充血，声带活动正常。

4. 2013 年 5 月 9 日电子胃镜检查　"舌腺样囊性癌术后"，①胃窦大弯侧局限性隆起，建议本院超声内镜检查；②胃体息肉（图 32-17）（性质待病理检查，距门齿约为 42cm），Hp（－）。

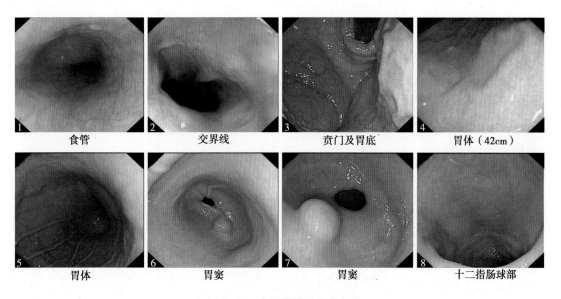

图 32-17　电子胃镜示胃体息肉

5. 2013 年 5 月 9 日电子胃镜检查　胃窦大弯侧局限性隆起，隆起处胃壁内低回声近无回声区域，考虑为胃壁内囊肿（图 32-18），病变主要位于胃壁的黏膜层，建议密切随诊。

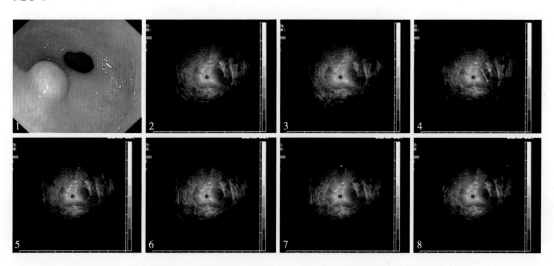

图 32-18　电子超声内镜示胃窦大弯侧局限性隆起处胃壁内低回声近无回声区域

6. 2013年7月9日电子喉镜检查 舌癌术后、放疗后，全舌切除，被修补皮瓣代替，基本平整，舌根部肿胀（图32-19），注意随诊。

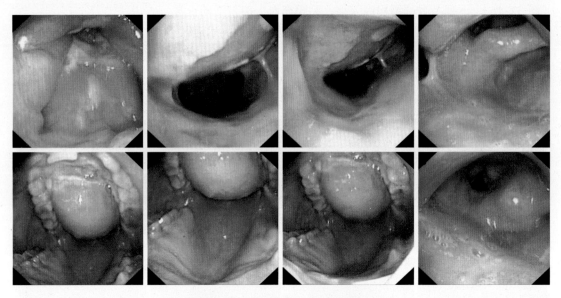

图32-19 电子喉镜示舌根部肿胀

7. 2013年7月9日鼻咽部颈部MR平扫检查 "舌癌，术后"复查，同2013年4月22日PACS图像比较：①口腔呈术后改变，局部结构改变，术床区未见明确异常信号及异常强化，同前相仿（图32-20、图32-21），请结合临床、定期复查。②扫描范围内双侧颈深组未见明确肿大淋巴结。③左侧上颌窦、左侧乳突炎症。④左侧鼻甲肥厚，同前。

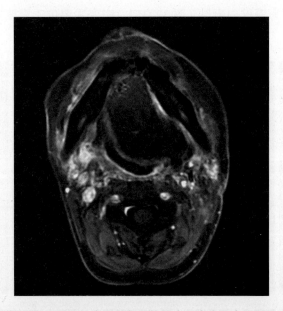

图32-20 鼻咽部颈部MRI示口腔呈术后局部结构改变，术床区未见明确异常信号及异常强化

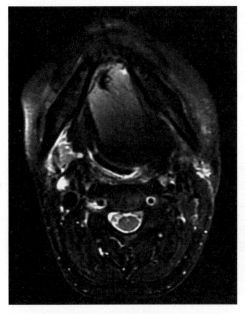

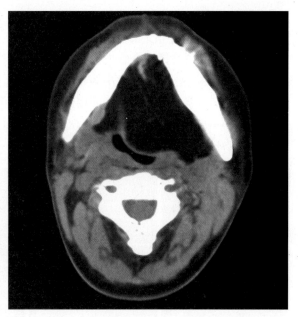

图 32-21　鼻咽部颈部 MRI T₂WI

图 32-22　颈部 CT 示舌根局部低密度区

8. 2013 年 8 月 12 日颈部 CT 检查　"舌癌，术后放疗后 1 个月"复查，现所见如下：①舌根局部低密度区，考虑治疗后脂肪充填（图 32-22），颈部皮下条索影，考虑治疗后改变可能大。②扫描范围内双颈部未见明确肿大淋巴结。③喉部、甲状腺未见明确异常信号。④扫描范围内双肺尖未见明确异常。

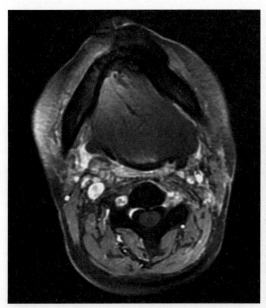

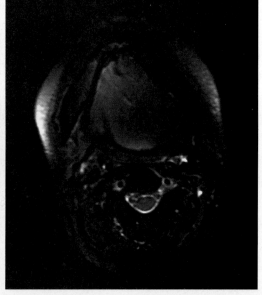

图 32-23　口腔 MRI 示局部结构改变，术床区未见明确异常信号及异常强化

9. 2014 年 3 月 8 日口咽 MR 平扫检查　"舌根腺样囊性癌本院行全舌口底切除 + 皮

瓣游离移植术后放疗后7个月"复查，与2013年12月5日MR图像比较：①口腔呈术后改变，局部结构改变，可见移植的皮瓣结构，术床区未见明确异常信号及异常强化（图32-23），同前相仿，请结合临床、定期复查。②扫描范围内双侧颈深组未见明确肿大淋巴结；右侧颌下区见一结节，大小约0.9cm×0.7cm，T_2WI/FS呈高信号，同前相仿，请随诊。③左侧上颌窦、双侧乳突炎症同前相仿。④双侧鼻甲肥厚同前相仿。

10. 2014年6月18日电子喉镜检查 舌癌术后、放疗后，全舌切除术后改变，未见肿瘤复发征象（图32-24）。

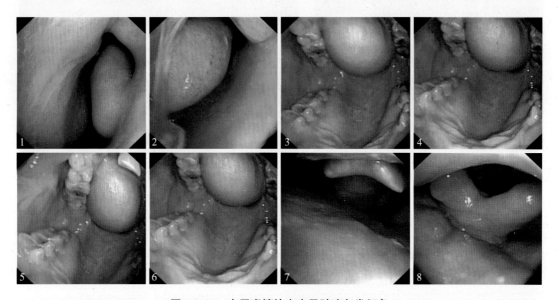

图32-24 电子喉镜检查未见肿瘤复发征象

11. "舌癌，术后放疗后"复查，与2013年8月12日颈部CT图像比较：①舌根局部低密度区，考虑治疗后脂肪充填（图32-25），颈部皮下条索影，考虑治疗后改变可能大。②双颈部未见明确肿大淋巴结。③喉部、甲状腺未见明确异常信号。④左肺下叶少许索条影、钙化灶，考虑陈旧性病变。余双肺未见明确结节及实变。⑤纵隔、双侧肺门未见明确肿大淋巴结。⑥未见胸腔积液及心包积液。

12. 2015年1月8日口咽MR增强检查 "舌根腺样囊性癌行全舌口底切除+皮瓣游离移植术后放疗后1年余"复查，与2014年9月25日MR图像比较：大致同前。①口腔呈术后改变，口底部可见移植的皮瓣结构，术床区未见结节或肿物影（图32-26），同前相仿，请结合临床、定期复查。②扫

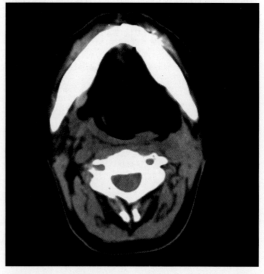

图32-25 颈胸部CT示舌根局部低密度区，未见明确肿大淋巴结

描范围内双侧颈深组未见明确肿大淋巴结；既往右侧颌下区结节，本次显示不具体，随诊观察。③左侧上颌窦、双侧乳突炎症，同前相仿。④双侧鼻甲肥厚，同前相仿。

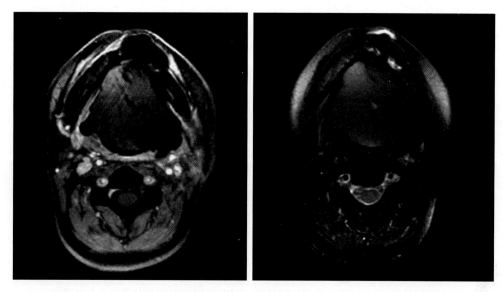

图 32-26　口咽 MRI 示口底部可见移植的皮瓣结构，术床区未见结节或肿物影

13. 2015 年 1 月 12 日电子喉镜检查　舌癌术后、放疗后，全舌切除术后改变，同前相仿，未见明显肿瘤复发征象（图 32-27）。

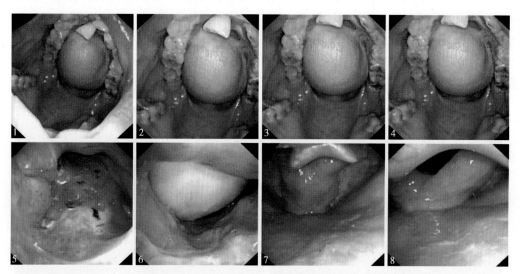

图 32-27　电子喉镜检查未见明显肿瘤复发征象

14. 2015 年 8 月 20 日颈胸部 CT 平扫增强检查　"舌癌，术后放疗后"复查，与 2014 年 9 月 23 日 CT 比较：①口腔及口底呈术后改变，口底部可见移植的皮瓣结构，术区平扫未见肿物，请结合 MRI 复查。②左颈术后改变；双侧颈平扫未见明确肿大淋巴结。③左侧上颌窦炎症。余咽喉部平扫未见肿物。④左肺下叶少许索条影、钙化灶，考虑陈旧性病变同前。余双

肺未见明确结节及实变。⑤纵隔平扫未见明确肿大淋巴结。⑥未见胸水腔积液及心包积液。

15. 2016 年 9 月 5 日电子喉镜 舌癌术后、放疗后，全舌切除术后改变，被修补皮瓣代替，未见明显肿瘤复发征象（图 32-28）。

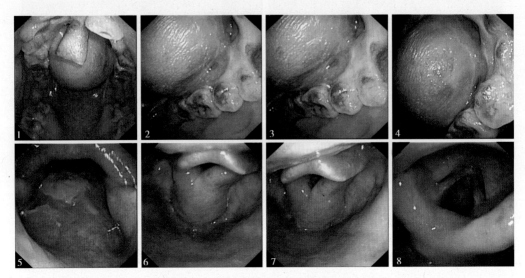

图 32-28 电子喉镜检查未见肿瘤复发征象

16. 2016 年 9 月 6 日口腔 MRI 检查 "舌根腺样囊性癌术后、放疗后"复查，与 2016 年 2 月 23 日口咽部 MRI 图像比较：①口腔及口底呈术后改变，口底部可见移植的皮瓣结构，术区未见明确软组织肿物及异常强化（图 32-29），同前相仿，请结合临床查体并随诊。②扫描范围内双侧颈、颌下及颏下未见明确肿大淋巴结。③左侧上颌窦、双侧乳突炎症。

17. 2017 年 10 月 31 日电子喉镜检查 舌癌术后放疗后，全舌切除术后改变，未见明显肿瘤复发征象（图 32-30）。

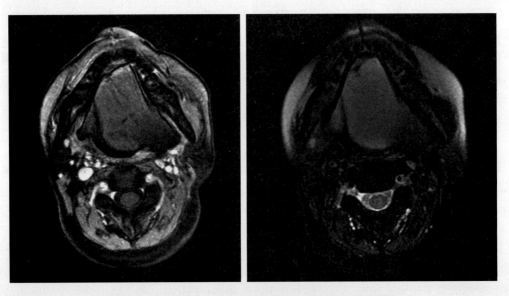

图 32-29 口咽 MRI 术区未见明确软组织肿物及异常强化

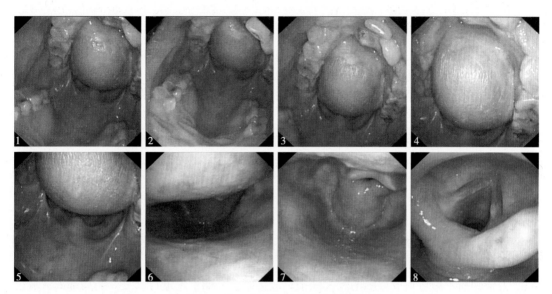

图 32-30　电子喉镜未见明显肿瘤复发征象

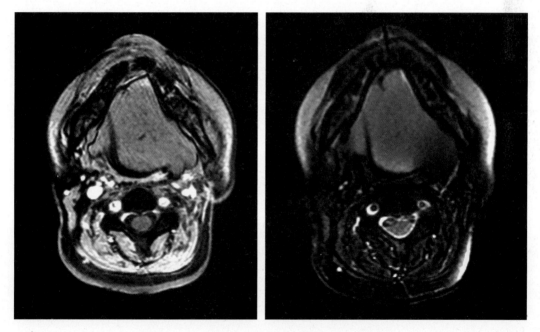

图 32-31　口咽 MRI 局部未见异常结节或异常强化

18. 2017 年 11 月 1 日颈部口腔口咽 MR 增强扫描检查　"舌根部腺样囊性癌（约 2.5cm × 1.8cm × 2cm，侵及舌肌全层，LNM0/14）2013 年 3 月 25 日术后、放疗后，2013 年 5 月 13 日经皮胃造瘘、2014 年 7 月 7 日撤除"，与 2017 年 3 月 22 日口咽部 MRI 图像比较：①全舌及口底肌肉切除及重建、左颌下腺切除术后改变，局部未见异常结节或异常强化（图 32-31），同前相仿，请结合临床。②扫描范围内双颈、颌下及颏下未见异常肿大淋巴结。③扫描范围内左上颌窦慢性炎症，同前相仿。

【专家点评】

舌根癌是口咽癌中的常见类型，其主要的病理类型为鳞状细胞癌，而该患者为较少见的舌根腺样囊性癌，腺样囊性癌（ACC）发病率占头颈部恶性肿瘤的1%，最常发生于涎腺组织，是小涎腺最常见的恶性肿瘤（小涎腺常分布于腭、鼻腔、鼻窦、舌、泪腺和气管等），其中腮腺和硬腭是最常见的发病部位。具有肿瘤生长缓慢、局部浸润性极强、嗜神经侵袭生长、血行转移常见、颈淋巴结转移率低等生物学特性，早期极易沿神经扩散，出现神经症状，发生于舌根的腺样囊性癌可沿舌神经或舌下神经扩散，造成患侧舌知觉和运动障碍。

ACC主要的治疗方法为手术切除，目的为完全切除肿瘤并获得阴性切缘，故需切除1.5~2cm的正常黏膜，以确保切缘阴性。舌根肿瘤手术入路主要包括经口，舌骨上和下颌骨裂开等，手术入路的选择根据肿瘤及病人的情况综合考虑，本例采用下颌骨裂开便于操作。

舌根肿瘤术后可形成口咽的较大缺损，故最好行一期手术进行修复。当局部或区域组织不能用、不够用或应用后会造成明显的功能和外形障碍时，应考虑使用游离皮瓣修复。可选择的游离皮瓣包括前臂皮瓣、股前外侧游离皮瓣、腹壁下动脉穿支皮瓣等。术后并发症主要包括出血、感染、局部坏死、切口裂开、微血管血栓形成等，术后需定期观察皮瓣存活情况，及时发现并处理问题。

对于术后治疗，目前认为合适的术后放疗可以减轻神经和淋巴管受累以及切缘阳性的影响，提高局部控制率和无瘤生存率，故推荐行手术治疗＋术后放疗。对于头颈部ACC，化疗及靶向治疗作用有限。

参 考 文 献

1. 许德斌，陈文宽，郭朱明，等.口咽鳞状细胞癌患者治疗及预后因素分析［J］.中国耳鼻咽喉头颈外科，2011，18（6）：284-287.
2. 张永侠，张彬，高黎，等.口咽鳞状细胞癌318例临床分析［J］.中华耳鼻咽喉头颈外科杂志，2013，48（5）：398-404.
3. David G.Pfister，Sharon Spencer，David Adeistein.et al.NCCN Clinical Practice Guidelines in Oncology，Head and Neck Cancers，Version 2.2017-May 8，2017.
4. David G.Pfister，Sharon Spencer，David Adeistein.et al.，NCCN Clinical Practice Guidelines in Oncology，Head and Neck Cancers，Version 1.2018-February 15，2018.
5. 李传真，郭传瑸.磨牙后区癌颈部淋巴结转移特点分析［J］.实用医学杂志，2013，29（8）：1310-1311.
6. 方凤琴，李树春.口咽癌的外科治疗［J］.中国耳鼻咽喉头颈外科，2000，7（3）：131-134.
7. Mahul BA，Stephen E，Frederick LG，et al.AJCC Cancer Staging Manual［M］.8th ed.NewYork：Springer，2016.
8. 中华耳鼻咽喉头颈外科杂志编辑委员会头颈外科组，中华医学会耳鼻咽喉头颈外科学分会头颈外科学组，中国医师协会耳鼻喉分会头颈外科学组.头颈部鳞状细胞癌颈淋巴结转移处理的专家共识［J］.中华耳鼻咽喉头颈外科杂志，2016，51（1）：25-33.

（徐思源　刘　杰）

颈段食管癌

【病例简介】

患者男性，52岁。因颈段食管癌外院放化疗后2年余，局部复发1月余于2017年3月31日收住院治疗。患者2年前因"吞咽困难2个月"于2014年11月20日就诊于南华大学附属二院，食管造影提示食管胸上段狭窄，考虑食管癌，建议CT检查；2014年11月25日在长沙市第一医院电子胃镜提示距门齿21cm处可见肿物，表面溃烂，考虑食管癌，胃镜活检提示鳞状上皮高级别上皮内瘤变，中分化鳞癌变；CT检查提示食管上段管壁增厚，符合食管癌改变。2014年12月就诊于中山大学附属肿瘤医院，内镜检查：距鼻孔22cm食管内环形肿物，表面溃烂，管腔狭窄，超细胃镜勉强通过，肿物下缘距前鼻孔约26cm，2014年12月2日该院会诊病理：（食管）中分化鳞状细胞癌，以颈段食管中分化鳞癌cT3N1M0，Ⅲ期于2014年12月22日开始做IMRT放疗，GTV：60Gy/28f，CTV：50Gy/28f。2014年12月22日、2015年1月22日做同期TP方案化疗2周期，于2015年1月30日放疗结束，治疗后吞咽困难症状减轻。1月前患者出现吞咽困难，且渐进性加重，2017年3月22日在中山大学肿瘤防治中心电子胃镜见距门齿17~20cm见食管肿物侵犯2/3周，肿物表面充血糜烂，质硬易出血，管腔狭窄，超细胃镜进境，活检病理：送检组织中见少量鳞状上皮呈原位癌改变，取材表浅，不除外浸润癌可能。

为进一步诊治于2017年3月27日来本院。门诊检查，CT：颈段食管壁不规则增厚，以后壁为著，最厚处约1.0cm，外缘略模糊，警惕为食管癌，请结合电子鼻咽喉镜检查；电子鼻咽喉镜提示鼻咽部未及异常。经头颈多学科会诊讨论，由于患者曾接受过放化疗，术后出现并发症的概率较高，但患者年轻，且肿瘤局限，如果患者愿意承担术后风险，可考虑全喉、全下咽、全食管切除，胃代食管。即于2017年3月31日收住院拟行手术治疗。发病以来，患者精神好，无明显体重下降。既往吸烟15年，每天20支每天，已经戒烟；饮酒20年，每天500ml，戒烟酒2年；否认家族肿瘤遗传病史。

【影像学及特殊检查】

1. 2017年3月28日颈胸部CT　"食管癌外院放化疗后"复查，所见如下：

（1）颈段食管壁不规则增厚，以后壁为著，最厚处约1.0cm（图33-1），外缘略模糊，警惕为食管癌，请结合镜检。

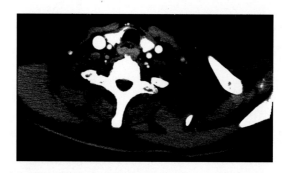

图 33-1　颈胸部 CT 示颈段食管壁不规则增厚，以后壁为著，外缘略模糊

（2）双侧颈部、双侧锁骨上区、纵隔及肺门未见明确肿大淋巴结。

（3）右肺上叶支气管轻度扩张，邻近肺野见斑片索条影，邻近叶间胸膜略厚，倾向为炎症，请随诊。余双肺内未见明确结节及实变影。

（4）鼻咽、口咽、喉部、甲状腺未见明确异常。

（5）双侧胸腔及心包未见积液。

（6）扫描范围内肝右叶见小结节状低密度灶，直径约 0.5cm，考虑囊肿可能大。

2. 2017 年 3 月 29 日电子鼻咽喉镜　检查所见：鼻腔进镜顺利，未见明显异常。鼻咽部结构对称，表面光滑，未见明显异常。口咽双侧扁桃体未见肿大。舌根部基本平整。下咽部张开后，可见各壁表面光滑，未见明显异常。喉部结构完整，黏膜略充血，未见明显异常。双侧声带活动正常（图 33-2）。

内镜诊断：鼻咽喉部未见明显异常

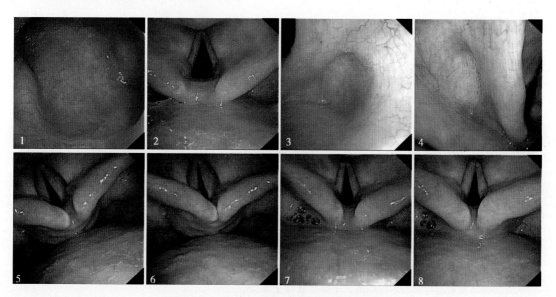

图 33-2　电子喉镜示鼻咽喉部未见明显异常

【入院诊断】

颈段食管癌外院放化疗后复发。

【治疗经过】

2017年4月7日在全身麻醉下做全喉（保留会厌）、全下咽、全食管切除，胃代食管术。

手术过程：经口腔插管给予全麻后，常规术区消毒铺巾；右侧卧位，胸腔镜下游离食管，清扫纵隔食管旁淋巴结；胸腔操作结束后改平卧位，于腹腔镜下游离胃；同时颈部取"T"形切口，切开皮肤，皮下及部分颈阔肌，将甲状软骨外骨膜及带状肌与颈前皮瓣一并剥离并保护，正中切断甲状腺峡部，将双侧甲状腺自气管分开；自2~3气管环间横断气管，向下锐性分离气管膜部与食管至与胸腔术野相通，于食管两侧椎体前向下游离至与胸腔相通，清扫双侧颈部Ⅵ区淋巴脂肪组织；于甲状软骨上缘横断会厌根部进入咽腔，保留会厌（图33-3），沿同一水平向两侧横断咽侧壁和咽后壁，提起全喉、全下咽，连同游离好的食管拉至颈部一并切除（图33-4）；将游离制备好的管状胃引入颈部，与咽部和会厌根吻合（图33-5）；气管造瘘，放置引流管，分层缝合切口，清醒后安全返病房。

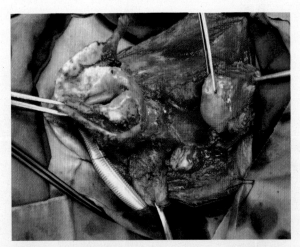

图33-3　自第2~3气管环间横断气管，向下锐性分离气管膜部与食管至与胸腔术野相通，于甲状软骨上缘横断会厌根部进入咽腔

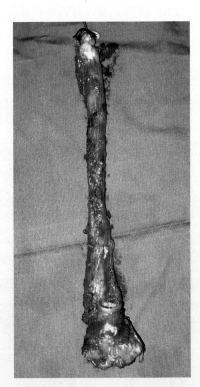

图33-4　术中切除标本

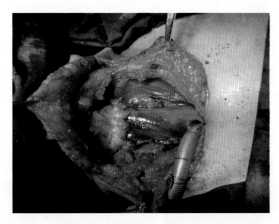

图 33-5　切除全喉、全下咽、全食管切除后，保留会厌

【术后处理】

1. 密切监测生命体征。
2. 密切注意伤口及引流情况，引流量每日低于 10ml 时可拔除引流管。
3. 预防性使用抗生素，避免感染。
4. 保持胃管通畅，加强胃肠营养。
5. 加强气管造瘘护理，确保气道通畅。
6. 患者术后 7 天出现发热，最高达 39℃，血象高，结合检查考虑为颈部吻合口漏合并感染，即给予开放颈部切口，换药，2 月后伤口痊愈，恢复经口进食，于 2017 年 6 月 12 日出院。

【术后病理】

"食管癌放化疗后"（全喉全下咽全食管）：食管上段管壁组织中见多量分化较差的鳞状细胞癌残存，可见神经侵犯，未见明确脉管瘤栓。瘤细胞轻度退变，伴纤维间质反应，符合轻度治疗后改变（Mandard TRG 4 级）。残存肿瘤侵透肌层达食管周围脂肪，未累及双侧声室带及前联合，未累及食管胃交界。气管切缘、上切缘、下切缘均未见癌。

淋巴结未见转移癌（0/30）：

食管旁淋巴结 0/5，另见少许甲状腺组织，未见肿瘤侵犯

小弯淋巴结 0/5

大弯淋巴结 0/12

（右喉返神经旁淋巴结）0/4

［隆嵴下淋巴结（Ⅶ区）］0/1

（右气管食管沟淋巴结）0/2

（左气管食管沟淋巴结）0/1

ypTNM 分期：ypT3N0 免疫组化结果显示：Cyclin D1（+），EGFR（+++），HER2（++），VEGF（-），c-MET（+）。

【术后随诊】

1. **2017 年 9 月 26 日电子胃镜检查** 内镜所见：咽胃吻合口距门齿约 13cm，吻合口黏膜充血、略粗糙，吻合口未见明显肿物及溃疡等，吻合口无明显狭窄，内镜可顺利通过。残胃局部隆起且表面黏膜充血、粗糙（距门齿约 15~17cm，活检 1 块）（图 33-6）。所见十二指肠未见明显异常。

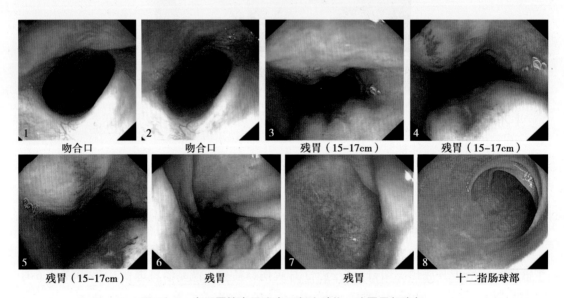

1 吻合口	2 吻合口	3 残胃（15~17cm）	4 残胃（15~17cm）
5 残胃（15~17cm）	6 残胃	7 残胃	8 十二指肠球部

图 33-6 电子胃镜未见吻合口新生肿物，残胃局部隆起

内镜诊断：全喉全下咽全食管切除胃代食管术后。

（1）吻合口未见明显异常，建议密切随诊、定期复查。

（2）残胃局部隆起且表面黏膜充血、粗糙（性质待病理检查，距门齿约 15~17cm），术后改变？建议本院进一步检查除外壁内占位或壁外占位压迫。

2. **活检病理** 胸腔胃 15~17cm：胃黏膜组织呈慢性炎症，伴黏膜固有层内淋巴细胞聚集及组织挤压。

3. **2018 年 1 月 8 日颈胸部 CT 检查** 颈部可见气管插管，右胸呈术后改变，吻合口局部未见异常；双侧颈部、双肺门未见明确肿大淋巴结；双肺未见明确结节或实变。

4. **2018 年 1 月 9 日电子内镜检查** "食管癌术后"，鼻腔进镜顺利。鼻咽部结构完整，黏膜光滑，未见明显异常。口咽双侧扁桃体未见肿大。舌根部基本平整。下咽及喉部全切除，可见咽部吻合口，术区基本平整，未见肿瘤复发征象（图 33-7）。

内镜诊断：下咽及喉部全切除，可见咽部吻合口，术区基本平整，未见肿瘤复发征象。

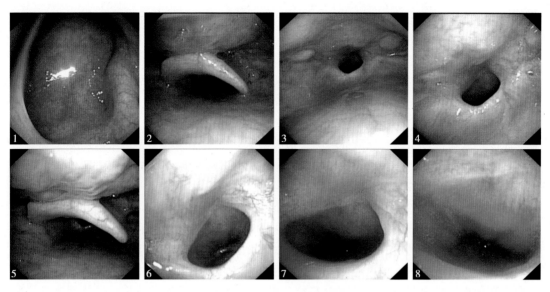

图 33-7　电子内镜未见肿瘤复发征象

【专家点评】

食管癌依照发生位置不同，可分为颈段、胸段和胸下段。中国绝大部分的食管癌，都发生在胸段，适合手术治疗；欧美国家的食管癌主要发生在胸下段，即食管和胃交界处，也适合手术治疗。颈段食管在解剖上属于头颈外科范围内，颈段食管癌年发病率 0.35/10 万，占头颈部恶性肿瘤的 2%，胸外科认为颈段食管癌不同于胸段和胸下段，手术难度和风险大，不适合手术，其传统治疗方法是放疗，近年来开展同期放化疗，有望提高局部控制率和远处转移率。

主要的原因：首先，颈段周围有许多重要的器官和大血管，肿瘤比较难切干净，手术效果差；其次，在去除肿瘤时，可能要摘除喉，这样一来，患者没法讲话，若他不识字，就和这个世界失去了沟通、联系，生活质量会下降；最后，颈部相对浅表，因而放化疗较少受周围组织、器官的影响，能取得不错的治疗效果。而耳鼻喉—头颈外科发挥专科特长，与胸外科合作，一期切除病变及受侵的周围组织，利用各种皮瓣、胃、结肠、空肠等修复重建缺损，并结合放疗、化疗，使颈段食管癌的综合治疗取得了很大的进展。中国医学科学院肿瘤医院资料显示综合治疗 3、5 年生存率分别为 48%、47%，明显优于单纯手术的 20%、18% 及单纯放疗的 22.2% 和 18.1%。因此，我们对颈段食管癌的治疗建议以外科手术为主辅助放射治疗的综合治疗，可以达到提高手术切除率、提高生存率的目的。

颈段食管癌临床上常常是多灶性癌变和壁内跳跃性转移，因此，胃代食管是颈段食管癌常用的手术方式。胃代食管的优点是只有一个吻合口，胃血供良好，手术操作简单。缺点是术后并发症和死亡率高，胃蠕动运动差，术后返食返液重，胸胃扩张占据胸腔，影响心肺功能。近年来，为避免胸胃对心肺功能的影响，将胃制作成管状胃，随着管状胃的应用，偶尔发现管状胃的长度不够，不得不追加空肠或皮瓣修复下咽，为避免这一现象的发生，我们术中保留会厌，使会厌和胃吻合。如果患者胃由于各种原因不能承担代食管的功能，结肠代食管也是治疗颈段食管癌手术方式的备选方案，其优点：①结肠系膜长，可取足够的长度满足食管和下咽的缺损；②血管弓发育比较恒定，单独的结肠动脉可供给从升结肠到降结肠的全部血运；③结肠抗酸性强，不易发生消化性结肠炎，很少发生反流及吻合口溃疡；④保留了胃的正常消化功能；⑤手术可一期完成。缺点是：手术需3个吻合，术后感染和瘘的发生率高。如果病变局限颈段食管，且位于胸锁关节以上，游离空肠代食管是最佳的修复方案之一，其优点：①不受颈段食管缺损长度限制，空肠较长，任何一段都可以用；②血供丰富，取材方便，符合生理要求。取肠手术简单，不需术前特殊准备，并发症少；其缺点：①需要显微外科吻合血管技术；②空肠耐酸力差，术后易发生吻合口溃疡。如果游离空肠失败，胸大肌肌皮瓣、胸三角皮瓣、背阔肌皮瓣、斜方肌皮瓣、前臂游离皮瓣等均可作为备选方案修复食管缺损。

该患者为颈段食管癌外院根治性放化疗后复发来本院治疗，从外院提供的资料来看，当初尽管出现吞咽困难，仅仅是局部病变，未发现区域淋巴结转移和远处转移，可能是患者年轻，不愿牺牲喉功能，选择根治性放疗，同时给予化疗，以提高疗效。2年后出现局部复发，且严重进食困难，几近梗阻状态，超细内镜才能通过。从中获取的教训：①开始治疗如果依据颈段食管癌的公认综合治疗，术前放疗50Gy后手术治疗，可能就避免了肿瘤复发和复发后再手术的并发症；②治疗后2年正是肿瘤复发的高危时间，这段时间患者应高度警惕，做必要的检查，以便早期发现，避免失去治疗机会。患者手术后4个月复查时，除丧失发音功能外，其他均恢复正常，胃镜检查吻合口未见狭窄和肿瘤复发。这类患者如果一旦失去手术机会，不仅没有生存，而且生活质量极差，远远不如无喉患者的生活质量。无喉患者不是不能说话，通过食管发声训练后，尽管不能高呼，但满足一般的生活交流是足够的。中国医学科学院肿瘤医院喉全切除术后食管语音康复训练结果显示，成功率为89.8%（248/276），发声良好占69.7%（173/248），食管发声训练后食管语音基本接近正常人的声音，不用任何器械，经济简便，同时又避免了外科手术的麻烦和痛苦，因此，食管发声是无喉者言语康复较理想的方法。

总之，颈段食管癌是一个跨学科的肿瘤，手术涉及喉咽、食管和胃肠的切除与功能重建，范围广泛，难度较大，宜耳鼻咽喉-头颈外科、胸外科、腹部外科等多科协同参与，发挥各自的专业特长，提高手术精确性和成功率；放射治疗的应用，有利于提高手术的切除率、肿瘤局部和区域的控制率；化疗的应用可增加放疗的敏感性，降低肿瘤的远地转移率；术后的康复训练有利于改善患者的生活质量。颈段食管癌通过多学科的共同努力，相信综合治疗效果会不断提高。

（王之奇　李正江）

【病例简介】

患者女性，63 岁。因颈段食管癌外院放化疗后 2 年，吞咽梗阻 2 周于 2016 年 8 月 4 日收住院治疗。患者于 2 年前因颈段食管癌在河北省人民医院行放化疗，放疗量 66Gy，PF 方案化疗 5 周期，治疗后一直定期复查，未见肿瘤复发转移迹象；2 周前患者自感吞咽梗阻感，无咯血及呼吸困难，到当地医院复诊，行胃镜检查发现食管入口新生物，活检提示中 - 高分化鳞癌；为求进一步诊治，来本院就诊，颈胸部 CT 提示下咽部软组织稍厚，未见具体肿物，请结合镜检进一步观察。经头颈 MDT 讨论考虑局部复发，同意行挽救性手术，患者及其家属同意后收入我科手术治疗。发病以来患者无呛咳、憋气及耳痛等症状，精神好，食欲尚可，体重无明显变化。否认家族肿瘤遗传病史。

【影像学及特殊检查】

1. 2016 年 8 月 3 日颈胸部 CT　"下咽癌放疗后"复查，所见如下：
（1）双肺未见明确结节及实变。
（2）颈部、纵隔及双肺门未见明确肿大淋巴结。
（3）未见胸腔积液及心包积液。
（4）下咽部软组织稍厚，未见具体肿物，请结合镜检进一步观察。
（5）余扫描范围咽、喉未见明确异常。
2. 2016 年 8 月 5 日电子鼻咽喉镜：内镜所见：鼻腔进镜顺利。鼻咽部黏膜光滑，未见明显异常。口咽双侧扁桃体未见肿大。舌根部较平整。下咽部左侧梨状窝尖可见隆起溃疡型肿物，表面伴坏死，肿物下界已达食管入口，右侧梨状窝及环后区表面平整，未见累及（图 34-1）。喉部结构基本完整，黏膜水肿明显，双侧声带活动正常。

内镜诊断：下咽恶性肿瘤，外院已有病理。

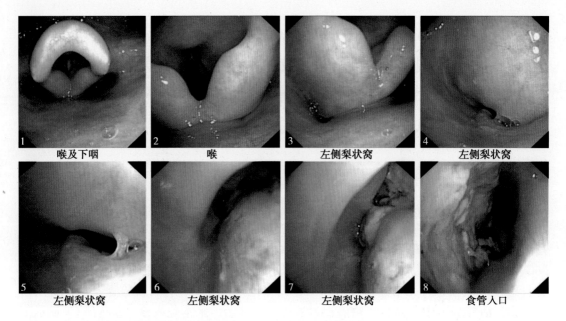

图 34-1　电子鼻咽喉镜见下咽部左侧梨状窝尖可见隆起溃疡型肿物，伴表面坏死，下界已达食管入口

【入院诊断】

颈段食管癌外院放化疗后复发侵及下咽。

【治疗经过】

2016 年 8 月 8 日全麻下全喉全下咽颈段食管切除 + 左甲状腺腺叶及峡部切除 + 左气管食管沟淋巴结清扫 + 游离空肠移植修复下咽和颈段食管 + 气管造瘘。

手术过程：经口腔插管给予全麻，麻醉成功后，常规术区消毒铺无菌单；取颈部 T 形切口，切开皮肤皮下及部分颈阔肌，颈白线切开至喉软骨、气管表面，切断甲状腺峡部；而后切断舌骨上下肌群舌骨附着点，去除舌骨；将甲状腺右叶自气管游离向外翻，剥离右侧甲状软骨外软骨膜，切断右侧咽缩肌，连同右侧颈前肌群和皮瓣一并向外翻起；剥离左侧甲状软骨外软骨膜，结扎切断左侧甲状腺上下极血管后切断左侧咽缩肌，于左侧甲状软骨和甲状腺浅面，将甲状软骨外软骨膜连同左侧颈前肌群和皮瓣一并向外翻起；于第 3、4 气管环横断气管，更换麻醉管；切开会厌谷进入咽腔，切开双侧会厌咽皱襞和咽侧壁，病理所见：病变位于下咽后壁，溃疡型，累及左侧梨状窝及食管入口区，大小约 4.5cm×2.5cm，病变上下区黏膜水肿。即切断咽后壁至椎体前，于椎体前钝性分离，于食管入口病变下约 4cm 切断食管，将全喉、全下咽、部分颈段食管、左甲状腺及峡部和左气管食管沟淋巴脂肪组织一并切除（图 34-2），切取食管切缘，术中冰冻病理检查未见癌。创面止血后冲洗，将制备好的空肠游离瓣移植颈部修复下咽和食管的缺损，血管蒂动静脉分别与左侧甲状腺上动脉、上静脉端端吻合（图 34-3）。创面彻底止血后冲洗，放置引流管，逐层关闭切口；做气管造瘘。患者清醒后更换气管套管，安返病房。

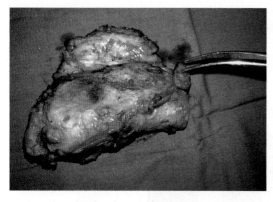

图 34-2　术中切除标本

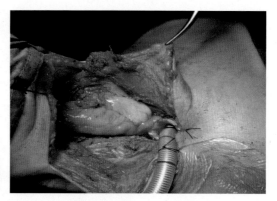

图 34-3　空肠游离瓣移植

【术后处理】

1. 密切观察生命体征。

2. 气管造瘘口护理，保持气道通畅。

3. 保持胃肠减压和胃管通畅，加强静脉营养。

4. 密切观察切口和引流情况，引流量每日低于 10ml 时可拔除引流管。

5. 静脉给予抗生素，预防伤口感染。

【术后病理】

"颈段食管癌外院放化疗后 1 年余"（全喉全下咽颈段食管、左甲状腺及峡部、左气管食管沟淋巴结）：下咽后壁 – 食管入口处中分化鳞状细胞癌，未见明确脉管瘤栓及神经侵犯。肿瘤累及左侧梨状窝黏膜，侵犯咽后壁肌层，未累及会厌、双侧声室带、甲状腺组织及气管壁。另见少许甲状旁腺组织。基底切缘、舌根切缘、食管切缘均未见癌。

左气管食管沟淋巴结未见转移癌（0/3）。

（空肠系膜结节 2）冰，少量脂肪组织伴泡沫细胞聚集，未见癌。

（空肠系膜结节 1）冰，淋巴结未见转移癌（0/1）。

【术后随诊】

1. 2016 年 9 月 18 日颈胸部 CT：参阅 2016 年 8 月 3 日 CT，所见如下：

（1）下咽、喉部及颈段食管术后，术区软组织影增厚，周围脂肪间隙散在斑片及小结节（图 34-4），大者短径约 0.3cm；食管吻合口通畅，以上请结合镜检并随诊。颏下至颈前区可见斑片及不规则低密度区，边界不清，考虑术后改变，建议随诊；气管切开术后。

（2）甲状腺左叶缺如；所见双侧鼻窦、鼻咽、甲状腺右叶未见明确肿物。

（3）颈部、纵隔及双肺门未见明确肿大淋巴结。

（4）双肺尖纵隔旁少许索条影，考虑放疗后改变；余双肺未见明确结节及实变。

（5）未见胸腔积液及心包积液。

（6）肝右叶被膜下低密度影同前相仿，其旁强化结节较前显示具体，建议肝脏 MRI；所见左侧肾上腺略增厚，请随诊。

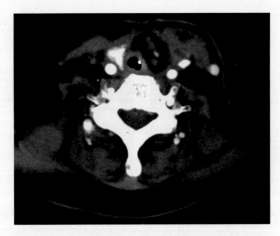

图 34-4　颈胸部 CT 示术区软组织影增厚，
周围脂肪间隙散在斑片及小结节

2. 2016 年 9 月 22 日电子胃镜检查　内镜所见：口底肠吻合口距门齿约为 12cm，吻合口黏膜充血、水肿明显，吻合口可见残留的外科缝线，吻合口处未见明显肿物及溃疡，超细内镜通过尚顺利。肠腔和食管腔内可见留置的胃管。所见小肠黏膜充血、水肿、粗糙。肠食管吻合口距门齿约为 19cm，吻合口黏膜粗糙、糜烂，吻合口可见残留的吻合钉（图 34-5），吻合口处未见明显肿物和溃疡，吻合口未见明显狭窄，内镜可顺利通过。食管黏膜略粗糙。

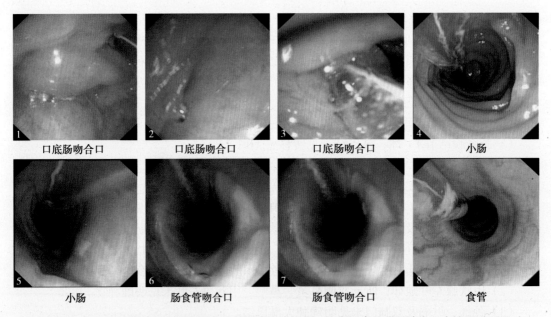

| 1 口底肠吻合口 | 2 口底肠吻合口 | 3 口底肠吻合口 | 4 小肠 |
| 5 小肠 | 6 肠食管吻合口 | 7 肠食管吻合口 | 8 食管 |

图 34-5　电子胃镜检查示吻合口处未见明显肿物和溃疡，吻合口未见明显狭窄，内镜可顺利通过

内镜诊断："颈段食管癌外院放化疗后 2 年"，食管癌复发全喉全下咽颈段食管切除 + 空肠代食管术后 6 周：

（1）口底肠吻合口黏膜充血、水肿，建议对症治疗，定期复查。

（2）肠食管吻合口未见明显异常，建议密切随诊，定期复查。

3. 2016 年 11 月 30 日颈胸部 CT　"下咽食管癌术后"复查，与 2016 年 9 月 18 日颈胸部 CT 图像比较：

（1）下咽、喉部及颈段食管术后，吻合口及其上方管壁全周略厚，最厚处厚约 0.9cm，建议镜检；气管切开术后，同前相仿。

（2）吻合口左旁脂肪间隙内多发淋巴结（图 34-6），较前增多、增大，现大者短径约 0.7cm，倾向为转移。余颈部、纵隔及双肺门未见明确肿大淋巴结。

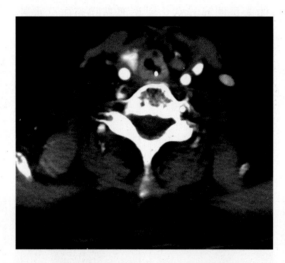

图 34-6　颈胸部 CT 示吻合口及其上方管壁全周略厚，
吻合口左旁脂肪间隙内多发淋巴结

（3）甲状腺左叶缺如；所见双侧鼻窦、鼻咽、甲状腺右叶未见明确肿物。

（4）双肺尖纵隔旁少许索条影，考虑放疗后改变；余双肺未见明确新发结节及实变。

（5）未见胸腔积液及心包积液。

（6）肝右叶被膜下低密度影，其旁可见强化结节，左侧肾上腺略增厚，同前相仿，请随诊。

4. 2016 年 11 月 30 日电子胃镜检查　内镜所见：口底肠吻合口距门齿约为 12cm，吻合口黏膜充血、水肿明显，吻合口可见残留的外科缝线，吻合口处未见明显肿物及溃疡，超细内镜通过尚顺利。肠腔和食管腔内可见留置的胃管。所见小肠黏膜充血、水肿、粗糙。肠食管吻合口距门齿约为 19cm，吻合口黏膜粗糙、糜烂，吻合口可见残留的吻合钉（图 34-7），吻合口处未见明显肿物和溃疡，吻合口未见明显狭窄，内镜可顺利通过。余所见食管黏膜略粗糙。贲门、胃底及胃体未见明显异常，胃窦部黏膜充血、水肿、粗糙，幽门充血、水肿。所见十二指肠未见明显异常。

内镜诊断："颈段食管癌外院放化疗后 2 年"，食管癌复发全喉全下咽颈段食管切除 + 空肠代食管术后 4 个月余。

（1）口底肠吻合口黏膜充血、水肿，建议对症治疗，定期复查。

（2）肠食管吻合口未见明显异常，建议密切随诊，定期复查。

5. 2017 年 1 月 23 日电子胃镜检查　内镜所见：口底肠吻合口距门齿约为 12cm，吻合口黏膜充血、水肿明显，吻合口处未见明显肿物及溃疡，吻合口未见明显狭窄，内镜通过尚顺利。小肠近肠食管吻合口黏膜充血、肿胀明显（距门齿约为17~19cm），内镜通过困难但尚可通过，余所见小肠黏膜未见明显异常。肠食管吻合口距门齿约为19cm，吻合口黏膜粗糙、糜烂，吻合口可见残留的吻合钉，吻合口处未见明显肿物和溃疡，吻合口未见明显狭窄，内镜通过尚顺利。距门齿约为19~26cm食管黏膜呈瘢痕样改变，瘢痕表面充血、粗糙，余所见食管黏膜略粗糙，碘染色后食管可见散在阳性灶（图34-8）（于距门齿约为21cm 12点位、25cm 3点位、29cm 9点位分别活检1块）。食管胃交界线距门齿约为36cm。贲门、胃底及胃体未见明显异常，胃窦部黏膜充血、水肿、粗糙，幽门充血、水肿。所见十二指肠未见明显异常。

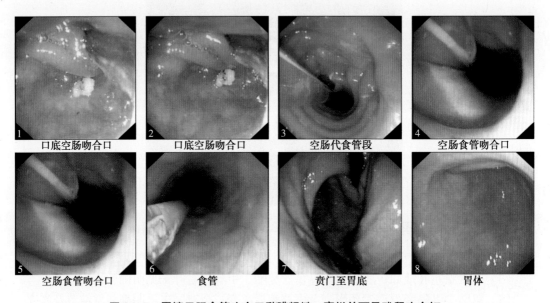

图34-7　胃镜示肠食管吻合口黏膜粗糙、糜烂并可见残留吻合钉

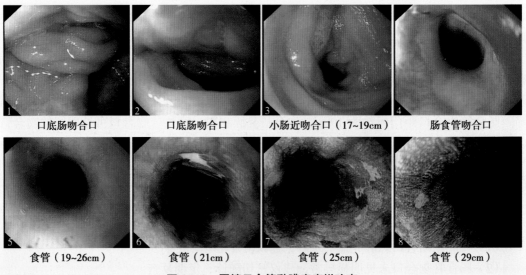

图34-8　胃镜示食管黏膜瘢痕样改变

内镜诊断："颈段食管癌外院放化疗后 2 年余"，食管癌复发全喉全下咽颈段食管切除 + 空肠代食管术后 5 月余。

（1）口底肠吻合口、肠食管吻合口未见明显异常，建议密切随诊，定期复查。

（2）小肠近肠食管吻合口黏膜充血、肿胀明显（距门齿约为 17~19cm），建议定期复查。

（3）食管黏膜呈瘢痕样改变（距门齿约为 19~26cm），考虑为治疗后改变，建议密切随诊。

（4）食管黏膜碘染色阳性灶（性质待病理检查），建议随诊。

6. 2017 年 1 月 26 日活检病理：（食管 29cm）（食管 21cm）鳞状上皮组织慢性炎症；（食管 25cm）鳞状上皮局部轻度异型增生。

7. 2017 年 3 月 25 日颈部超声　颈部呈术后改变，左侧术区脂肪组织内可见数个低回声结节，边界清楚，大者约 0.8cm×0.6cm，未见血流信号。余颈部及锁骨上未见明确肿大淋巴结。

超声诊断：

（1）颈部术后改变。

（2）左侧术区脂肪组织内多发实性结节，建议穿刺。

8. 2017 年 5 月 8 日颈胸部 CT　"下咽食管癌术后"复查，与 2016 年 11 月 30 日颈胸部 CT 图像比较：

（1）下咽、喉部及颈段食管术后，吻合口及其上方管壁略厚较前减轻，建议随诊；气管切开术后，同前相仿。

（2）吻合口左旁脂肪间隙内多发淋巴结（图 34-9），同前大致相仿，现大者短径约 0.7cm，倾向为转移。余颈部、纵隔及双肺门未见明确肿大淋巴结。

（3）甲状腺左叶缺如；所见双侧鼻窦、鼻咽、甲状腺右叶未见明确肿物。

（4）双肺尖纵隔旁少许索条影，考虑放疗后改变；余双肺未见明确新发结节及实变。

（5）未见胸腔积液及心包积液。

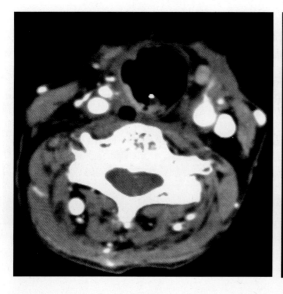
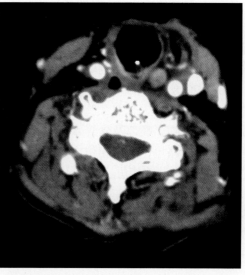

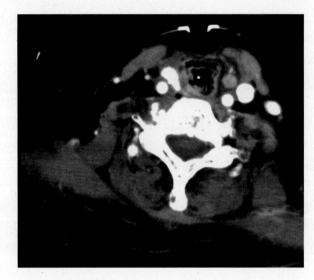

图 34-9　颈部增强 CT 示吻合口左旁脂肪间隙内多发淋巴结

（6）扫描范围内显示肝右叶被膜下低密度影，其旁可见强化结节，左侧肾上腺略增厚，同前相仿，请随诊。

9. 2017 年 7 月 7 日电子胃镜检查　内镜所见：口底肠吻合口距门齿约为 12cm，吻合口黏膜充血、水肿明显，吻合口处未见明显肿物及溃疡，超细内镜通过尚顺利。肠腔和食管腔内可见留置的胃管。所见小肠黏膜充血、水肿、粗糙。肠食管吻合口距门齿约为 19cm，吻合口黏膜粗糙、糜烂，吻合口处未见明显肿物和溃疡，吻合口未见明显狭窄，超细内镜通过尚顺利。食管黏膜粗糙，贲门、胃底及胃体未见明显异常，胃窦部黏膜充血、水肿、粗糙，幽门充血、水肿。所见十二指肠未见明显异常。

内镜诊断："颈段食管癌外院放化疗后 2 年余"，食管癌复发全喉全下咽颈段食管切除 + 空肠代食管术后 11 个月余。

（1）口底肠吻合口黏膜充血、水肿，建议对症治疗，定期复查；

（2）肠食管吻合口未见明显异常，建议密切随诊，定期复查。

10. 2018 年 1 月 19 日颈段食管癌外院放化疗后复发本院全喉全下咽颈段食管切除、空肠代食管术后 1 年半左右，门诊复查，进食仍有困难，外院 CT 示食管上段吻合口周围软组织影增多，与邻近甲状腺右叶分界不清，不除外复发可能。

11. 2018 年 1 月 25 日颈胸部 CT 检查　与 2017 年 5 月 8 日颈胸部 CT 图像比较：

（1）下咽、喉部及食管术后，吻合口及其上方管壁略厚，同前相仿，建议随诊；气管切开术后，同前相仿。

（2）术区吻合口左旁脂肪间隙内多发转移淋巴结，现大者短径约 0.9cm（图 34-10），请随诊。余颈部、纵隔及双肺门未见明确肿大淋巴结。

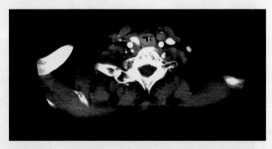

图 34-10　颈部增强 CT 示吻合口左旁脂肪间隙内多发转移淋巴结

（3）甲状腺左叶缺如，同前相仿；所见双侧鼻窦、鼻咽、甲状腺右叶未见明确肿物。

（4）双肺尖纵隔旁少许索条影，同前相仿，考虑放疗后改变；余双肺未见明确新发结节及实变。

（5）未见胸腔积液及心包积液。

（6）扫描范围内显示肝右叶被膜下低密度影，其旁可见强化结节，同前相仿，请继续随诊。

12. 2018 年 1 月 25 日电子内镜检查　口底肠吻合口距门齿约为 12cm，吻合口局部可见一大小约 0.3cm×0.3cm 的深凹陷，吻合口处未见明显肿物，超细内镜通过尚顺利。所见小肠黏膜充血、水肿。肠食管吻合口距门齿约为 19cm，吻合口黏膜充血、略粗糙，吻合口处未见明显肿物和溃疡，吻合口无明显狭窄，超细内镜通过顺利。食管下段黏膜呈放射状糜烂灶。贲门、胃底及胃体未见明显异常，胃窦部黏膜充血、水肿、粗糙，幽门充血、水肿。所见十二指肠未见明显异常。在征得病人及家属同意后，循腔插入导丝，沿导丝行内镜下胃管置入（图 34-11）。

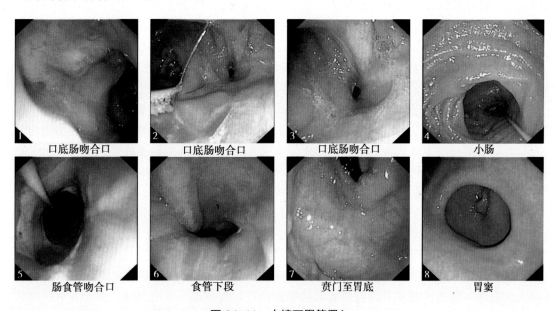

| 1 口底肠吻合口 | 2 口底肠吻合口 | 3 口底肠吻合口 | 4 小肠 |
| 5 肠食管吻合口 | 6 食管下段 | 7 贲门至胃底 | 8 胃窦 |

图 34-11　内镜下胃管置入

内镜诊断："颈段食管癌外院放化疗后 3 年余"，食管癌复发全喉全下咽颈段食管切除 + 空肠代食管术后 1 年半。

（1）口底肠吻合口局部凹陷，建议请外科会诊。

（2）肠食管吻合口未见明显异常，建议密切随诊，定期复查。

（3）内镜下胃管置入。

（4）反流性食管炎，建议对症治疗。

13. 2018 年 1 月 31 日超声引导下左中颈淋巴结穿刺细胞学检查。

14. 2018 年 2 月 1 日细胞学检查结果：有成熟及转化的淋巴细胞。

15. 2018 年 2 月 8 日门诊复查，综合上述检查，建议患者加强锻炼经口进食。

【专家点评】

颈段食管癌仅仅局限于颈段食管，或伴下咽受侵，且胸骨上有足够的正常食管可以吻合，游离空肠是该类颈段食管癌术后食管、下咽缺损修复的首选措施。游离空肠修复下咽颈段食管缺损，相比胃代食管修复下咽食管缺损，手术创伤小，并发症低。中国医学科学院肿瘤医院 112 例游离空肠修复下咽食管缺损的资料显示，游离空肠移植成功率 94.6%；吻合口瘘发生率、吻合口狭窄率分别为 8.9%、12.5%；围手术期死亡率 1.8%；除 1 例围手术期死亡、6 例空肠坏死和 2 例保留喉患者未恢复经口进食外，其余 103 例患者在术后平均 12 d 恢复经口进食；因此，游离空肠移植手术成功率高，手术并发症及围手术期死亡率低，吞咽功能恢复快，对颈动脉未受侵，能保证手术安全切缘的患者，建议首选游离空肠修复。我们比较了游离空肠和胃代食管修复下咽颈段食管缺损的优缺点，资料显示胃代食管下咽组并发症发生率为 43%，手术死亡率为 11%，游离空肠修复食管下咽组并发症发生率为 21%，没有手术死亡病例，同样证实了游离空肠组患者的手术死亡率、外科并发症均明显低于胃代食管组患者，是修复下咽颈段食管缺损的首选。

吻合口狭窄是颈段食管癌术后常见的并发症之一，其原因归纳为：①吻合口水肿；②吻合器选择不合理；③进食延迟，或术后长期流质饮食；④肿瘤残留；⑤吻合口瘘；⑥多层吻合；⑦瘢痕收缩所致，多由吻合口缝合过多、缝合线过密过紧及黏膜对拢不佳所致；⑧吻合口炎症；⑨吻合口大小。吻合口狭窄的发生率文献报道不一，徐伟等报道 30 例胸大肌肌皮瓣卷筒修复下咽颈段食管肿瘤切除术后环周缺损，2 例患者出现吻合口狭窄，发生率为 6.7%，均位于口咽部上吻合口处，经反复扩张后缓解，术后吞咽功能均恢复。而随后报道的 103 例游离空肠移植修复下咽颈段食管癌环周缺损的临床资料显示无吻合口狭窄发生，我们的资料显示吻合口狭窄率 12.5%。该患者术后 1 个月后频繁行胃镜检查，就是因为患者术后进食困难，但多次胃镜检查修复的空肠正常，吻合口无明显水肿和狭窄，但黏膜水肿明显，以至于术后近一年仍不能恢复经口进食。修复的空肠水肿，导致肠腔变窄和肠蠕动变弱，以至于食物难以通过修复的空肠进入食管和胃，出现进食困难。修复空肠水肿的原因可能和颈部放疗有关，目前无有效的治疗措施。

肠系膜淋巴结肿大一般是由肠道的炎症引起，游离空肠修复下咽颈段食管时常常将肿大淋巴结一起引入颈部，导致患者术后影像检查发现颈部肿大淋巴结，误诊为淋巴结转移。该患者术后 1 月余 CT 检查发现术区软组织影增厚，周围脂肪间隙散在斑片及小结节，大者短径约 0.3cm；术后 3 个月余复查 CT：吻合口左旁脂肪间隙内多发淋巴结，较前增多、增大，现大者短径约 0.7cm，倾向为转移；术后 9 个月复查 CT 吻合口左旁脂肪间隙内多发淋巴结，同前大致相仿，现大者短径约 0.7cm，仍倾向为转移；结合术中发现肠系膜淋巴结肿大，且术中冰冻病理检查证实为非转移性淋巴结，术后石蜡病理进一步证实为肿大淋巴结，考虑吻合口左旁脂肪间隙内多发淋巴结为炎症。术后 3 个月复查，曾动员患者穿刺细胞学检查，已明确诊断，患者拒绝穿刺，要求观察；等到 9 个月复查时吻合口左旁脂肪间隙内多发淋巴结无明显，更加坚信吻合口左旁脂肪间隙内淋巴结为炎症所致。所以，动态观察结合临床是非常重要的，必要时可以穿刺细胞学检查以明确诊断，以避免过度治疗。

（王之奇　李正江）

病例 35 颈段食管癌

【病例简介】

患者男性，70 岁。因吞咽困难 2 个月，发现颈段食管肿物 1 个月于 2017 年 2 月 3 日收入头颈外科。2 个月前患者无明显诱因出现吞咽困难，尚能进食，进食时间延长 1 倍，伴有轻度吞咽痛，外院检查胃镜、上消化道造影显示颈段食管肿物，活检示鳞状细胞癌。本院门诊检查胃镜见食管距门齿 16~20cm 11~6 点位食管入口至食管可见溃疡型肿物，另见食管三处散在碘染色阳性灶，后经病理证实为鳞状上皮组织呈慢性炎症。CT 提示颈段食管增厚，警惕食管癌。为进一步治疗收入院。发病以来，精神尚可，食欲尚可，大小便基本正常，体重无明显变化。

既往史：否认家族肿瘤遗传病史；吸烟 42 余年，2~3 支 / 天；饮酒 20 余年，5 两 / 天。

【影像学及特殊检查】

1. 2017 年 1 月 3 日颈胸 CT　CT 所见：颈段食管壁环周性增厚，外缘似见稍低密度水肿，部分压迫气管后壁，局部管腔闭塞显示不清，最厚处约 1.0cm，边界不清楚（图 35-1）。左侧梨状窝狭窄，左侧会厌劈裂皱襞略厚。甲状腺右叶见结节状低密度灶（图 35-2），直径约 0.8cm。鼻咽、口咽、喉部未见明确异常。右侧气管食管旁沟见小淋巴结，短径约 0.7cm。余双锁骨上、颈部、纵隔及双肺门未见明确肿大淋巴结。双肺纹理略厚、呈颗粒感，左肺下叶胸膜下见类小结节，直径约 0.5cm。双侧胸腔及心包未见积液。

影像学诊断：

（1）颈段食管管壁增厚，警惕为食管癌，建议结合镜检。

（2）左侧梨状窝改变，建议随诊。

（3）甲状腺右叶结节，请结合超声。

（4）右侧气管食管旁沟小淋巴结及左肺下叶胸膜下类小结节，请随诊。

2. 2017 年 1 月 17 日电子内镜所见：距门齿约为 16~20cm 11~6 点位食管入口至食管可见一溃疡性肿物，肿物溃疡底深且覆以污物及白苔，溃疡堤不规则隆起，溃疡堤质脆触之易出血（活检 6 块，患者配合欠佳，活检不满意），肿物处食管腔偏心性狭窄，内镜通过困难但尚可通过，余食管黏膜粗糙且可见散在碘染色阳性灶（于距门齿约为 28cm 1 点位、29cm 6 点位及 36cm 3 点位活检 1 块）。食管胃交界线距门齿约为 40cm。贲门未见明显异常，胃底可见一半球型隆起性病变，病变基底宽无活动性，病变表面黏膜光滑、完整，胃体未见明显异常，胃窦部黏膜充血、水肿。幽门充血、水肿，所见十二指肠未见明显异常（图 35-3）。

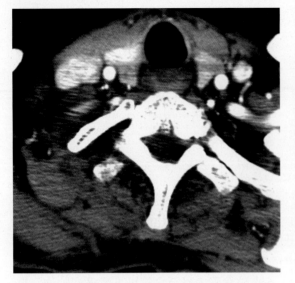

图 35-1　颈部增强 CT 示颈段食管壁环周性增厚

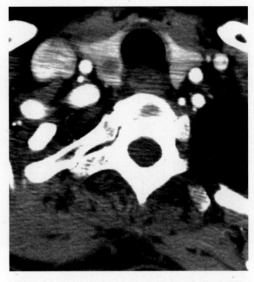

图 35-2　颈部增强 CT 示甲状腺右叶结节状低密度灶

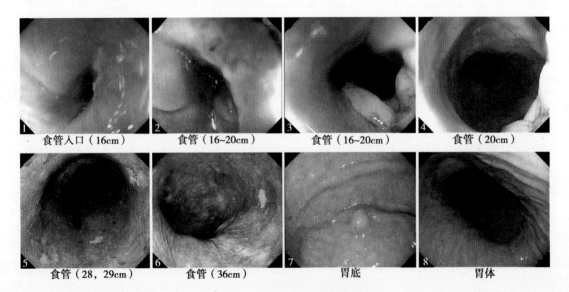

图 35-3　胃镜示食管溃疡性肿物

内镜诊断：

(1) 食管癌（性质待病理检查，距门齿约为 16~20cm）。

(2) 余食管黏膜散在碘染色阳性灶（性质待病理检查）。

(3) 胃底半球形隆起性病变，建议本院进一步检查除外壁内及壁外占位。

(4) 建议本院鼻咽喉镜检查。

3. 2017 年 1 月 17 日电子喉镜检查　内镜所见：鼻腔进镜顺利，未见明显异常。鼻咽部左、右侧壁结构对称，双侧咽隐窝清晰，双侧气管隆嵴和咽鼓管结构完整，顶后壁基本平整，未见明显异常。口咽双侧扁桃体未见明显肿大。舌根部淋巴滤泡增生明显。下咽部及喉部结构完整，黏膜充血，未见明显异常。声带活动正常（图 35-4）。

内镜诊断：咽炎。

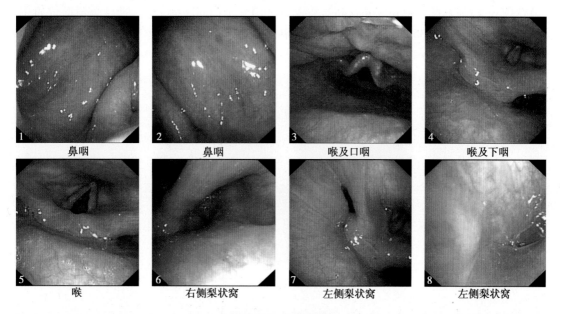

图 35-4　喉镜检查

4. 2017 年 1 月 17 日病理活检　（食管 36cm）（食管 29cm）（食管 28cm）鳞状上皮黏膜组织呈慢性炎症。（食管 16~20cm）鳞状细胞癌。

【入院诊断】

颈段食管癌。

【治疗经过】

2017 年 2 月 9 日在全身麻醉下，做气管横断复位颈段食管部分下咽切除，游离空肠修复，双侧Ⅵ区、右侧Ⅲ~Ⅳ区颈清扫术。

经口腔插管给予全麻后常规消毒铺巾，行颈部 T 形切口，切开皮肤皮下颈阔肌下游离皮瓣，分开带状肌，断甲状腺峡部，将甲状腺双侧与气管分开，保护并解剖双侧喉返神经，探查肿瘤如下：颈段食管入口向下约 3cm 长肿瘤，以右侧为主，累及食管外纤维膜，未累及喉返神经和气管及喉体。右侧Ⅵ区淋巴结肿大 1.2cm，质中等。

于第 2、3 气管环间断开气管全周，将麻醉管拔出连同气管和喉体向上牵拉，分开气管和食管，分开喉体和下咽并切开右侧部分咽缩肌以暴露下咽。同时更换麻醉管，将下方气管与食管分开，向下暴露至胸廓上口。于肿瘤外至少 2cm 处切开胸廓上口处食管，并解剖颈段食管周围组织。上端距肿瘤 1.5cm 处切开部分下咽的双侧梨状窝、环后区、咽后壁，切除颈段食管和部分下咽。下咽残端分别取前后左右四处切缘、食管全周切缘送术中冰冻病理检查，报告未见癌。之后清扫双侧Ⅵ区和右侧Ⅲ~Ⅳ区淋巴脂肪组织。彻底止血冲洗伤口，将制备好的游离空肠移至颈部，下端用吻合器与食管吻合，上端直接用 0/4 可吸收线与下咽全周吻合，空肠血管分别于右侧甲状腺上动脉端端吻合，静脉与颈内静脉端侧吻合，检查空肠血运良好。再次冲洗伤口，用0/3可吸收线缝合气管后壁上下断端，麻醉管重新更换，将原麻醉管复位，再次将气管侧方和前壁全周间断缝合，检查无漏气。放置引流管，关闭伤口（图35-5~图35-10），拔除麻醉管后回病房。

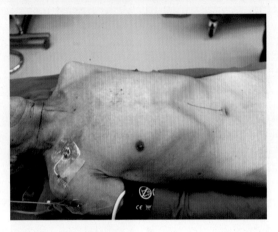

图 35-5　切口设计

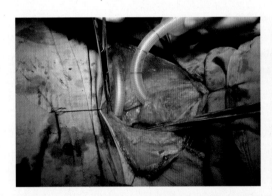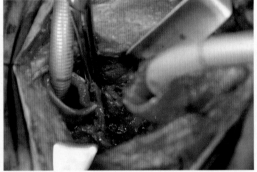

图 35-6　第 2、3 气管环间断切开气管全周

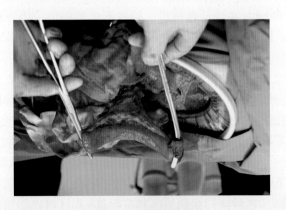

图 35-7　制备游离空肠

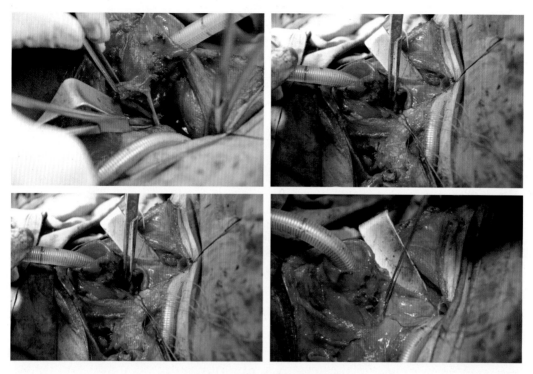

图 35-8 吻合修复食管及下咽

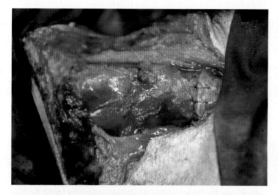

图 35-9 拉拢缝合气管上下断端

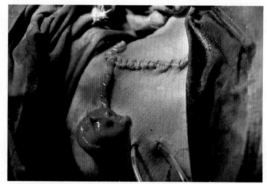

图 35-10 关闭切口

【术后处理】

1. 监测生命体征。
2. 注意伤口及引流情况。
3. 对症及支持治疗。
4. 注意咳痰色泽，用多普勒检查颈部吻合血管畅通状况。

【术后病理】

2017 年 2 月 19 日术后病理检查结果：

颈段食管：食管缩窄型低分化鳞状细胞癌，肿瘤侵透肌层达纤维膜，可见神经侵犯。（环后切缘）冰、（右梨状窝切缘）冰、（左梨状窝切缘）冰、（食管切缘）冰、食管下切缘、上切缘及基底切缘：未见癌。

淋巴结转移性癌（1/9）：

（右气管食管沟淋巴结清扫）1/1

（左气管食管沟淋巴结清扫）0/3

（右颈Ⅲ区淋巴结清扫）0/1

（右颈Ⅳ区淋巴结清扫）0/4

【术后随诊】

1. 2017 年 8 月 1 日颈胸腹部 CT "食管癌术后（颈段食管下咽切除 + 游离空肠修复），外院放疗后"复查，参阅 2017 年 1 月 13 日术前颈胸部 CT 图像：

（1）颈段食管下咽切除 + 游离空肠修复术后，吻合口及其上方管壁增厚，倾向治疗后改变，请结合胃镜及食管造影观察。

（2）4L 区稍大淋巴结，短径约 0.9cm，建议随诊；双侧颈部、双锁骨上、余纵隔、双肺门、腹腔及腹膜后未见明显肿大淋巴结。

（3）甲状腺右叶低密度结节，同前相仿，请结合超声检查。鼻咽、口咽、喉部未见明确异常。

（4）双肺新出现多发小斑片影，考虑为炎性病变；左肺下叶胸膜下小类结节，直径约 0.5cm，大致同前，请随诊。

（5）肝脏、胆囊、脾脏、胰腺、双肾及双侧肾上腺未见明确肿物。

（6）双侧胸腔及心包未见积液。未见腹水征象。

（7）下腔静脉见滤器影，请结合临床

2. 2017 年 8 月 1 日腹部超声 肝脏回声均匀，未见明确结节及肿物。胆囊、胰腺、脾脏、双肾未见明确结节及肿物。

超声诊断：腹部超声未见明确异常。

3. 2017 年 8 月 3 日胃镜检查 内镜所见：口底空肠吻合口距门齿约为 15cm，吻合口黏膜充血、水肿，局部未见明显肿物及溃疡，所见空肠黏膜充血、略水肿。空肠食管吻合口距门齿约为 22cm，吻合口黏膜充血、水肿，局部未见明显肿物及溃疡，吻合口呈环形狭窄，常规内镜无法通过，超细内镜通过尚顺利。食管黏膜略粗糙，碘染色后可见散在阳性灶，以距门齿约为 29cm3 点位、29cm9 点位为著。食管胃交界线距门齿约为 40cm。贲门、胃底及胃体未见明显异常。胃窦黏膜充血、粗糙，幽门充血、水肿。所见十二指肠未见明显异常（图 35-11）。

内镜诊断：颈段食管癌空肠代食管术后 5 个月

（1）口底空肠吻合口未见明显异常，建议密切随诊，定期复查。

（2）食管空肠吻合口略狭窄，考虑为术后改变，建议密切随诊，定期复查。

（3）食管黏膜粗糙，碘染色后散在阳性灶，以距门齿约为 29cm 3 点位、29cm 9 点位为著（性质待病理检查）。

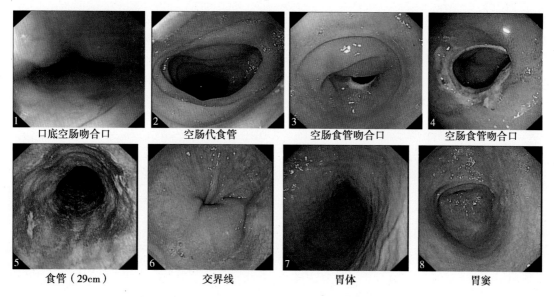

| 1　口底空肠吻合口 | 2　空肠代食管 | 3　空肠食管吻合口 | 4　空肠食管吻合口 |
| 5　食管（29cm） | 6　交界线 | 7　胃体 | 8　胃窦 |

图 35-11　2017 年 8 月 3 日复查胃镜

4. 2017 年 8 月活检病理

（1）（食管 29cm 9 点位）：鳞状上皮黏膜组织呈慢性炎症。

（2）（食管 29cm 3 点位）：鳞状上皮呈低级别上皮内瘤变（轻度异型增生）。

【专家点评】

颈段食管癌一直是头颈外科医生比较头疼的一种疾病，因为颈段食管的特殊解剖位置，上接下咽，前贴气管，前上方为喉体，后方为椎体，双侧为喉返神经和甲状腺。这一特殊解剖位置，手术解剖暴露非常困难，起决定作用的就是喉体，喉体常常因为外科解剖问题被切除。所以颈段食管癌最常用的治疗手段是放射治疗。可是从食管癌治疗的本身来看，外科手术才是最为关键的延长生存期的主要手段，这样因为喉功能的保留问题，临床治疗方案不易决定。甚至外科手术术式中，为了解决颈段食管的修复问题，没有肿瘤侵犯的喉和气管常常作为一种修复手段用来替代颈段食管，这类文章也很常见。

为了解决颈段食管癌的喉功能保留问题，外科医生想尽了各种办法，常见文献是胸科医生的反而较多，但是通过浏览文献发现其实胸科医生的文献中很少有颈段食管癌上端接近食管入口的病例，这部分患者的真正解剖结构，他们是不熟悉的。而文献中也有一部分耳鼻喉医生进行喉功能的保留尝试，比如游离空肠和梨状窝吻合，但是这种情况食管的暴露是比较困难的。

中国医学科学院肿瘤医院根据以往治疗甲状腺癌侵犯气管做气管袖状切除的经验上，得到启发，既然气管袖状切除术后患者并发症很少，那么如果直接将气管横断后，就可以充分暴露颈段食管了。所以我们采用气管横断复位入路来切除颈段食管癌，上端切开一侧下咽缩肌还可以充分暴露下咽，更有利于暴露，有利于手术的彻底切除和修复。在术前需要注意的是麻醉插管需要插的相对深一些，以防止切开气管时切破麻醉管的套囊。切开食管下端后需要用组织钳等器械固定一下，防止下端食管回缩，在和空肠吻合时不易暴露。

向上牵拉气管喉体时可以适当用力，双侧喉返神经被牵拉后术后未发现声音嘶哑等损伤问题，但术中还是需要注意。气管复位时缝合要严密，防止术后气管漏的发生。

根据术后患者的恢复情况可以看出，肿瘤切除较彻底，喉功能保留完美，但是唯一美中不足的是术后出现食管和空肠吻合口狭窄，这一问题可能和使用的吻合器口径较小有关，但是也有的人不存在这一并发症，可能也和患者个人体质有关。

（黄　楠　张宗敏）

【病例简介】

患者男性，50 岁。主因咽痛 8 个月，疼痛加重伴声音嘶哑 1 个月于 2017 年 6 月 26 日收入头颈外科。8 个月前患者无明显诱因出现进食咽痛，无发热、咳嗽、咳痰等。近 1 个月出现疼痛加重，并有声音嘶哑。本院检查电子喉镜示：左侧室带增厚（性质待病理检查），右侧声带麻痹。活检病理报（左侧室带）：鳞状上皮局部重度不典型增生 / 原位癌，小灶间质浸润。超声示：双侧上颈部多发肿大淋巴结，倾向良性。CT 提示：颈段食管管壁增厚，请结合镜检。双侧颈深组及右侧气管食管沟多发淋巴结影，需警惕转移。患者有吞咽不适，无呛咳、憋气、耳痛等症状。为进一步治疗收入本科。既往史：否认家族肿瘤遗传病史；吸烟 30 余年，10 支 / 天；饮酒 30 余年，10 两 / 天。

【影像学及特殊检查】

1. 2017 年 6 月 14 日电子喉镜检查　鼻腔进镜顺利。鼻咽部结构完整，黏膜光滑，未见明显异常。口咽双侧扁桃体未见明显肿大。舌根部淋巴滤泡略增生。下咽部右侧梨状窝外侧壁略隆起，表面尚光滑，余下咽部基本平整。喉部会厌和双侧披裂结构基本正常。左侧室带明显增厚，欠光滑（活检 2 块）。双侧声带光滑。右侧声带固定，左侧声带活动正常（图 36-1）。

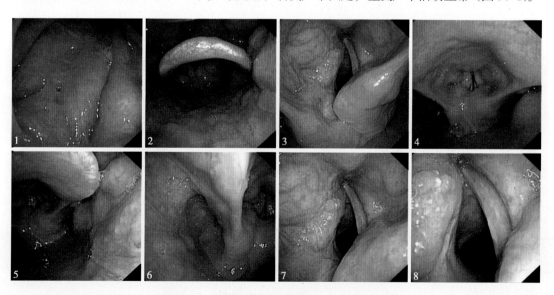

图 36-1　喉镜示左侧室带增厚、右侧声带麻痹

内镜诊断：左侧室带增厚（性质待病理检查）。右侧声带麻痹。

2. 2017年6月20日电子胃镜检查　距门齿约为16~20cm食管入口至食管全周不规则隆起性肿物，肿物表面破溃、糜烂，肿物质脆，触之易出血（病人及家属拒绝活检）。肿物处食管腔偏心性狭窄，常规内镜不能通过，超细内镜通过困难，但尚可通过。全食管黏膜粗糙明显，碘染色后呈花斑样改变，以距门齿约为34~35cm 3~4点位及37~38cm 8~10点位为著（病人及家属拒绝活检），食管胃交界线距门齿约为42cm。贲门、胃底及胃体未见明显异常，胃窦部黏膜充血、粗糙，局部可见散在片状糜烂灶，幽门充血、水肿。所见十二指肠未见明显异常（图36-2）。

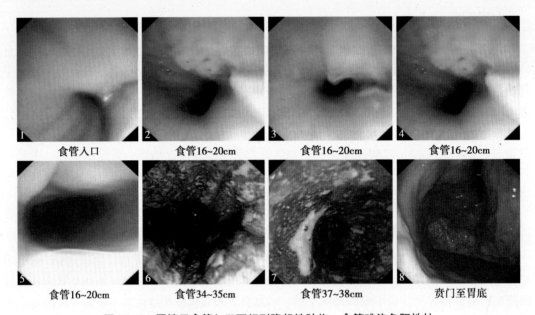

食管入口	食管16~20cm	食管16~20cm	食管16~20cm
食管16~20cm	食管34~35cm	食管37~38cm	贲门至胃底

图36-2　胃镜示食管入口不规则隆起性肿物、食管碘染色阳性灶

内镜诊断：

（1）食管入口不规则隆起性肿物，考虑为颈段食管癌。

（2）食管碘染色阳性灶（距门齿分别约为34~35cm及37~38cm），考虑为早期食管癌或癌前病变。

（3）全食管碘染色后呈花斑样改变，建议密切随诊。

3. 2017年6月13日颈部和腹部超声　肝脏回声粗糙，肝内血管显示欠清。胆囊、胰腺、脾脏、双肾未见明确结节及肿物。腹腔、腹膜后未探及明确肿大淋巴结。建议随诊。双上颈可见多发性低回声结节，梭形，其一大小约为1.56cm×0.60cm（右上颈），结节内未见明显丰富血流信号，余双侧颈部、双侧锁骨上未见明显肿大淋巴结。

超声诊断：双上颈多发性肿大淋巴结（良性），随诊。

4. 2017年6月14日颈胸部增强CT　食管管腔未扩张，颈段食管管壁增厚，横截面约2.9cm×1.7cm，边界清楚（图36-3）。鼻咽、口咽、喉及甲状腺未见明确肿物。双侧颈深组及右侧气管食管沟多发淋巴结影，大者短径约1.0cm（图36-4）。双肺未见明确结节或实变。双侧肺门、纵隔未见明确肿大淋巴结。双侧胸腔、心包未见积液。

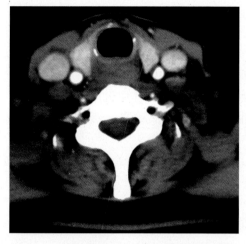

图 36-3　颈部增强 CT 示颈段食管管壁增厚　图 36-4　颈部增强 CT 示双侧颈深组及右侧气管食管沟多发淋巴结影

影像学诊断：

（1）颈段食管管壁增厚，请结合镜检。

（2）双侧颈深组及右侧气管食管沟多发淋巴结影，需警惕转移，请结合超声检查。

5. 2017 年 6 月 15 日全身骨扫描　检查所见：静脉注射 ^{99m}Tc-MDP 20mCi，3 小时后行全身前、后位骨显像。见全身骨骼显像清晰，对比良好，放射性分布大致对称、均匀，未见明显异常放射性增高或浓聚灶。

检查结论：全身骨骼显像未见明确转移征象

6. 术前 MDT 会诊　意见：患者为双原发肿瘤，可行手术治疗，但不一定能保留喉功能，如同意切除全喉，可先手术，术后放疗。由于食管为多病灶，手术应考虑胃代食管。

7. 2017 年 6 月 15 日活检病理（左侧室带）　鳞状上皮重度不典型增生 / 原位癌。会诊外院病理（食管活检）：考虑鳞状细胞癌。

【入院诊断】

颈段食管癌 T4N2M0。

喉癌（声门型 T2N0M0）。

【治疗经过】

2017 年 6 月 30 日在全身麻醉下，行全喉全下咽全食管切除，胃代食管，双侧 Ⅱ~Ⅳ区、Ⅵ区颈淋巴结清扫，气管造瘘术。

经口腔插管给予全麻后常规术野消毒铺巾，先由胸科医生行左侧开胸游离食管和胃，关胸后仰卧位再次消毒铺巾。行颈部 T 形切口，切开皮肤皮下颈阔肌，游离皮瓣，分离带状肌，断开甲状腺，游离气管，于第 2、3 气管环间断开气管，暴露食管，探查如下左室带菜花样肿物，约 1.0cm；食管入口上下至颈段食管溃疡性肿瘤，长 4.0cm 左右，右侧累及甲状腺，与喉体不易分开；双 Ⅵ区多发淋巴结，大小约 0.3cm 左右。①根据肿瘤累及范围决定行术前决定术式：全喉全下咽全食管及右叶甲状腺切除，胃代食管，气管造瘘；

②断开右侧甲状腺上下血管，保留甲状旁腺，同时清扫双侧中央区淋巴结，断双侧下咽缩肌，结扎双侧喉上动静脉；③由会厌谷进入咽腔，保留舌骨，横断下咽环周，于椎体前将全喉下咽及全食管右侧甲状腺切除，各切缘送术中冰冻病理检查未见癌。冲洗伤口，彻底止血；④将制备好的胃经食管床上提至咽部，打开胃底全周与口咽全层吻合并加固，同时置胃管并固定置好的十二指肠营养管，检查吻合处无明显张力，胃体血运良好；⑤行双侧颈 II ~ IV 区、VI 区清扫，置引流管，气管造瘘，关闭伤口。呼吸恢复后，安返病房。

【术后处理及病情变化】

1. 监测生命体征。

2. 注意胃肠减压及引流情况。

3. 对症及支持治疗，排气后可经十二指肠营养管管饲。

4. 保持气管套管通畅。

5. 术后第 5~8 天出现血常规白细胞持续性上升，最高 35.67μl/L，检查 X 线胸片显示手术对胸腔液气胸，立刻再次联系胸科医生，放置胸腔闭式引流管，引流出淡绿色脓性液体约 1200ml。但是患者一直无发热，后经胸内积液细菌培养也未见细菌生长，但右侧闭式引流管引流的液体渐减少，血常规白细胞逐渐恢复正常。顺利出院。

【术后病理】

（全喉、全下咽、全食管及甲状腺右叶）、（贲门、胃左脂肪淋巴结及下切缘）

下咽 – 颈段食管浸润型中分化鳞状细胞癌，侵透肌层达纤维膜，并侵及环状软骨、甲状腺。可见脉管内癌栓和神经侵犯。其余食管黏膜呈轻度慢性炎症，食管胃交界未见癌累及。近端胃黏膜呈轻度慢性萎缩性炎症，伴小灶肠上皮化生。胃下切缘未见癌。

喉声门上型中 – 低分化鳞状细胞癌，伴鳞状细胞浸润，肿瘤位于左室带，未累及左声带。癌旁可见鳞状细胞上皮重度异型增生及原位癌。前联合局灶鳞状上皮轻度异型增生。

咽后壁切缘、右梨状窝切缘、前切缘石蜡切片：鳞状上皮轻度异型增生，未见癌。右侧声、室带、左梨状窝切缘、环后切缘及前切缘 2：未见癌。

淋巴结未见转移癌（0/83）：

［隆突下淋巴结（7 区）］0/1

（贲门、胃左脂肪淋巴结及下切缘）0/5

（喉前软组织）0/3，另见少许甲状腺组织

（右气管食管沟淋巴结）0/8

（左气管食管沟淋巴结）0/7

（右颈 III 区淋巴结）0/8

（右颈 II 区淋巴结）0/10

（右颈 IV 区淋巴结）0/4

（左颈 III 区淋巴结）0/8

（左颈 II 区淋巴结）0/11

（左颈 IV 区淋巴结）0/20

【术后随诊】

1. 2017 年 10 月 24 日颈胸腹部增强 CT　"颈段食管癌术后（全喉、全下咽、全食管切除＋胃代食管＋双侧颈清＋气管造瘘术）"复查，与 2017 年 7 月 31 日 CT 图像比较：

（1）颈段食管癌术后，全下咽、全喉部、全食管切除术后，气管造瘘术后，术区软组织局部增厚同前相仿，吻合口未见明确异常，请结合临床并随诊。

（2）甲状腺右叶术后缺如，右侧上颌窦炎症。其余鼻旁窦及鼻咽未见明确异常。

（3）左肺斑片影较前略有减少，左侧少量胸腔积液，请随诊。

（4）右侧包裹性液气胸较前好转，其内积气消失，请随诊。心包未见明确积液。

（5）颈部、纵隔及双肺门未见明确肿大淋巴结。

（6）扫描范围内肝脏散在小低密度影，倾向囊肿可能，请随诊。右肾小囊肿。胆囊、胰腺、脾脏、左肾及双侧肾上腺未见明确异常。

（7）扫描范围内腹腔及腹膜后未见明确肿大淋巴结，未见腹水。

2. 2017 年 10 月 24 日腹部超声检查　肝脏回声均匀，未见明确结节及肿物。胆囊、胰腺、脾脏、双肾、双侧肾上腺区未见明确结节及肿物。

腹膜后未见明显肿大淋巴结。

3. 2018 年 3 月 10 日颈胸腹部增强 CT　"颈段食管癌术后（全喉、全下咽、全食管切除＋胃代食管＋双侧颈清＋气管造瘘术）"复查，与 2017 年 10 月 24 日 CT 图像比较：

（1）颈段食管癌术后，全下咽、全喉部、全食管切除术后，气管造瘘术后，术区软组织局部增厚同前相仿，吻合口未见明确异常，请结合临床并随诊。

（2）甲状腺右叶术后缺如，右侧上颌窦炎症。余鼻旁窦及鼻咽未见明确异常。

（3）左肺斑片影，较前减少，左侧胸腔积液，现已基本吸收，请随诊。

（4）右肺斑片条索影，较前增多；右侧包裹性积液，较前减少，右肺胸膜增厚，请随诊。心包未见明确积液。

（5）颈部、纵隔及双肺门未见明确肿大淋巴结。

（6）扫描范围内肝脏散在小低密度影，同前大致相仿，倾向囊肿可能，请随诊。右肾小囊肿。胆囊、胰腺、脾脏、左肾及双侧肾上腺未见明确异常。

（7）扫描范围内腹腔及腹膜后未见明确肿大淋巴结，未见腹水。

【专家点评】

颈段食管癌的诊断主要依据内镜和影像学检查，临床分期依据 AJCC 肿瘤分期第七版，该患者为颈段食管癌 T4N2M0。根据目前对于颈段食管癌的研究，可以看出，有些患者是可以通过外科技术达到保留喉功能的目的，但是肿瘤累及范围不能太广泛，尤其是不能累及气管和喉体，下界不能低于胸廓上口。颈部淋巴结转移可以行颈淋巴结清扫，食管癌患者最好做双侧中央区淋巴结清扫，这一区域是最常见的转移部位。如果患者对于喉功能的保留非常重视不能接受喉全切除，那就只能选择放疗或同步放化疗。但是这个患者有些特殊情况，第一，合并喉癌，为双原发癌，且食管为多发病灶；第二，患者进食困难，目前仅能进流食，总体来说，胃代食管是一个较合理术式。

关于胸科医生游离胃的手术术式可以根据不同的医生做不同的选择。早期的术式常常选择颈部和腹部同时切开，胸段食管可以通过颈部和腹部上下尽可能游离，最后行食管内翻拔脱，再把游离好的胃经过食管床提至咽部。另一种是三切口：先是右侧开胸游离食管全长并清除淋巴结，后仰卧位颈部和腹部同时切开，颈部行下咽食管手术，腹部行胃底胃体游离，同样经食管床上拉至咽部吻合。这一种方式对于合并胸段食管有病变的患者最适用。第三种，有的医生可以左侧开胸就可以充分游离食管和胃，不需要开腹就可以。第四种，也是现在较常用的一种，就是首先经右侧胸部腔镜下游离食管，清除淋巴结，完毕后仰卧位，颈部和腹部同时切开，同三切口一样，经腹部游离胃。

关于胃的形状，现在大部分倾向于将胃做成管状胃，这样可以延长胃管的长度，避免上提长度不足的情况，又可以接近于正常生理状态。但是我们医院的情况好像不同，总有少部分患者存在胃上提不足的情况。为了解决这一问题，我们曾采用过游离空肠、胸大肌皮瓣、会厌保留吻合等等办法。

胃代食管这一术式目前来讲仍然是头颈外科风险最大的手术，死亡率一直居高不下，死亡率达 8%~12%，各种原因都有，常见的原因为患者既往有心脏病、营养状况不良，甚至肥胖也是临床很棘手的情况。术前针对这样的患者需要反复交流，使患者和家属具有充分的时间来理解。

这个患者还有一个至今无法解释的情况就是，术后第 8 天发生手术对侧脓胸，患者无发热，但是血常规白细胞升高严重，后来放置胸腔闭式引流后引流液逐渐减少，血白细胞渐恢复正常。可是脓液培养没有发现细菌生长。所以一直觉得奇怪。

（黄　楠　张宗敏）

参 考 文 献

1. Rice DH，Spiro RH.Current Concepts in head and neck cancer［J］.Am CancerSoc，1989，2：234-241.

2. 屠规益，徐国镇.喉咽及颈段食管癌∥谷铣之.现代肿瘤学：临床部分［M］.北京：北京医科大学 中国协和医科大学联合出版社，1993.

3. 屠规益，唐平章，祁永发，等.头颈外科处理颈段食管癌的经验［J］.中华肿瘤杂志，1995，17：118-121.

4. 安常明，王世旭，律方，等.胃代食管术治疗下咽食管鳞状细胞癌的疗效分析［J］.中华耳鼻咽喉头颈外科杂志，2016，51（10）：740-745.

5. 鄢丹桂，张彬，李德志，等.游离空肠移植重建下咽及颈段食管112例临床分析［J］.中华耳鼻咽喉头颈外科杂志，2011，46（5）：373-377.

6. 徐伟，吕正华，张俊，等.胸大肌肌皮瓣卷筒在下咽颈段食管环周缺损修复中的应用［J］.中华耳鼻咽喉头颈外科杂志，2010，45（5）：401-405.

7. 吕春梅，屠规益，唐平章，等.喉全切除术后食管语音康复训练［J］.听力学及言语疾病杂志，2004，12（3）：171-173.

8. 张彬，唐平章，徐震纲，等.下咽环周缺损重建方法的选择［J］.中华耳鼻咽喉科杂志，2004，39（7）：419-424.

9. 徐伟，吕正华，邹纪东，等.下咽颈段食管癌行游离空肠移植重建103例临床分析［J］.中华耳鼻咽喉头颈外科杂志，2016，51（12）：914-917.

10. 钟皓，马荣，弓磊，等.AJCC第七版与第八版食管癌分期系统评估 Ⅱ～Ⅲ期食管鳞状细胞癌患者术后预后价值的比较［J］.中华外科杂志，2017，55（12）：903-907.

11. 佟偶，王晓军，张严，等.喉全切除全食管拔脱管状胃成形术在晚期下咽及颈段食管癌手术中的应用［J］.中华耳鼻咽喉头颈外科杂志，2016，51（6）：454-456.

12. 王朝晖，陈锦，朱江，等.胃管状成形术在晚期下咽及颈段食管癌手术中的应用［J］.中华耳鼻咽喉头颈外科杂志，2010，45（3）：246-248.

口　腔　癌

【病例简介】

患者男性，43 岁。因"发现右磨牙后肿物 2 个月"于 2015 年 5 月 5 日收入本院。2 个月前患者自行发现右磨牙后区肿物，无疼痛，无特殊不适，外院活检病理为鳞癌。为进一步诊治至本院，病理会诊提示（右磨牙后区）高分化鳞状细胞癌；MRI 提示右侧磨牙后区异常信号，考虑恶性。患者无吞咽不适、呛咳、憋气、开口困难、进食困难、说话困难、呼吸困难、口水增多、头痛、乏力、消瘦、失眠等症状。现为进一步诊治收入本科。发病以来，精神好，食欲好，大小便基本正常，体重无明显变化。

入院查体：右侧磨牙后区可见隆起性肿物，大小约 1.0cm×0.5cm，质地略硬，表面粗糙不平，可见溃疡。

既往史：患者 2014 年 4 月因食管中度不典型增生内镜治疗；既往有家族肿瘤遗传病史：父亲有食管癌病史。否认吸烟史；饮酒史：经常饮酒，白酒 2 两 / 次。

【影像学及特殊检查】

1. 2015 年 4 月 30 日鼻咽部 MRI　右侧磨牙后区可见小斑片异常信号，T_1WI 呈等信号，T_2WI/FS 呈稍高信号，DWI 呈高信号，增强呈轻度强化。双侧上颌窦黏膜增厚，余扫描鼻咽部未见明确异常。

影像学诊断：

（1）右侧磨牙后区异常信号，考虑恶性。

（2）双侧上颌窦炎症。

2. 2015 年 4 月 30 日病理会诊　（右侧磨牙后区肿物）高分化鳞状细胞癌。

【入院诊断】

右磨牙后区鳞状细胞癌（T1N0M0）。

【治疗经过】

2015 年 5 月 8 日在全身麻醉下行右磨牙后肿物扩大切除 + 颊脂垫修复 + 右颈择区性淋巴结清扫（Ⅰ~Ⅲ区）。

手术过程：经鼻腔插管给予全麻，麻醉成功后口腔内碘伏消毒，常规铺巾。探查见右磨牙后大小约 1.5cm×1.0cm 左右菜花样肿物，后达咽前柱，下接近第三磨牙，未侵及上齿龈和扁桃体。遂拔除右下第三磨牙，距肿物 1.0cm 左右切开黏膜及黏膜下，于下颌骨及咬肌表面将肿物完整切除，切除周边切缘，冰冻病理检查均未见癌，将颊脂垫拉出铺以创面修复，周边缝合修补颊部和磨牙后缺损。

取右颌下大弧形切口切开皮肤、皮下及部分颈阔肌，周围分离皮瓣，解剖面神经下颌缘支，结扎切断面动静脉，解剖舌神经；切断下颌神经节及颌下腺导管；解剖面动脉及颈动脉鞘，将右颌下及颈部 Ⅱ、Ⅲ 区淋巴脂肪组织连同颌下腺一并清除。创面止血后冲洗，置负压引流，逐层关闭术腔。术毕，过程顺利。患者清醒后拔除气管插管，安返病房。

【术后处理】

1. 监测生命体征。
2. 注意伤口及引流情况。
3. 每日口腔护理，保持口腔清洁。
4. 对症及支持治疗。

【术后病理】

右磨牙后肿物：高分化鳞状细胞癌，肿瘤累及黏膜固有层，未累及横纹肌组织。未见明确脉管瘤栓及神经侵犯。

（内切缘）冰、（上切缘）冰、（颊黏膜切缘）冰、（下齿龈外切缘）冰、（下齿龈内切缘）冰：均未见癌。

淋巴结未见转移性癌（0/21）：

（右颈 Ⅰ 区淋巴结）0/5，另见涎腺组织

（右颈 Ⅱ 区淋巴结）0/7

（右颈 Ⅲ 区淋巴结）0/9

pTNM 分期：pT1N0。

【随诊】

术后患者定期复查，截止到 2017 年 11 月无肿瘤复发和转移。

【专家点评】

颊黏膜癌是指原发于颊黏膜的癌性病变，是口腔癌的一种，多表现为溃疡型，基底及周围有浸润。临床表现早期一般无明显疼痛，当癌肿侵袭深层组织或合并感染时，可出现明显疼痛，颊肌、咀嚼肌受侵犯时可出现张口受限并渐进性加重；晚期时可穿破颊部皮肤形成窦道；侵犯上下牙龈和颌骨，引起牙疼、牙松动及颌骨破坏；向后可波及软腭、咽侧壁及翼下颌韧带；具有浸润性生长、局部复发率高的特点。

颊黏膜癌的治疗以手术为主，早期表浅的颊黏膜癌也可考虑单纯的放射治疗。肿瘤原发灶直径在 1cm 以下且表浅者，可行局部扩大切除，创面直接拉拢缝合或游离皮片移植；病变直径大于 1cm，浸润深度达肌层者，局部扩大切除后可采用颊脂垫、额瓣、颞肌瓣及游离前臂皮瓣等修复；若颌骨侵犯，则需切除相应的颌骨。

颈淋巴结肿大者应行治疗性颈淋巴清扫术，临床未见肿大淋巴结，但肿瘤厚度 3.0mm

以上或原发灶 T2 以上者，原则上应行选择性颈淋巴清扫术；中晚期患者，术前或术后应辅以放射治疗。文献报道磨牙后区癌颈部淋巴结转移以Ⅰ区、Ⅱ区多见，对临床 N0 或早期淋巴结转移的患者，可考虑Ⅰ~Ⅲ区淋巴结清扫。

依据 AJCC 第 8 版 TNM 分期，该患者为 T1N0M0，2018 年 NCCN 指南第 1 版，临床分期 T1~2N0 患者推荐：①原发灶切除，伴或不伴同侧或双侧淋巴结清扫，前哨淋巴结阳性和前哨淋巴结活检不成功，给予颈淋巴结清扫，术后无不良因素和前哨淋巴结阴性，给予观察；术后出现 1 个淋巴结阳性，且无不良因素出现，给予放疗；术后出现不良因素，依据不良因素，给予再次手术，或放疗或化疗。②放射治疗。对 T3N0、T1~3N1~3、T4a任何 N 患者推荐手术或临床试验，对手术患者，N0、N1、N2a~b 和 N3 推荐原发灶切除，伴同侧或双侧颈部淋巴结清扫，N2c 推荐双侧颈部淋巴结清扫，术后无不良因素，给予放疗；术后如出现不良因素，依据不良因素给再次手术或放疗或化疗。

该患者病变较早期，但位于磨牙后，直接拉拢缝合有一定困难，局部转瓣或游离皮瓣修复，创伤较大，故选择局部颊脂垫修复，且完成同侧颈部淋巴结清扫，术后病理无不良因素，且颈部无淋巴结转移，随诊 2 年余，未见复发和转移。文献报道颊脂肪垫瓣修复18 例口腔颌面部的良恶性肿瘤手术后的缺损以及口腔上颌窦瘘，术后 10 天去除碘仿纱布，见颊脂肪垫轻度水肿，2~4 周后水肿明显消退，颊脂肪垫表面逐渐上皮化，6~8 周内表面完全上皮化，3 个月后再生黏膜与正常口腔黏膜相似，全部病例效果满意，无感染、坏死等并发症发生，因此，带蒂颊脂肪垫瓣修复口腔颌面部缺损，方法简单、易行，效果满意，值得推广。

（宁文娟　李正江）

【病例简介】

患者男性，54 岁。因发现左上牙龈肿物 3 月余于 2017 年 4 月 13 日收入本院。3 个月前患者因牙龈出血发现左侧上腭部肿物，2017 年 4 月 1 日于外院就诊，行活检病理：（左上腭）高分化鳞状细胞癌。遂至本院，经病理会诊证实。患者无吞咽不适、呛咳、憋气、开口困难、进食困难、说话困难、呼吸困难、口水增多、头痛、乏力、消瘦、失眠等症状。现为进一步诊治收入我科。发病以来，精神好，食欲好，大小便基本正常，体重无明显变化。入院查体：左上牙龈（4~7 对应的牙龈）可见黏膜肿物，表面色红，充血，颗粒状粗糙不平，大小约 3.5cm×2.5cm，内侧边缘距离中线约 0.5cm，未侵及唇颊黏膜。双侧颈部未及明显肿大淋巴结。既往史：有高血压病史 5 年，最高血压 160/89mmHg，未规范治疗。否认家族肿瘤遗传病史。有吸烟史 20 年，吸香烟 20 支 / 天，已戒烟 2 年；有饮酒史，偶尔饮酒。

【影像学及特殊检查】

1. 2017 年 4 月 6 日病理会诊　（左上腭）高分化鳞状细胞癌。

2. 2017 年 4 月 8 日颈部超声　双上颈条状淋巴结，内见淋巴门，左侧一者 1.1cm×0.5cm，右侧一者 1.0cm×0.5cm，边界清楚，未见明显血流信号。余颈部锁骨上未见明确肿大淋巴结。

影像学诊断：双上颈小淋巴结探及，随诊。

3. 2017 年 4 月 10 日鼻部鼻窦及胸部 CT 增强扫描　左上硬腭软组织增厚，最厚处截面约 2.5cm×1.1cm（图 38-1），轻度强化，周围骨质未见明显破坏。左侧上颌窦黏膜增厚；其余鼻旁窦、口咽、鼻咽、喉部及双侧甲状腺未见明确肿物。双肺散在小结节及类结节，大者约 0.3cm×0.2cm，边界清楚；双下肺索条影；双侧胸膜局限性增厚。

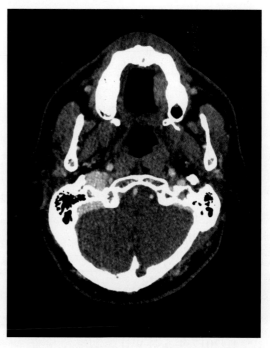

图 38-1　增强 CT 示左上硬腭软组织增厚

纵隔及双肺门未见明确肿大淋巴结。双侧胸腔及心包未见积液。扫描范围内肝脏多发低密度结节，大者约 0.8cm×0.6cm，边界清楚。脾脏低密度结节，约 0.6cm×0.6cm，边界尚清楚。

影像学诊断：

（1）左上硬腭软组织增厚，警惕恶性，请结合临床检查。

（2）左侧上颌窦炎症。

（3）双肺散在小结节及类结节，请随诊；双下肺索条影，考虑慢性炎症。

（4）扫描范围内肝脏、脾脏多发低密度结节，请结合腹部 CT 扫描。

【入院诊断】

左上牙龈鳞癌（cT2N0M0）。

【治疗经过】

2017 年 4 月 14 日在全身麻醉下行左硬腭及上牙槽骨切除术。病理所见：肿瘤主要位于左上 _DDD[4-7] 对应牙龈，侵及左侧硬腭，距中线 1.0cm 左右，未侵及唇颊黏膜。

手术经过：经右鼻腔插管给予全麻，麻醉成功后常规术区消毒铺巾，口腔内碘伏消毒，拔除左上侧切牙，沿距肿物约 1.0cm 处切开左龈颊黏膜、磨牙后、软硬腭交界及硬腭正中黏膜，骨凿依次凿断对应牙槽突、翼突根部及腭骨板，将左上牙槽骨连同左硬腭一并切除，咬除残留的硬腭骨板，保留完整的鼻底黏膜，开放左上颌窦底壁黏膜，创面止血后切取周边切缘送冰冻病理检查，病理检查回报均未见癌，即冲洗创面，缝合周边，填塞碘仿纱条和油纱，加压包扎。患者清醒后拔除麻醉插管，安返病房。

【术后处理】

1. 监测生命体征。

2. 注意伤口出血情况。

3. 补液、抗感染等支持及对症治疗。

4. 口腔护理，保持口腔清洁。

【术后病理】

左硬腭及左侧牙槽骨：牙龈高分化鳞状细胞癌，肿瘤大小 3.8cm×2.5cm×1cm，累及牙槽骨骨膜，未明确累及骨皮质（待脱钙处理后取材制片，进一步观察），未见明确脉管瘤栓及神经侵犯。

牙龈前切缘、牙龈外侧切缘及（左上颌窦黏膜）上颌窦黏膜组织：未见癌。（右硬腭切缘）冰、（左软腭切缘）冰、（左磨牙后切缘）冰：均未见癌。

pTNM 分期：pT2。

【术后随诊】

1. 2017 年 5 月 9 日鼻咽喉镜检查 检查所见：经口观察，左侧硬腭及左上牙龈呈术后改变，缺如，左上颌窦显露，术区可见缝线，术区边缘近软腭处明显隆起（活检），硬腭中线附近可见穿孔，鼻腔与口腔交通（图 38-2）。鼻腔进镜顺利，左鼻腔下鼻道可见二处穿孔。鼻咽部左、右侧壁结构对称，双侧咽隐窝清晰，双侧气管隆嵴和咽鼓管结构完整，顶后壁基本平整，未见明显异常。口咽双侧扁桃体未见明显肿大。舌根部淋巴滤泡增生。下咽部及喉部结构完整，黏膜略充血，未见明显异常。声带活动正常。

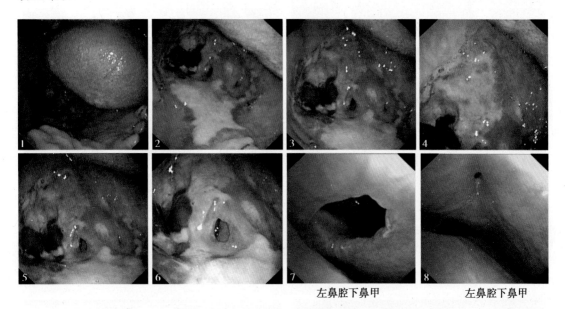

图 38-2　鼻咽喉镜示术区边缘近软腭处明显隆起、硬腭中线附近穿孔

　　检查所见：左上牙龈癌术后 20 余天，左侧硬腭及左上牙龈术后缺如，术区边缘近软腭处明显隆起，性质待病理检查。

　　2. 2017 年 5 月 9 日病理活检　（硬腭）符合肉芽组织。

　　3. 2017 年 5 月 10 日上颌部及颈部 CT 增强扫描

　　（1）牙龈癌术后，左上颌牙槽骨、部分硬腭、左侧上颌窦内侧壁缺如，局部未见明确肿物（图 38-3），建议随诊。

　　（2）左侧上颌窦炎症（图 38-4）。

　　（3）其余鼻旁窦、口咽、鼻咽、喉部及双侧甲状腺未见明确肿物。

　　（4）双侧颈部未见肿大淋巴结。

　　4. 2017 年 5 月 11 日颈部口腔口咽 MR 增强扫描

　　（1）牙龈癌术后，左上颌齿槽骨、部分硬腭、左侧上颌窦内侧壁缺如，局部 T_2WI/FS 上信号略不均匀增高，未见明确肿物及异常强化（图 38-5），考虑为术后改变可能大，建议随诊。

　　（2）双侧上颌窦炎症（图 38-6）。

　　（3）扫描范围内其余鼻旁窦、口咽、鼻咽、喉部未见明确异常。

　　（4）扫描范围内双侧颈部未见肿大淋巴结。

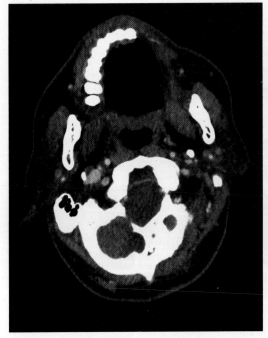

图 38-3　增强 CT 示术后左上颌牙槽骨、部分硬
　　　　腭、左侧上颌窦内侧壁缺如

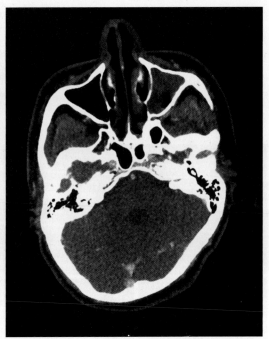

图 38-4　增强 CT 示左侧上颌窦炎症

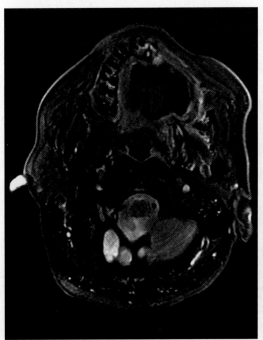

图 38-5　增强 MRI 示术后左上颌齿槽骨、部分硬
　　　　腭、左侧上颌窦内侧壁缺如

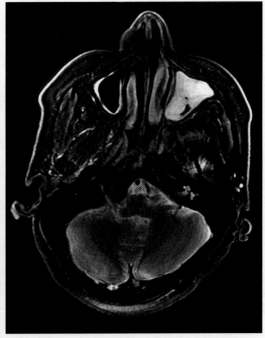

图 38-6　增强 MRI 示双侧上颌窦炎症

【专家点评】

牙龈癌是一种常见的口腔癌，其发病仅次于舌癌，居第二位或第三位，一般下颌牙龈癌较上颌牙龈癌多见，好发于 50~70 岁，常发生于后牙区，约为 2:1。早期症状为牙痛，肿瘤破坏牙槽突，牙齿松动，影响咀嚼功能。因此牙痛和牙齿松动常常是病人就诊的主诉。下牙龈癌破坏颌骨，下齿槽神经受累而出现下唇麻木，向舌侧扩展累及口底，颊侧扩展累及龈颊沟及颊部皮肤，甚至穿破皮肤而形成窦道，是为牙龈癌的晚期征象。肿瘤向颊部或向后部扩展累及颊肌及咀嚼肌群，常伴有严重开口困难。牙龈癌颈淋巴结转移最常发现的部位是颌下及颈上深组淋巴结，下颌牙龈癌较上颌转移率高。约 20% 的患者初诊时即发现有转移，大多为晚期患者。

晚期上牙龈癌应与原发性上颌窦癌及下颌骨中心（央）性癌相鉴别，因其在处理及预后估计上都不相同。上颌窦癌：早期不易发现，但以后可能出现鼻塞、鼻出血及一侧鼻分泌物增多等症状，如向下发展可使上牙松动和疼痛；向上发展则可使眼球突出，有时发生上唇麻木感；向后方发展可导致张口困难。

手术是当前牙龈癌最有效的治疗方法。

原发灶的处理：上牙龈癌可行部分上颌骨切除术，已侵入上颌窦者应行全上颌骨切除术，下牙龈癌可行部分下颌骨切除术，或半侧或超半侧下颌骨切除术，具体切除范围视病变大小而定，一般须距肿瘤边缘 1.5cm 以上。近年来随着显微外科的发展和 3D 技术的应用，对于颌骨的术后缺损多主张一期修复，可选用游离髂骨瓣、游离腓骨瓣、游离肩胛骨瓣或胸大肌带肋骨来修复缺损，有助于恢复外观，有利于进食、语言等功能的恢复。对早期病变的患者应考虑到今后行骨融合性牙种植体修复牙列缺损。牙龈癌术后修复与否及如何修复，取决于肿瘤因素、患者因素及术者因素，目的是使患者在不影响生存的前提下，进一步提高患者的生活质量。

颈部淋巴结处理：如已有淋巴结转移须行根治性颈淋巴结清扫，也可行功能性颈淋巴结清扫（保留胸锁乳突肌、颈内静脉、副神经）。颈部 N0 患者，可行肩胛舌骨肌上淋巴清扫术或颌下清扫或严密观察。上牙龈癌较少发生颈淋巴结转移，若发生颈部淋巴结转移则提示预后较差。

下牙龈癌与黏膜白斑有一定关系，且肿瘤生长倾向于多灶性，早期牙龈癌即可出现骨受侵，因此手术为首选的治疗手段。高剂量放疗性骨坏死的发病率较高，因此单纯放疗一般不作为根治的手段，可用于不适合行颌骨手术或拒绝手术的患者的姑息性治疗，但疗效较差，骨坏死率较高，可作为综合治疗方法在术前和术后应用，可有效提高术后 5 年生存率。文献报道牙龈癌总的 3 年、5 年生存率分别为 52.7%、41.8%。单纯手术治疗组与综合治疗组 5 年生存率分别为 50.3%、49.0%，两组生存率差异无统计学意义（$P>0.05$）。单纯放疗组 5 年生存率低，仅为 20.0%。中晚期患者的复发率，综合治疗组明显低于单纯手术治疗组（$P<0.05$）。因此，对早期牙龈癌患者适合单纯手术治疗，而中晚期患者主张以手术治疗为主的综合治疗。

依据 AJCC 第 8 版 TNM 分期，该患者为 T2N0M0，2018 年 NCCN 指南第 1 版，临床分期 T1~2N0 口腔癌患者推荐原发灶切除，依据前哨淋巴结活检，做或不做单侧或双侧颈淋巴结清扫，术后无淋巴结转移或不良因素出现，即给予观察；如果前哨淋巴结阳性，应完成颈淋巴结清扫，术后病理出现淋巴结转移或不良因素，均应给予放疗或化疗和放疗。该患者肿瘤位于上牙龈，且未过中线，故仅选择局部扩大切除，未行颈部淋巴结清扫，术后无不良因素出现，因此，术后未行放射治疗。由于患者对修复的态度不积极，且戴膺复体后对生活质量和外形影响不大，故未考虑修复。术后1个月复查，语言和吞咽功能基本代偿。

（宁文娟　李正江）

【病例简介】

患者男性，59 岁。因发现口底肿物 1 月余于 2013 年 5 月 27 日收入本院头颈外科。1 个月前发现口底肿物，伴疼痛、牙齿松动、说话含糊不清，在本院行口底肿物病检示鳞状细胞癌。现为进一步诊治收入我科。自发病以来，患者精神、睡眠尚可，大小便无异常，体重无明显变化。

既往史：否认家族肿瘤遗传病史；吸烟 40 余年，40 支 / 天；饮酒 5 两 / 天。

【影像学及特殊检查】

1. 2013 年 5 月 21 日颈胸部 CT　前正中下颌骨内侧牙龈周围可见不规则软组织增多影，不均匀强化，范围约 3cm×1cm，边界模糊，贴邻舌根、舌尖，局部下颌骨未见明显骨质破坏（图 39-1），首先考虑牙龈癌。双侧颌下、双侧颈深上组、左侧颈深中组多发肿大淋巴结，大者位于颌下，环形强化，约 2.1cm×1.8cm（图 39-2），警惕转移。双下颈、锁骨上未见异常肿大淋巴结。双侧咽扁桃体、舌扁桃体略显增厚；余颈部未见异常强化灶，建议随诊。右肺尖少许磨玻璃样淡片影，倾向炎症，余肺未见明显结节及肿物。纵隔 2R、4R、5、9 区、双肺门、扫描范围胃左区多发小淋巴结，大者约 0.6cm，建议密切随诊。扫描范围左肾小囊肿；肝脏、肾上腺区未见异常强化灶。

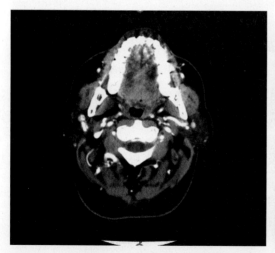 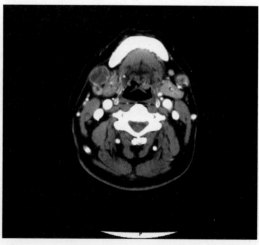

图 39-1　颈部增强 CT 示前正中下颌骨内侧牙龈周围不规则软组织增多影　　图 39-2　增强 CT 示颌下肿大淋巴结伴环形强化

2. 2013 年 5 月 16 日活检病理 （口底肿物）鳞状细胞癌。

3. 2013 年 5 月 29 日双侧小腿 CT 扫描 双侧小腿胫、腓骨未见明确骨质异常。周围软组织未见明确异常密度影。双侧小腿 CT 未见明确异常。

【入院诊断】

下牙龈鳞状细胞癌。

双侧颈淋巴结转移（T4aN2cM0）。

【治疗经过】

2013 年 6 月 3 日全身麻醉下，做下牙龈癌扩大切除、双侧颈淋巴结清扫、游离腓骨肌皮瓣修复，气管切开术。

经鼻腔插管全身麻醉后常规消毒铺巾，先行双侧颈淋巴结清扫术（左颈Ⅰ、Ⅱ、Ⅲ区及右颈Ⅰ、Ⅱ、Ⅲ、Ⅳ、Ⅴ区）。取颈前领式切口，切开皮肤、皮下组织后，颈阔肌下翻瓣，双侧颈部可见多发小淋巴结，直径 1~1.5cm。颈淋巴结清扫结束后行原发灶扩大切除，正中切开下唇向双侧翻开面瓣，暴露至双下颌角，探查见前口底及下牙龈舌侧菜花样肿物，范围达 $\frac{1}{4|3}$，少量累及舌腹部。自 $\frac{}{8-7}$ 及 $\frac{}{6-7}$ 锯断下颌骨，将标本拉向前方，距肿瘤外约 2cm 切开口底及舌腹部黏膜，切除包括部分舌腹、前口底、双侧舌下腺、部分下颌骨在内的标本（图 39-3、图 39-4），确切止血。

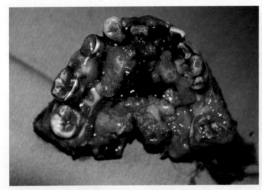
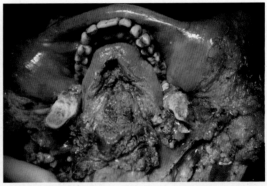

图 39-3 手术标本　　　　　　　　　图 39-4 肿瘤切除后缺损

取右腓骨蒂 7cm×4cm 大小皮岛拟修复口腔缺损。根据预置模型将腓骨截成 3.2、3.4、4.2cm 3 段，塑形完成后以 4 孔小钛板完成固定，一并断蒂并移植至口腔修复口底和下颌骨的缺损（图 39-5~ 图 39-7）。

腓动、静脉分别与左侧甲状腺上动脉及面总静脉吻合，8-0 血管线分别缝合 8 针、12 针。

气管切开后更换气管插管。彻底止血后冲洗创面，置负压引流管 5 根，逐层关闭切口，安返病房。

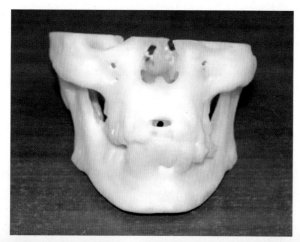

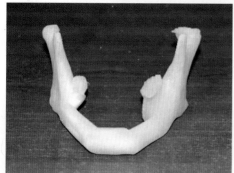

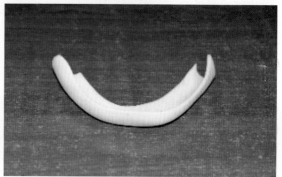

图 39-5　预置模型

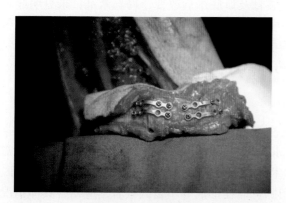

图 39-6　钛板固定

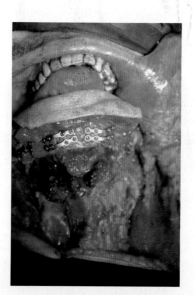

图 39-7　口底重建

【术后处理】

1. 监测生命体征。
2. 注意术腔渗血情况保持负压引流，记录引流量。
3. 积极对症及支持治疗。
4. 保持气管套管通畅。

【术后病理】

口底肿物及部分下颌骨：牙龈高分化鳞状细胞癌，肿瘤侵及口底部横纹肌及小涎腺组织、牙龈。口底切缘、牙龈切缘及基底切缘均未见癌。肿瘤侵及下颌骨，下颌骨两端切缘未见癌。

淋巴结转移性癌（3/54）：

右颈Ⅰ区清扫 1/9

右颈Ⅱ区清扫 0/7

右颈Ⅲ区清扫 0/3

右颈Ⅳ区清扫 0/7

右颈Ⅴ区清扫 0/9

左颈Ⅰ区清扫 1/3

左颈Ⅱ区清扫 1/7

左颈Ⅲ区清扫 0/9

pTNM 分期：pT4a N2c

【术后治疗】

调强放疗（IMRT）：95%PGTVp 69.96Gy/2.12Gy/33f；PGTVtb：66Gy/2Gy/33 f；95%PTV1：60.06Gy/1.82Gy/33f；95%PTV2：50.96Gy/1.82Gy/28f。

【术后随诊】

2013 年 12 月 8 日口腔颈胸部 CT：下颌骨及口底术后改变，局部紊乱，未见明显强化。双侧颌下、双侧颈深上组、左侧颈深中组多发小淋巴结，未见明确强化，大者短径0.7cm，双下颈、锁骨上未见异常肿大淋巴结。

右肺尖少许磨玻璃样淡片影，同前相仿，建议密切随诊。

【专家点评】

牙龈癌在口腔恶性肿瘤中的发病率仅次于舌癌，病理类型主要为鳞状细胞癌。依据AJCC 肿瘤分期第 8 版，该患者为 T4aN2cM0。根据 2018 年第 1 版 NCCN 指南，该患者需行原发灶扩大切除，双侧颈淋巴结清扫，术后病理若转移淋巴结被膜外侵犯、切缘不净、pT3 或 pT4、pN2 或 pN3、周围神经侵犯和脉管瘤栓形成等不良因素者，应结合具体情况考虑二次手术治疗、放疗及化疗；若无不良因素出现，建议随诊观察。

为确保切缘阴性，改善患者预后，需切除 1.5~2cm 的正常黏膜。对于头颈鳞癌患者，

准确评估其颈部淋巴结状况非常重要，而颈淋巴结有无转移直接决定治疗方案的选择、患者预后情况的评估。牙龈癌的转移淋巴结主要分布于颈部Ⅰ、Ⅱ、Ⅲ区，也可出现跳跃性转移现象。因该患者病灶位于中线，范围达$\frac{}{4|3}$，侵及下颌骨和口底，为 T4a 病变，且术前影像学检查示双侧颈部淋巴结肿大，需警惕转移，故需行双侧颈部淋巴结清扫术。

　　该患者病变广泛，术中切除部分舌腹、前口底、双舌下腺，部分下颌骨。故造成黏膜、黏膜下软组织、深部肌肉及骨性支架缺损，会对咀嚼、吞咽、言语造成困难，需一期修复口腔的外形及功能。钢板重建易于操作，但螺钉松动、钢板断裂、感染等并发症多。现游离腓骨肌皮瓣是首选，其不仅修复了缺损，也为牙齿种植提供了可能，因其血管蒂及骨的长度充足，易于操作，但下颌骨有一定角度，需结合 3D 打印技术将游离腓骨肌皮瓣进行塑形，以改善修复效果。皮瓣修复可出现相应的并发症，根据发生时间将其分为早期及晚期并发症，发生于术后 6 周内的早期并发症多为血管来源，如出血、血供不足、淤血，需及时处理，有研究表明与病灶位于中线附近，与复杂的修复手术有关，而发生于术后 6 周以后的晚期并发症如感染、切口裂开、骨坏死等，多与吸烟有关。

（徐思源　刘　杰）

【病例简介】

患者女性，67 岁。因"发现口腔溃疡"3 个月于 2017 年 8 月 15 日收入头颈外科。3 月前患者无明显诱因出现口腔溃疡，位于右下唇龈沟，溃疡大小约 0.5cm，伴明显疼痛。外院就诊给予对症治疗，症状无明显缓解，溃疡逐渐增大。1 个月前右侧下唇皮肤表面受累，进食言语受限，外院活检口腔溃疡病理报中分化鳞癌。为进一步诊治来本院。本院会诊外院病理为鳞状细胞癌，分化较好，伴角化不全；超声提示右颌下淋巴结转移，左颌下淋巴结不除外转移；CT 提示右下牙龈肿物，3.2cm×2.5cm×2.5cm 大小，边界欠清，邻近下颌骨骨质破坏；MRI 提示右下牙龈区可见软组织肿物，侵犯右侧下牙槽骨并侵犯局部皮肤。患者无吞咽不适、呛咳、憋气、开口困难、呼吸困难、口水增多、头痛、乏力、消瘦、失眠等症状。现为进一步诊治收入我科。发病以来，精神好，食欲好，大小便基本正常，体重下降 5kg。既往否认家族肿瘤史。

【影像学及特殊检查】

1. 2017 年 7 月 31 日电子鼻咽喉镜检查　经口观察，右侧下牙龈及邻近口底可见溃疡型肿物，表面有出血，可见缝线，未超过中线位置。舌体似未受侵及。鼻咽部结构完整，黏膜光滑，未见明显异常。口咽双侧扁桃体未见明显肿大。舌根部基本平整。下咽及喉部未见明显异常。声带活动正常（图 40-1）。

内镜诊断：口腔癌，已有病理。

2. 2017 年 7 月 28 日颈部 CT 增强扫描　①右下牙龈肿物，3.2cm×2.5cm×2.5cm 大小，边界欠清，增强扫描不均匀明显强化，考虑原发恶性肿物。肿物邻近下颌骨骨质局部破坏，考虑受侵（图 40-2）。②右侧甲状腺结节，2cm 大小，边界欠清，增强扫描不均匀强化，请结合超声扫描。③其余鼻旁窦、鼻咽、喉部未见明确肿物。④右侧颌下腺结节，1.6cm 大小，增强扫描可见强化，警惕转移。余双侧颈部、锁骨上未见明确肿大淋巴结。⑤双肺未见明确肿物。

3. 2017 年 8 月 1 日颈部口腔口咽 MR 增强扫描　右下牙龈区可见软组织肿物，约 3.0cm×2.3cm（图 40-3），T_2WI/FS 为略高信号，T_1WI 为等信号，DWI 为略高信号，增强扫描可见不均匀强化，病变侵犯右侧下牙槽骨并侵犯局部皮肤。右侧腮腺旁、右侧颌下、左侧颈深上组多发肿大淋巴结，大者约 1.8cm，T_2WI/FS 为高信号，T_1WI 为低信号，增强扫描为环形强化。余双侧颌下、双侧颈深组多发小淋巴结，大者约 0.6cm。扫描范围内鼻旁窦、咽、喉、甲状腺未见明确异常。

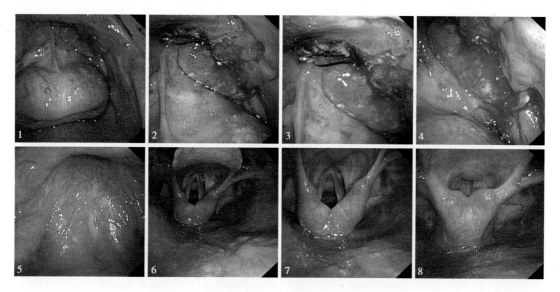

图 40-1　喉镜示右侧下牙龈及邻近口底溃疡型肿物

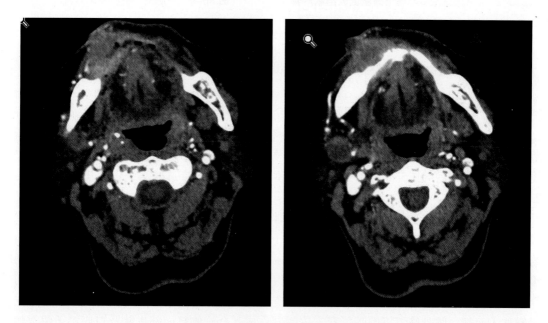

图 40-2　增强 CT 示右下牙龈肿物

影像学诊断：

（1）右侧牙龈区肿物，可符合恶性。

（2）右侧腮腺区、右侧颌下肿大淋巴结，考虑转移；左侧颈深上组淋巴结，警惕转移。

（3）双侧颈部多发小淋巴结，请随诊。

4. 2017 年 8 月 10 日双腿 CT 平扫　双侧小腿骨骼形态、结构正常，未见明确骨质增生或破坏征象。双侧小腿软组织结构清晰，未见明确肿胀或异常密度灶（图 40-4）。

5. 2017 年 8 月 1 日病理会诊　右下牙龈，鳞癌，分化较好，伴角化不全。

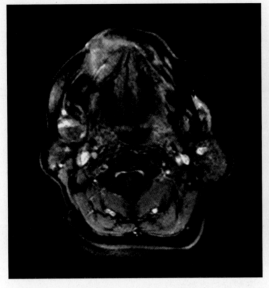

图 40-3　MR 增强扫描示右下牙龈区软组织肿物

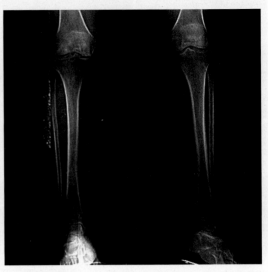

图 40-4　双腿 CT 平扫未见异常

【入院诊断】

右下牙龈癌双侧颈淋巴结转移（T4aN2cM0）。

【治疗经过】

2017 年 8 月 18 日全身麻醉下行右下牙龈癌扩大切除，双侧颈清扫（Ⅰ、Ⅱ、Ⅲ区）、游离腓骨皮瓣修复；病理所见：右下牙龈溃疡性肿物，大小约 4cm×3cm 左右，向前达中线，向后距磨牙后约 1.5cm，侵及右口底和颊黏膜，向浅面穿透软组织侵及皮肤，大小约 2.0cm。

手术过程：经右鼻腔插管全麻成功后，常规消毒铺巾，双颌下及上颈大弧形切口，颈阔肌下翻皮瓣，依次完成双侧颈淋巴结清扫（Ⅰ、Ⅱ、Ⅲ区）；口腔内重新消毒后，距肿瘤约 1.5cm 左右切开下唇皮肤，距肿瘤约 1.0cm 左右切开右颊黏膜和口底及右磨牙后牙龈，线锯自右下颌角和左下第 2 牙齿锯断下颌骨，将肿瘤连同部分右下颌骨及软组织一并切除，创面止血后切取周边切缘，冰冻病理检查均未见癌。冲洗术腔，将制备好的腓骨穿支皮瓣移入面部，腓骨修复下颌骨，穿支皮瓣制作成瓦合瓣修复面部皮肤及口底、牙龈及颊黏膜的缺损；置负压引流，分层缝合切口；气管切开，患者清醒后更换气管套管，安全返回病房。

【术后处理】

1. 监测生命体征。
2. 注意伤口及引流情况。
3. 补液、抗感染等支持及对症治疗。
4. 定时观察腓骨穿支皮瓣的颜色及血流。
5. 保持气管套管通畅，适时拔除气管套管，关闭气管切开。

【术后病理】

(右牙龈、部分下颌骨、部分口底、部分颊黏膜及部分下唇)牙龈高 - 中分化鳞状细胞癌,侵犯黏膜下纤维脂肪及横纹肌组织,累及颊黏膜、口底、皮肤真皮层、唇黏膜下纤维脂肪及横纹肌组织;侵犯下颌骨骨皮质。

标本周围软组织切缘、下颌骨两侧断端、右颊黏膜切缘、右牙龈切缘、右口底切缘、前口底切缘、左口底切缘、左牙龈切缘、左颊黏膜切缘:均未见癌。

淋巴结可见转移性癌(6/68),部分侵至淋巴结被膜外:

(左颌下淋巴结清扫)1/11,另见涎腺组织

(左颈ⅡA区淋巴结清扫)0/6

(左颈ⅡB区淋巴结清扫)0/6

(左颈Ⅲ区淋巴结清扫)0/7

(颏下淋巴结)1/2

(右肩胛舌骨肌上淋巴结)0/1

(右颌下淋巴结清扫)3/5,另见涎腺组织

(右颈ⅡA区淋巴结清扫)1/16

(右颈ⅡB区淋巴结清扫)0/2

(右颈Ⅲ区淋巴结清扫)0/12

分期:pT4aN2c

【术后放疗】

2017 年 11 月 6 日至 2017 年 12 月 19 日行术后放疗同步尼妥珠单抗靶向治疗,400mg 首周、200mg 每周共 8 周治疗。放疗靶区范围及剂量:PGTVtb-65.92Gy/32f/45d,GTVnd-65.92Gy/32f/45d,CTV1(颈高危区)Ⅰa、Ⅰb(L)、Ⅰb(R)、Ⅱa(L)、Ⅱa(R)、Ⅱb(L)、Ⅱb(R)、Ⅲ(L)、Ⅲ(R)、Ⅳ(L)-59.84Gy/32f/45d,CTV2(预防照射区)Ⅳa(L)-59.84Gy/27f/37d。

【术后随诊】

1. 2017 年 9 月 27 日电子鼻咽喉镜检查 "下牙龈癌术后 1 个月"经口观察,右侧下牙龈及邻近口底呈术后改变,表面覆盖皮瓣,皮瓣恢复平整(图 40-5)。舌体右侧缘可见白斑,舌体背面基本平整。鼻咽部结构完整,黏膜光滑,未见明显异常。口咽双侧扁桃体未见明显肿大。舌根部淋巴滤泡略增生。下咽及喉部未见明显异常。声带活动正常。

内镜诊断:右侧下牙龈及邻近口底呈术后改变,表面覆盖皮瓣,皮瓣恢复平整,口腔内未见明显肿瘤征象。

2. 2017 年 9 月 22 日下颌部 CT 扫描 "牙龈癌术后"复查,参考 2017 年 7 月 28 日术前 CT:①右侧下颌部术后改变,局部未见明确肿物(图 40-6),颈前气管切开术后。②颈部、纵隔及双肺门未见肿大淋巴结。③甲状腺改变,同前大致相仿。扫描范围内鼻旁窦、咽部、喉部未见明确异常。④双肺未见明确肿物。⑤未见胸腔积液及心包积液。

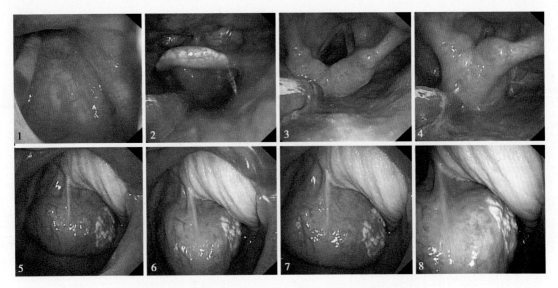

图 40-5　喉镜示右侧下牙龈及邻近口底表面覆盖皮瓣

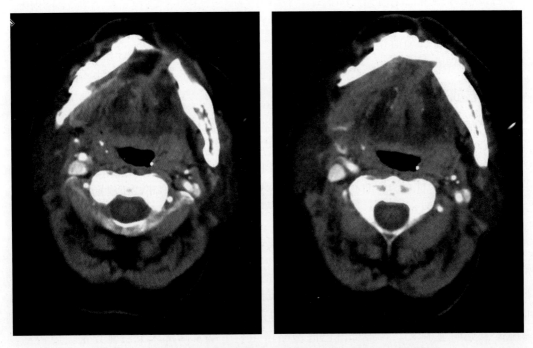

图 40-6　下颌部 CT 扫描示右侧下颌部术后改变、局部未见明确肿物

　　3. 2017 年 12 月 30 日电子鼻咽喉镜检查　"下牙龈癌术后、放疗末"，经口观察，右侧下牙龈及邻近口底呈术后改变，表面覆盖皮瓣，周围可见少许白斑覆盖，口腔内未见明显肿瘤征象（图 40-7）。鼻咽部结构完整，黏膜光滑，未见明显异常。口咽双侧扁桃体未见明显肿大。舌根部淋巴滤泡略增生。下咽及喉部未见明显异常。声带活动正常。

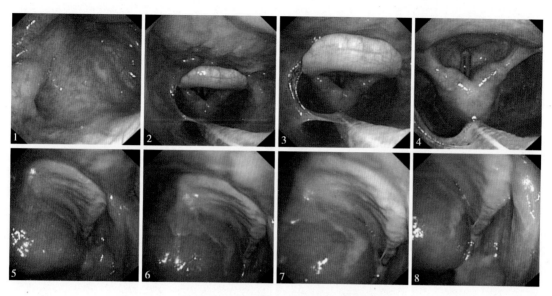

图 40-7　复查喉镜未见明显肿瘤征象

4. 2017 年 12 月 21 日颈部口咽增强 MR 扫描　"牙龈癌术后"复查，与 2017 年 9 月 26 日 MRI 图像比较：①右侧下颌部术后改变，术区结构紊乱，增强扫描不均质强化，未见明确肿物（图 40-8），请结合临床、定期复查。②左侧颈上深组可见结节影，约 1.3cm×1.0cm，请结合超声。余双侧颈部未见明确肿大淋巴结。③咽部、喉部未见明确肿物。鼻饲管置入术后改变。

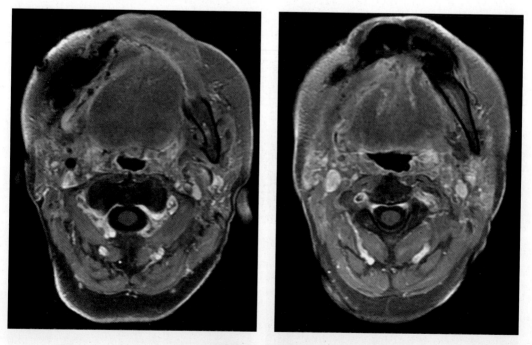

图 40-8　颈部口咽增强 MR 扫描示右侧下颌部术后改变

5. 2018年1月22日电子鼻咽喉镜检查 "下牙龈癌术后、放疗后1个月"，经口观察，右侧下牙龈及邻近口底呈术后改变，表面覆盖皮瓣，术区基本平整，口腔内未见明显肿瘤征象（图40-9）。鼻咽部结构完整，黏膜光滑，未见明显异常。口咽双侧扁桃体未见明显肿大。舌根部淋巴滤泡略增生。下咽及喉部未见明显异常。声带活动正常。

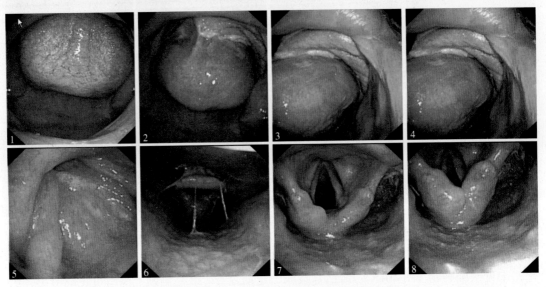

图40-9 2018年1月22日复查喉镜未见明显异常

6. 2018年1月30日颈部口咽增强MR扫描 "牙龈癌术后"复查，与2017年12月21日口腔MR图像比较：①右侧下颌部术后改变，术区结构紊乱，增强扫描不均匀强化，局部未见明确肿物（图40-10），同前大致相仿，请随诊。②左侧颈深链淋巴结，较前缩

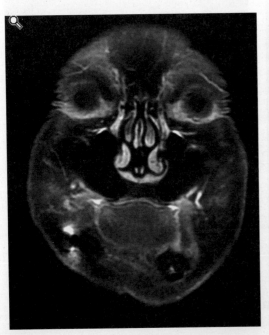
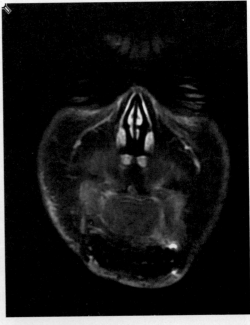

图40-10 复查增强MRI示右侧下颌部术后改变

小，现短径约 0.6cm；余扫描范围内双侧颈部未见明确肿大淋巴结。③鼻咽、口咽未见明确异常。④右侧乳突炎症。

【专家点评】

下牙龈癌较上牙龈癌多见，好发于前磨牙（双尖牙）区、磨牙区及唇颊沟。下牙龈癌易向唇颊侧扩展，沿骨膜向深部浸润，使牙槽骨及下颌骨受侵。早期症状为牙痛，肿瘤破坏牙槽突，牙齿出现松动。下颌骨受侵时，下齿槽神经受累可出现下唇麻木。下牙龈癌向舌侧扩展可累及口底，也可向颊侧扩展累及龈颊沟及颊部皮肤，甚至穿破皮肤而形成窦道，是牙龈癌的晚期征象。肿瘤可向后部扩展累及颊肌及咀嚼肌群，常伴有严重开口困难。

下牙龈癌易于发生区域淋巴结转移，常常首先转移到颌下和颏下淋巴结，而后转移到上颈深二腹肌群淋巴结；有些患者常常以颌下淋巴结肿大为首诊，而原发灶较隐匿，不仔细检查，常常不易发现。文献分析 42 例下牙龈癌患者的临床资料，15 例患者共 47 枚淋巴结出现转移，主要发生在颈部 Ⅰ、Ⅱ 和Ⅲ区淋巴结；Ⅰ区淋巴结转移率 13.33%（22/165），Ⅱ区淋巴结转移率 12.40%（16/129），Ⅲ区淋巴结转移率 7.03%（9/128），Ⅳ区和Ⅴ区无淋巴结转移；因此，下牙龈癌颈部转移主要发生在 Ⅰ、Ⅱ 和Ⅲ区淋巴结，若无明确的Ⅳ、Ⅴ区淋巴结转移证据，无须同期行Ⅳ、Ⅴ区淋巴结清扫。

传统的下牙龈癌术后，骨性结构丧失，严重影响外形和咬合功能，近年来随着显微外科技术的发展和应用，下牙龈癌术后导致的下颌骨丧失，常常给予一期修复，以恢复患者的外形和咬合功能。简单易行的修复是直接钛板固定，但外形难以满意；最理想的修复是选择游离组织瓣，常用的游离组织瓣有游离腓骨瓣和游离髂骨瓣，也可选择带蒂的肋骨瓣。文献报道游离腓骨肌皮岛重建下颌骨及修复口腔内缺损 15 例下颌骨肿瘤及外伤后大面积软硬组织缺损的患者，结果 15 例患者移植腓骨瓣均成活，术后随访 1 年，面部及下颌外形、咬合情况良好，供区踝关节未出现不稳定情况，语言、咀嚼、吞咽功能恢复正常，供区愈合良好，行走正常；这 15 例患者术后 6 个月行全口义齿修复治疗，恢复良好咬合功能及咀嚼功能，因此，应用自体游离腓骨肌皮岛修复口腔颌面部软硬组织及恢复患者面部外观及口腔重要生理功能方面都可取得满意临床效果。另有文献回顾性分析 111 例下颌骨缺损行重建板修复的结果，远期并发症发生率为 37%（41/111），其中重建板断裂为最主要的并发症，占 16%，其次为应力遮挡、感染及重建板外露；重建板断裂的时间多发生于术后 8 个月内或 36 个月后，单纯重建板修复者重建板断裂率最高（30%）；重建板对非血管化移植骨应力遮挡作用显著强于血管化移植骨，具有明显的影像学特点；改用小钛板固定后，应力遮挡作用逐渐消失；保留下颌骨下缘高度 ≤ 1 cm 时加用重建板固定者易出现术后并发症。因此，骨移植是修复下颌骨缺损的最佳方式，单纯重建板修复仅作为一种过渡手段，适用于肿瘤恶性程度高、复发倾向明显或因年龄等特殊原因不适合骨移植的患者。近年来 3D 成像技术在医学中应用，使下颌骨的修复更具理想化。

依据 AJCC 肿瘤分期第 8 版，该例患者应为 T4aN2cM0；NCCN 指南 2018 年第 1 版，对口腔癌 T3N0、T1~3N1~3 和 T4a 任何 N 的患者推荐手术治疗或临床试验，对 N0、N1、N2a~2b 和 N3 的患者，推荐原发灶切除，同侧或双侧颈淋巴结清扫；对 N2c 患者推荐原发灶切除，双侧颈淋巴结清扫；术后无不良因素出现，给予放疗；术后依据不同的不良因素，如转移淋巴结被膜外侵犯、切缘阳性、病理 T3 或 T4 病变、病理 N2 或 N3 病变、转移淋巴结位于Ⅳ区或Ⅴ区，周围神经侵犯及脉管瘤栓形成，选择再次手术、放疗或化疗和放化疗等综合治疗。该患者选择病灶扩大切除，双侧颈淋巴结清扫，游离腓骨骨皮瓣修复，恢复了患者的外观、语言及咀嚼功能，术后病理为 N2c，且转移淋巴结侵及被膜外，因此，术后给予放疗同步靶向治疗，符合 NCCN 治疗指南。

（刘学识博杰　李正江）

【病例简介】

患者男性，62岁。因发现口底肿物2个月于2016年1月15日收入本院。2个月前患者因口底轻度疼痛发现口底肿物，外院抗炎治疗无缓解，病理活检提示（舌根）中分化鳞癌，遂至本院，病理会诊证实为舌根中分化鳞状细胞癌。CT提示右侧扁桃体及舌根右侧处软组织影较左侧厚。患者无吞咽不适、呛咳、憋气、开口困难、进食困难、说话困难、呼吸困难、口水增多、头痛、乏力、消瘦、失眠等症状。现为进一步诊治收入本院。发病以来，精神尚可，食欲尚可，大小便基本正常，体重无明显变化。入院查体：右口底可见弥漫性肿块，约4.0cm大小，呈菜花样，边界不清，色鲜红，触诊易出血，舌腹部似累及，质地韧，舌体运动受限，不能伸出口外，伸舌左偏斜。双侧颌下及颈部可及多发肿大淋巴结，大者位于右侧约2.0cm，质地韧，活动，有触痛。既往史：平素体健，否认家族肿瘤遗传病史。有吸烟史30多年，香烟40支/天，已戒烟2月；有饮酒史30多年，白酒1斤/天，已戒酒2个月。

【影像学及特殊检查】

1. 2016年1月6日病理会诊　（舌根）中分化鳞状细胞癌。

2. 2016年1月7日颈部超声　双侧甲状腺多发囊实性、囊性病变，大者约0.3cm×0.5cm，居于右叶下极。双侧颈部未见肿大淋巴结。

影像学诊断：双侧甲状腺多发病变，良性，随诊。

3. 2016年1月8日颈胸部CT　影像所见：右侧扁桃体及舌根右侧处软组织影较左侧厚（图41-1），边界不具体。右侧上颌窦炎症；甲状腺密度不均匀；扫描范围内余鼻窦、鼻咽、口咽未见明确异常。双侧颈部、锁骨上未见明确肿大淋巴结。右肺下叶可见形态不规则斑片影，其内可见含气支气管影；右肺中叶可见斑片影；余肺

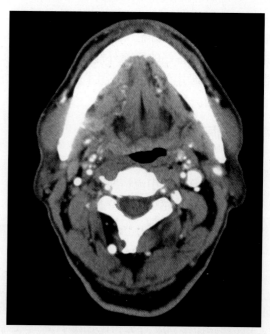

图41-1　颈胸部CT示右侧扁桃体及舌根右侧处软组织影较左侧厚

未见明确异常。右侧气管食管沟、纵隔 4R、7 区可见淋巴结，大者短径约 1.0cm。双侧胸腔、心包未见积液。部分椎体可见骨密度不均匀。

影像学诊断：

（1）右侧扁桃体及舌根右侧处软组织影较左侧厚，请结合镜检或 MR。

（2）右侧上颌窦炎症；甲状腺密度不均匀，请结合超声。

（3）右肺下叶形态不规则斑片影，炎性改变？请结合临床。右肺中叶斑片影，请随诊。

（4）右侧气管食管沟、纵隔 4R、7 区淋巴结，请结合临床。

（5）部分椎体骨密度不均匀，请结合临床。

【入院诊断】

右口底鳞状细胞癌（T4aN0M0）。

【治疗经过】

2016 年 1 月 18 日在全身麻醉下行右部分舌、口底切除 + 双侧颈部择区性淋巴结清扫（Ⅰ ~ Ⅲ区）+ 股前外侧皮瓣修复 + 气管切开术。探查见肿物位于右前口底，大小约 4cm×3cm，侵及舌腹部，未达舌尖，向前接近牙龈，但未侵及。

手术经过：经右鼻腔插管给予全麻，全麻成功后取颈部舌骨水平大弧形切口，切开皮肤、皮下及部分颈阔肌，分离皮瓣。游离双侧胸锁乳突肌中上部，解剖颈鞘、面神经及舌下神经，依次清扫双侧颈部 Ⅰ ~ Ⅲ区淋巴脂肪组织。

切断舌骨舌肌和下颌舌骨肌的下颌骨附着，将前口底肌肉松解，剥离内齿龈，将舌和口底松解拉出口腔至颈部，距肿物约 1.0cm 切开口底黏膜和部分舌体，同时切断舌骨上肌群，将肿瘤完整切除。创面止血后切取周围切缘送冰冻病理检查，病理检查结果显示均未见癌。将制备好的股前外侧皮瓣引入口腔，修复舌和口底缺损，而后吻合血管。冲洗创面，置负压引流，逐层关闭术腔。行气管切开。患者清醒后拔除鼻腔插管，置入气管套管，安返病房。

【术后处理】

1. 监测生命体征。

2. 注意伤口及引流情况，观察皮瓣色泽。

3. 补液、抗感染等支持及对症治疗。

4. 每天口腔护理，保持口腔清洁。

【术后病理】

（部分舌 + 部分口底肿物）舌 – 口底部中 – 低分化鳞状细胞癌，肿瘤大小 4.5cm×3.3cm×1.5cm，可见神经侵犯，累及舌肌及口底部涎腺组织，未见明确脉管瘤栓。

（基底切缘）冰、（左口底切缘）冰、（舌尖切缘）冰、（右口底切缘）冰、（右牙龈切缘）冰、（左牙龈切缘）冰及（前牙龈切缘）冰：均未见癌。

淋巴结转移性癌（1/48）：

（1）（颏下清扫）0/3

（2）（右颌下清扫）0/5，另见涎腺组织呈慢性炎症

（3）（右颈Ⅱ区淋巴结）0/4

（4）（右颈Ⅲ区淋巴结）0/17

（5）（左颈Ⅱ区淋巴结）0/9

（6）（左颈Ⅲ区淋巴结）0/8

（7）（左颌下清扫）1/2，另见少许涎腺组织

pTNM 分期：考虑为 pT4aN1，请结合临床。

【术后随诊】

2018 年 5 月 14 日电话随诊，患者出院回当地医院放疗，具体剂量不详，目前一般情况可，无肿瘤复发和转移。

【专家点评】

口底癌为口腔癌的一种类型，多发生于前口底，常常表现浸润性生长，表现为溃疡型，向深层组织浸润，可出现发生疼痛、口涎增多、舌运动受限，进而出现吞咽困难及语言障碍。口底癌可向周围组织浸润，侵犯到舌体、咽前柱、牙龈、下颌骨、舌下腺、颌下腺及其导管，或穿过肌层进入颏下及颌下。口底癌常早期发生淋巴结转移，转移率仅次于舌癌，一般转移至颏下、颌下及颈深淋巴结，多数首先转移至颌下区淋巴结，随后转移到颈深淋巴结，常常发生双侧颈淋巴结转移。较晚期的病例，如肿瘤侵及下颌骨，或有颈部淋巴结转移时，应施行口底部、下颌骨、颈淋巴结联合根治术。对双侧颈淋巴结转移的患者，应同时行双侧颈淋巴结清扫术。必要时给予放射治疗或化学药物治疗。口底癌术后的修复，依据不同的缺损，可选择带蒂的胸大肌肌皮瓣，或游离的股前外侧皮瓣和腓骨皮瓣。

结合术前影像学检查和体格检查，依据 AJCC 肿瘤分期第 8 版，该患者应诊断为口底癌 T4aN0M0。NCCN 指南 2018 年第 1 版，对口腔癌 T4a 任何 N 的患者推荐手术治疗或临床试验，对 N0 患者，推荐原发灶切除，同侧或双侧颈淋巴结清扫；术后无不良因素出现，如转移淋巴结被膜外侵犯、切缘阳性、病理 T3 或 T4 病变、病理 N2 或 N3 病变、转移淋巴结位于Ⅳ区或Ⅴ区，周围神经侵犯及脉管瘤栓形成，给予放疗；术后如出现不良因素，依据不同的不良因素，选择再次手术、放疗或化疗和放化疗等综合治疗。该患者给予右部分舌、口底切除和双侧颈部择区性淋巴结清扫（Ⅰ~Ⅲ区）及股前外侧皮瓣修复，术后病理出现神经侵犯，且有一枚淋巴结转移，应给予术后放疗，以降低局部和区域复发。口底癌常常呈浸润性生长，手术切除时难以掌握外科有效切缘，因此，在保障能修复的前提下，尽可能切除肿瘤周围的软组织，以确保外科切缘在 1.0cm 以上；口底癌位置隐蔽，不易早期，有时往往以良性溃疡给予对症治疗，口底癌确诊时常常为中晚期，因此，手术后常常给予放疗，以降低复发。

该例的手术打破常规下颌骨裂开入路，采用颏下和颌下入路，保留下颌骨的连续性，降低了手术创伤，有利于患者早日康复。中国医学科学院肿瘤医院分析了 20 例口腔癌下

颌骨舌侧松解进路方式的治疗经验，资料显示与传统下唇裂开或下颌骨切开进路比较，下颌骨舌侧松解进路方式治疗口腔癌，不影响肿瘤治疗效果，既克服了口腔进路受限制以及切除不彻底的弊病，又避免了下唇裂开进路在面部遗留瘢痕的弊端，手术后患者外观改变不明显，生活质量提高。

（宁文娟　李正江）

【病例简介】

患者女性，53 岁。因右侧舌癌外院两次术后 3 年，右舌疼痛 2 月余于 2017 年 8 月 17 日收入本院。2013 年 12 月 5 日，患者因"舌癌"于外院行右侧舌及口底白斑切除术，术后病理为原位癌。2014 年 9 月 9 日，患者因舌癌术后复发再次于外院行右舌侧缘肿物扩大切除术，术后病理为中度非典型增生。2 个月前，患者无明显诱因出现右舌疼痛，逐渐加重，无发热、牙龈肿物、口腔黏膜出血。遂至本院，病理活检提示高分化鳞状细胞癌；颈部超声未见明显占位及异常淋巴结。MRI 提示舌体右缘异常信号，增强不均匀强化，倾向为舌癌。患者无吞咽不适、呛咳、憋气、开口困难、进食困难、说话困难、呼吸困难、口水增多、头痛、乏力、消瘦、失眠等症状。现为进一步诊治收入我科。发病以来，精神好，食欲好，大小便基本正常，体重无明显变化。入院查体：右侧舌缘术后改变，局部触及结节，大小约 1.4cm×1.2cm，黏膜光滑，右下牙缺如。伸舌右侧偏斜。双侧颈部未及明显肿大淋巴结。

【影像学及特殊检查】

1. 2017 年 8 月 2 日颈部口腔口咽 MRI

（1）舌体右缘异常信号，约 1.4cm×0.7cm（图 42-1），T_1WI 低信号，T_2WI/FS 中高信

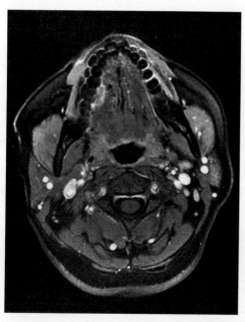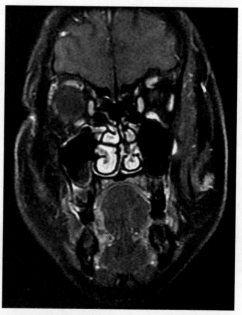

图 42-1　颈部口腔口咽 MRI 示舌体右缘异常信号

号，DWI 可见高信号，增强不均匀强化，倾向为舌癌，请结合临床。

（2）右侧上颌窦黏膜下囊肿。余扫描范围内咽喉、涎腺未见明确异常。

（3）双侧颈深链、颈后三角区及双侧颌下多发淋巴结，大者短径约 0.8cm，建议随诊。

2. 2017 年 8 月 2 日颈部超声　双侧颌下腺未见明显占位。双侧颈部及锁骨上未见异常淋巴结。

【入院诊断】

舌癌外院术后复发（rT1N0M0）。

【治疗经过】

2017 年 8 月 21 日在全身麻醉下行右舌癌扩大切除 + 右颈择区性颈清扫（Ⅰ～Ⅲ区）。病理所见：肿瘤位于右舌侧缘，大小约 2.5cm×2.0cm，溃疡型，侵及右侧口底。

手术经过：经口腔插管给予全麻，麻醉成功后常规消毒铺巾，口腔内碘伏消毒。距肿瘤 1.0cm 左右切开右舌侧缘、右口底、右牙龈、右舌根和右侧舌体，基底达口底肌肉，内侧达中线，将右半舌连同肿物一并切除。创面止血后，切取周围切缘，冰冻病理检查均阴性后，将舌尖旋转修复右半舌缺损，舌体与舌根和口底直接拉拢缝合关闭舌和口底创面。

切取右上颈和右颌下弧形切口，颈阔肌下分离皮瓣，解剖面动静脉远心端及颏下动脉，予以结扎切断，将颌下淋巴脂肪组织于下颌舌骨肌浅面向后分离，暴露舌神经、下颌神经节和颌下腺导管，结扎切断后两者，连同颌下腺向后分离，暴露面动静脉近心端，予以结扎切断；游离右胸锁乳突肌中上部，解剖颈鞘和副神经，将Ⅱ和Ⅲ区淋巴脂肪组织予以清扫，冲洗创面，彻底止血，置负压引流，逐层关闭术腔。患者清醒后拔除气管插管，安返病房。

【术后处理】

1. 监测生命体征。
2. 注意伤口及引流情况。
3. 补液、抗感染等支持及对症治疗。
4. 口腔护理，保持口腔清洁。

【术后病理】

（右部分舌）舌高分化鳞状细胞癌，最大径 2.5cm，侵犯局部舌肌，未见明确脉管瘤栓及神经侵犯。

淋巴结未见转移性癌（0/17）：

（右颌下清扫）0/2，另见涎腺组织

（右颈ⅡA 区淋巴结）0/5

（右颈ⅡB 区淋巴结）0/4

（右颈Ⅲ区淋巴结）0/6。

舌基底切缘、舌切缘、舌根切缘、右前口底切缘及右牙龈切缘：未见癌。

分期：pT2N0。

【术后随诊】

1. 2017 年 12 月 4 日颈部口腔口咽 MRI

（1）口腔术后改变，舌体右缘部分缺如，术区可见片状异常信号，范围约 2.3cm×1.3cm（图 42-2），T_2WI/FS 稍高信号，增强扫描轻度强化，请结合临床。

（2）右侧上颌窦炎症。其余扫描范围内咽喉、涎腺未见明确异常。

（3）双侧颈深链、颈后三角区及双侧颌下多发淋巴结，部分较前缩小，部分同前相仿，现大者短径约 0.6cm，请结合临床。

2. 2018 年 3 月 26 日颈部口腔口咽 MRI

（1）口腔术后改变，舌体右缘部分缺如，术区可见片状异常信号，范围约 2.4cm×1.1cm（图 42-3），$T_2WI/IDEAL$ 等及稍高信号，增强扫描轻度强化，同前大致相仿，请结合临床。

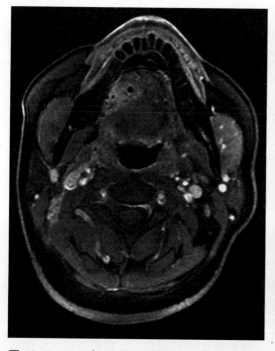 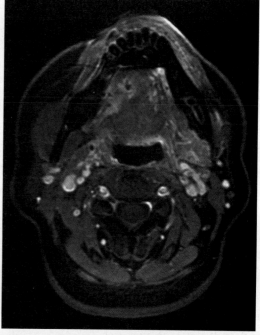

图 42-2　2017 年 12 月 4 日颈部口腔口咽 MRI 示　　图 42-3　2018 年 3 月 26 日颈部口腔口咽 MRI 示
　　　　　术后舌体右缘部分缺如　　　　　　　　　　　　　　术后舌体右缘部分缺如

（2）左侧颈深链、颌下、颏下淋巴结，较前增大，大者短径约 0.8cm，建议随诊。余颈部未见异常肿大淋巴结。

（3）右侧上颌窦炎症。余扫描范围内咽喉、涎腺未见明确异常。

【专家点评】

舌癌是口腔颌面部常见的恶性肿瘤，男性多于女性，多数为鳞状细胞癌，特别是在舌前 2/3 部位，腺癌比较少见。多见于舌缘，其次为舌尖、舌背及舌腹等处，可有局部白斑病史或慢性刺激因素。生长方式常常表现为溃疡型或浸润型，生长快，局部疼痛明显，浸润性强。舌癌向后生长可以侵犯舌腭弓及扁桃体，晚期舌癌可蔓延至口底及颌骨，使全舌固定。当肿瘤继发感染或舌根部肿瘤常发生剧烈疼痛，并放射至同侧头面部。由于舌体具有丰富的淋巴管和血液循环，并且舌的机械运动频繁，因此舌癌转移较早发生，且转移概率较高。舌背或越过舌体中线的舌癌可以向对侧颈部淋巴结转移；舌前部的癌多向颌下及中上颈深淋巴结转移；舌尖部癌可以转移至颏下或直接至颈深中下部淋巴结，舌根部的癌不仅转移到颌下或颈深淋巴结，还可能向茎突后及咽后部的淋巴转移。有时舌癌还可发生远处转移，一般多转移至肺部。舌癌的治疗是以手术为主的综合治疗，一般应行原发灶扩大切除及颈部淋巴结清扫，必要时术后辅以放射治疗。T1 病变舌癌可作距病灶外 1cm 以上的楔状切除，直接缝合；T2~T4 病变应行半舌切除直至全舌切除，为恢复咀嚼和语言的重要功能，舌缺损 1/2 以上时应行同期修复，常用的修复措施有游离前臂皮瓣、股前外侧皮瓣或带蒂胸大肌肌皮瓣。至于选择是否修复，如何修复，取决于肿瘤、患者及外科医师三方面的因素。我们比较舌癌患者行全舌或近全舌切除后带蒂胸大肌肌皮瓣和游离组织瓣修复术后的功能恢复情况，结果显示游离组织瓣较胸大肌肌皮瓣修复更有利于患者的语言和吞咽功能的恢复，建议首选体积合适的游离组织瓣进行全舌、近全舌重建。

中国医学科学院肿瘤医院对初治的 210 例原发口腔舌鳞状细胞癌病例进行总结，对比不同治疗方法的复发率，Cox 多因素回归模型分析局部复发、区域复发及远处转移的相关临床因素。结果显示 5 年总生存率为 61.1%，总复发率为 31.9%，局部复发率为 23.8%，区域复发率为 16.7%，远处转移率为 5.7%；局部和区域控制是舌癌治疗的关键，早期舌癌可选择单纯手术，晚期舌癌应选择综合治疗。有效的外科切缘是确保肿瘤完全切除的前提，肿瘤是否完全切除有赖于术前影像学检查；由于磁共振对软组织的识别能力强，所以术前磁共振检查更能清晰地判断肿瘤侵犯的范围和深度，有利于指导手术切除的范围，可以确保有效的外科切缘。

依据 AJCC 肿瘤分期第 8 版，该例患者为 rT3N0M0。NCCN 指南 2018 年第 1 版，对 T3N0、T1~3N1~3、T4a 任何 N 患者推荐手术或临床试验，对手术患者，N0、N1、N2a~b 和 N3 推荐原发灶切除，伴同侧或双侧颈部淋巴结清扫，N2c 推荐双侧颈部淋巴结清扫，术后无不良因素，给予放疗；术后如出现不良因素，依据不良因素给再次手术或放疗或化疗。该例患者给予局部扩大切除，颈部择区性颈淋巴结清扫（Ⅰ~Ⅲ区），尽管术后病理无不良因素出现，该患者应给予放射治疗，术后半年随诊未见局部复发。我们总结 329 例口腔舌鳞状细胞癌患者的临床资料，资料显示口腔舌鳞状细胞癌早期病变可考虑单纯手术，而中晚期应给予综合治疗，对中晚期 cN0 患者可考虑扩大的肩胛舌骨肌上清扫术。

（宁文娟　李正江）

病例 43　舌　癌

【病例简介】

患者男性，39 岁。因发现右舌缘肿物 19 天于 2010 年 9 月 6 日收住院治疗。患者于 2010 年 8 月 18 日自觉右舌缘明显疼痛，进食后明显，发现右舌缘肿块，无出血，无张口受限，无头痛、头晕，无咳嗽、发热，无腹痛、腹泻等不适。就诊于首都医科大学附属北京朝阳医院行肿物活检，病理检查结果为右舌缘高中分化鳞状细胞癌，活检术后自觉舌疼痛较前缓解，并肿物有所增大，至本院门诊，门诊诊断为舌癌，现为进一步治疗收入我科。自发病以来患者一般情况良好，夜间睡眠及进食尚可，大小便正常，体重无明显下降。母亲因肾透明细胞癌去世。

入院查体：门齿间距 5.0cm，舌苔厚，色暗紫，伸舌自如，舌右缘中后 1/3 处见浸润性肿物，可见缝线，触之约 1.5cm 大小，深部浸润约 1.0cm，质硬，轻触痛，后未累及舌根，下及舌腹，未累及口底，右颌下可见约 4.0cm 陈旧性手术瘢痕，颌下及双侧颈部未扪及明显肿大淋巴结。

【影像学及特殊检查】

1. 2010 年 9 月 7 日 X 线胸片　见明确异常。

2. 2010 年 9 月 7 日超声　双侧中上颈多发低回声结节，大者约 0.7cm×1.6cm，居于右上颈部，边界清楚，血流稀疏。

3. 2010 年 9 月 10 日口咽 MR 平扫　舌右缘中后部可见一不规则结节，最大截面约 1.9cm×1.6cm，呈浸润性生长，边界不清，边缘毛糙，贴邻右侧颊黏膜。分界不清。T_1 呈稍低信号，T_2/FS 呈高信号，DWI 呈等信号，建议增强 MR 进一步明确范围；舌左缘亦见一类结节，T_2/FS 显示较明显，呈略高信号，约 0.4cm，可见低信号晕环样结构，T_1WI 及 DWI 未显示，请结合增强 MR；右颌下及右侧颈深上组可见数个淋巴结，大者短径约 0.7cm；左侧上颌窦局部黏膜增厚，伴黏膜下少许积液；余扫描范围内鼻旁窦、鼻咽、口咽未见明确异常。

4. 2010 年 9 月 12 日口咽 MR 增强　舌右缘中后部类楔形结节，增强后明显强化，以边缘为著，边界较清晰，外缘略毛糙（图 43-1），余舌部未见明确异常强化结节及肿物；右颌下及右侧颈深上组可见数个淋巴结，大者位于右侧颈上深组，不均匀明显强化，约 1.2cm×0.7cm，余扫描范围内未见明确肿大淋巴结；左侧上颌窦局部黏膜增厚，伴黏膜下少许积液；余扫描范围内鼻旁窦、鼻咽、口咽未见明确异常。

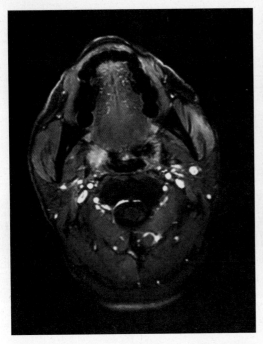 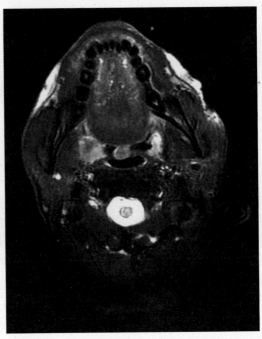

图 43-1　口咽增强 MRI 示舌右缘中后部类楔形结节

【入院诊断】

舌癌。

【治疗经过】

2010 年 9 月 13 日在全身麻醉下行舌癌联合根治，游离前臂皮瓣修复，气管切开。

患者术前至核医学科局部注射放射性核素并行 SPECT 扫描。

碘伏消毒口腔，开口器暴露病变。探查见舌右侧缘 2cm×1.5cm 大小肿物，位于右舌缘后 1/3，浸润型，累及少许舌根组织，近中线，口底、下颌骨未受累，距肿物周边 1cm 设计切除范围扩大切除肿瘤，包括右半舌大部及部分舌根舌扁桃体沟，以针式电刀沿上述范围切除舌病变，并切除对应口底组织，与颈部术腔相通，切除后确切止血，送切缘均阴性。

术中探查放射性核素，放射性较高主要位于 Ⅱ / Ⅲ 区，分别位于 Ⅱ A 及 Ⅲ 区，送冰冻病理检查，均未及转移癌。冰冻病理检查结果为阴性。故行右颈部肩胛舌骨肌上清扫术（Ⅰ、Ⅱ、Ⅲ区颈清扫）。

上述手术同时另外一组医师取前臂游离皮瓣。前臂及手部消毒后，常规铺巾。电动止血带加压。在肘窝中点与腕部桡动脉搏动点连线，为皮瓣设计纵轴线。以腕横纹以上为皮瓣的远端，根据缺损设计一个 6cm×8cm 的皮瓣。探查见前臂桡侧皮瓣的供血血管：桡动脉直径 2.0mm，头静脉直径 2.0mm，桡静脉直径 1.0mm，皮瓣面积 6cm×8cm，血管蒂长 12cm。在驱血带加压后（共持续 40 分钟），沿术前皮瓣设计的切口，先内侧后外侧切开皮肤和皮下组织，直达深筋膜与肌腱之间，内侧至桡侧腕屈肌腱内侧，外侧至肱桡肌腱和头静脉外侧。在肱桡肌和桡侧腕屈肌筋膜的浅面分离，逐渐掀起皮瓣的内外两侧，仔细解剖桡神经浅支加以保护。切开皮瓣远端皮肤与皮下组织，将其深面的桡静脉予以切断结扎，沿皮瓣近端切开皮肤皮下组织，保护其下血管蒂。在肱桡肌与桡侧屈腕肌之间小心解剖桡动静脉的显露部，结扎其肌支。将皮瓣连同由桡动脉和头静脉组成的血管蒂从深面掀起。在皮瓣的近端向上做切口，分离血管蒂部至肱桡肌下的桡动静脉的掩盖部。待受区血管解剖完毕后，断皮瓣蒂血管（先动脉后静脉），供区创面以取自左下腹部的全厚皮瓣行游离植皮。置负压引流，加压包扎。

以前臂皮瓣 4-0 线间断缝合皮瓣与创面，动、静脉分别与面动脉及颈内静脉吻合，术后患者安返病房。

【术后处理】

1. 积极对症及支持治疗。
2. 术腔保持持续负压引流。
3. 注意观察生命体征。
4. 注意术腔渗血情况保持负压引流，记录引流量。

【术后病理】

舌高分化鳞状细胞癌，肿瘤浸润舌肌，口底、前切缘、内侧切缘、后切缘、口底切缘、基底切缘未见癌。

淋巴结未见转移性癌（0/33）：

（右颈Ⅱ区前哨淋巴结）冰 0/1

（右颈Ⅲ区前哨淋巴结）冰 0/1

（右颈Ⅰ区淋巴结）0/5，另见少许涎腺组织

（右颈ⅡA 区淋巴结）0/12

（右颈ⅡB 区淋巴结）0/7

（右颈Ⅲ区淋巴结）0/7

【术后随诊】

1. 2010 年 12 月 5 日 X 线胸片　胸部未见明确异常，与 2010 年 9 月 7 日 X 线胸片相似。

2. 2010 年 12 月 17 日口咽 MR 平扫　"舌高分化鳞癌术后 3 个月"复查，与术前 2010 年 9 月 10 日口咽 MR 平扫比较：①舌右缘术后，右侧颌下腺缺如，术区见边界清楚的 T_2WI/FS 高亮信号，考虑为积液。其余术床未见明确结节或肿物（图 43-2），建议 MR 增强扫描进一步观察。②右侧颌下淋巴结清扫术后改变，现右侧颌下、颈深上组可见多发淋巴结，大者约 0.8cm 淋巴结，请随诊；余双侧颈部未见明确肿大淋巴结。③左侧鼻甲黏膜增厚，扫描范围内其余鼻旁窦、鼻咽、口咽未见明确异常。

3. 2010 年 12 月 17 日超声　双侧颌下见淋巴结，右侧大者约 0.9cm×0.5cm，左侧大者约 1.8cm×0.6m，可见淋巴门结构，未见明确血流，请随诊。

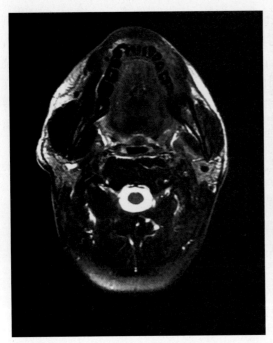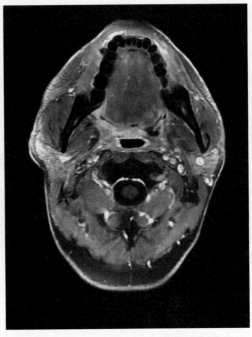

图 43-2　口咽平扫 MRI 示术区边界清楚的 T_2WI/FS 高亮信号

4. 2011 年 3 月 11 日口咽 MR 平扫　"舌高分化鳞癌术后半年"复查，与 2010 年 12 月 17 日口咽 MR 平扫图像比较：①舌右缘术后，右侧颌下腺缺如，术区见边界清楚的 T_2WI/FS 高亮信号，增强扫描无明显强化，考虑为包裹性积液，较前略有减少。其余术床未见明确结节或肿物，请结合临床。②右侧颌下淋巴结清扫术后改变，现右侧颌下、颈深上可见多发淋巴结，大者约 0.7cm，请随诊；其余双侧颈部未见明确肿大淋巴结。③左侧上颌窦黏膜增厚，右侧鼻甲黏膜增厚，其余扫描范围内鼻旁窦、鼻咽、口咽未见明确异常。

5. 2011 年 3 月 14 日颈部 MR 平扫　"舌高分化鳞癌术后半年"：①右侧颌下腺术后缺如。②右侧颌下、右侧颈上深组可见散在小淋巴结，大者短径约为 0.7cm，考虑为良性，请随诊。其余双侧颈部未见明确肿大淋巴结。③左侧颌下腺及口咽未见明确异常。

6. 2011 年 6 月 21 日口咽 MR 平扫　"舌高分化鳞癌，术后 9 个月"复查，与 2011 年 3 月 11 日口咽 MRI 比较：①舌右缘术后，右侧颌下腺缺如，术区见边界清楚的 T_2WI/FS 高亮信号，增强扫描无强化，考虑为包裹性积液，同前相仿。其余术床区未见明确结节或肿物，请随诊。②右颌下淋巴结清扫术后改变，现右颌下、右侧颈深链多发小淋巴结，大者短径约 0.7cm，较前略增多，请随诊；其余双侧颈部未见明确肿大淋巴结。③左侧上颌窦炎症，右鼻甲肥厚，同前相仿。其余扫描范围内鼻旁窦、鼻咽、口咽未见明确异常。

7. 2011 年 6 月 21 日颈部超声　右侧颈后区、颏下及左上颈见多个低回声结节，大者位于右侧颈后区约 0.8cm×0.8cm，可探及少许血流信号，其余颈部及双侧锁骨上未见明确肿大淋巴结，建议观察。

8. 2011 年 9 月 20 日颈部及腹部超声　双侧颌下区及右侧颈后区见多个低回声结节，

大者位于右侧颌下区，约 0.9cm×0.5cm。其余双侧颈部及双侧锁骨上未见明确肿大淋巴结，请随诊。肝脏回声均匀，未见明确占位。胆囊、胰腺、脾脏、双肾未见明确结节及肿物。

9. 2011 年 9 月 20 日口咽 MR 平扫　"舌高分化鳞癌，术后 1 年"复查，与 2011 年 6 月 21 日口咽 MRI 比较：①舌右缘术后，右侧颌下腺缺如，术区包裹性积液较前减少，术床区未见明确异常强化的结节或肿物，请随诊。②右颌下淋巴结清扫术后，现右颌下、右侧颈深链散在小淋巴结，较前缩小、减少，现大者短径约 0.6cm，请随诊；其余双侧颈部未见明确肿大淋巴结。③左侧上颌窦炎症，右鼻甲肥厚，同前相仿。其余扫描范围内鼻旁窦、鼻咽、口咽未见明确异常。

10. 2011 年 9 月 20 日 X 线胸片　未见明确异常，与 2010 年 12 月 15 日 X 线胸片相仿。

11. 2012 年 3 月 6 日口咽 MR 平扫　"舌癌术后 1 年半"复查，与 2011 年 9 月 20 日口咽 MR 图像比较：①舌癌术后，右侧颌下腺术后缺如，术区包裹性积液，范围较前增大，现约 1.8cm×1.3cm，术床区未见明确异常强化或肿物，请继续随诊。②右颌下淋巴结清扫术后，现右侧颌下、右侧颈深散在小淋巴结，同前大致相仿。③左侧上颌窦少许炎症，同前相仿。其余扫描范围内鼻旁窦、鼻咽、口咽未见明确异常。

12. 2012 年 4 月 28 日口咽 MR 平扫　"舌癌术后 1 年半"复查，与 2011 年 9 月 20 日口咽 MR 图像比较：①舌癌术后，右侧颌下腺术后缺如，术区包裹性积液已消失，局部术床区未见明确异常强化或肿物，请继续随诊。②右颌下淋巴结清扫术后，现右侧颌下、右侧颈深散在小淋巴结，同前大致相仿。③左侧上颌窦少许炎症，同前相仿。④其余扫描范围内鼻旁窦、鼻咽、口咽未见明确肿物。

13. 2012 年 12 月 13 日超声检查　双上颈淋巴结，右侧一约 0.9cm×0.4cm，左侧一约 0.7cm×0.5cm，边界清楚，未见明显血流信号。其余颈部、锁骨上未见明确肿大淋巴结。肝脏回声均匀，未见明确占位。胆囊、脾脏未见明确结节及肿物。甲状腺未见明确占位。

14. 2012 年 12 月 13 日口咽 MR 平扫　"舌癌术后 2 年余"复查，与 2012 年 4 月 28 日口咽 MR 图像比较：①舌癌术后，右侧颌下腺术后缺如，局部术床区未见明确异常强化或肿物，请继续随诊。②右颌下淋巴结清扫术后，右侧颌下、右侧颈深散在小淋巴结，同前大致相仿。③左侧上颌窦少许炎症，同前相仿。④其余扫描范围内鼻窦、鼻咽、口咽未见明确肿物。

15. 2013 年 10 月 29 日 X 线胸片　未见明确异常。

16. 2013 年 11 月 12 日口咽 MR 平扫　"舌癌术后 3 年余"复查，与 2012 年 12 月 13 日口咽 MR 图像比较，大致同前：①舌癌术后，右侧颌下腺术后缺如，局部术床区未见明确异常强化或肿物，大致同前，请继续随诊。②右颌下淋巴结清扫术后，右侧颌下、右侧颈深散在小淋巴结，同前大致相仿。③左侧上颌窦少许炎症，同前相仿。④其余扫描范围内鼻窦、鼻咽、口咽未见明确肿物。

17. 2013 年 11 月 12 日超声　双上颈淋巴结，大者位于左侧，短径约 0.7cm，可见淋巴门，未见异常血流信号。左侧颈深链多发小淋巴结，大者约 0.3cm，未见异常血流信号，建议随诊。其余双侧锁骨上未见肿大淋巴结。右侧颌下腺、右侧腮腺深叶切除术后；左侧腮腺、颌下腺、甲状腺未见明确占位。

【专家点评】

口腔包括颊黏膜、上下颌牙龈、磨牙后三角、口底、硬腭及舌前 2/3。口腔癌是头颈恶性肿瘤中较常见的一种，约占 14%，最好发于舌，其他依次为牙龈、唇、腭、颊黏膜和口底，其主要的病理类型为鳞状细胞癌。由于舌解剖部位特殊，可影响患者的语言、咀嚼等功能，故易于发现早期病变，其预后主要受肿瘤分期及浸润深度等因素的影响。依据 AJCC 肿瘤分期第 8 版，该患者为 T2N0M0。根据 2018 年第 1 版 NCCN 指南，该患者需行原发灶切除，同侧或双侧颈部淋巴结清扫，术后病理若无淋巴结转移及其他高危因素，可随访观察；若淋巴结转移（+）而无其他高危因素可行放疗，若有被膜外侵犯、切缘不净等高危因素者，术后建议结合具体情况考虑二次手术治疗、放疗及化疗。

前哨淋巴结（SLN）是最早接受肿瘤区域内淋巴引流和发生肿瘤转移的淋巴结，通过前哨淋巴结活检来预测颈部淋巴结是否有转移。SLN 的识别与定位又是决定 SLN 活检成功与否的关键，本例利用 ^{99m}Tc 放射性核素显像定位前哨淋巴结，活检（－）。但舌癌颈部淋巴结转移率较高，其转移淋巴结主要分布在颈部 Ⅰ、Ⅱ、Ⅲ区，故行同侧颈部 Ⅰ、Ⅱ、Ⅲ区淋巴结清扫。

舌癌术后可形成口腔内较大的软组织缺损，严重影响患者的语言、咀嚼、吞咽功能及外形，故肿瘤切除后的修复至关重要。我国学者于 1979 年首创使用前臂游离皮瓣进行修复，前臂皮瓣具有解剖恒定、位置表浅、血管管径较粗、蒂长、供皮面积大，制作相对简单等优点，且皮瓣质地柔软、皮肤色泽良好，故更适于皮肤口腔颌面部软组织缺损的修复，临床应用成功率基本在 90% 以上。但因其造成前臂皮肤缺损，需行皮肤移植，本例采取左下腹部的全厚皮瓣行游离植皮。术后定期观察皮瓣存活情况，一旦出现血管危象，应及时进行手术探查。

（徐思源　刘　杰）

病例 44　舌　癌

【病例简介】

患者女性，32 岁。因"舌部疼痛 1 年余，伴发音含糊、吞咽不适 3 个月余"于 2013 年 3 月 4 日入院。1 年前，患者无明显诱因出现舌部疼痛，呈烧灼感，持续性加重。3 个月前，出现发音含糊、吞咽不适，于当地医院就诊取活检，病理提示舌高分化鳞状细胞癌。患者目前无声音嘶哑、饮水呛咳、呼吸困难等症状，现为进一步诊治收入我科。自患病以来，患者精神、睡眠可，大小便无异常，体重无明显改变。

入院查体：颈软，无抵抗，颈静脉无怒张，颈动脉无异常搏动，气管居中。舌体左侧可见一菜花样肿物，表面不平，边界不清，约 3.0cm×2.0cm 大小，质硬，颈部未触及肿大淋巴结。

既往史：15 年前，患者诊断鼻咽部非霍奇金淋巴瘤，于本院行根治性放疗及化疗。

【影像学及特殊检查】

1. 2013 年 2 月 25 日病理会诊　"舌黏膜及肿物"高分化鳞状细胞癌。

2. 2013 年 3 月 6 日颈部超声　双侧上颈部多个低回声结节，左侧大者约 1.0cm×0.4cm，右侧大者约 1.1cm×0.4cm，CDFI 未见明显血流信号；余双侧颈部、双侧锁骨上未见肿大淋巴结；甲状腺多发结节，右侧大者约 1.6×0.8cm，左侧大者约 1.5×0.5cm，CDFI 可见血流信号；双侧颌下腺未见占位。

超声诊断双侧上颈部淋巴结探及；甲状腺多发结节，考虑良性。

3. 2013 年 3 月 6 日鼻咽喉镜　内镜所见：经口观察，左侧舌体可见肿物生长，未超过中线，累及口底（图 44-1），舌根部基本平整，未见明显侵及。口腔硬腭及牙龈基本正常，软腭未见侵及。鼻腔进镜顺利。鼻咽部黏膜光滑，未见明显异常。口咽双侧扁桃体未见肿大。下咽及喉部未见明显异常。声带活动正常。

内镜诊断：舌癌，已有病理。

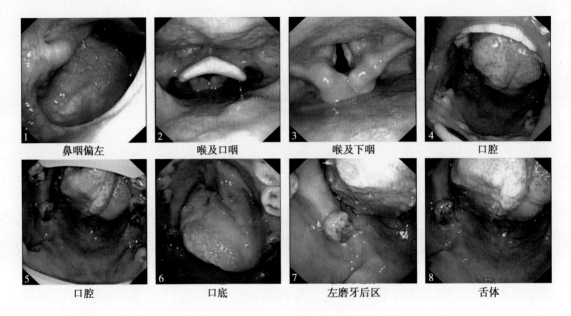

| 1 鼻咽偏左 | 2 喉及口咽 | 3 喉及下咽 | 4 口腔 |
| 5 口腔 | 6 口底 | 7 左磨牙后区 | 8 舌体 |

图 44-1　喉镜示左侧舌体肿物累及口底

【头颈多学科查房】

患者已经病理证实，且病变侵及口底；由于 15 年前因鼻咽部非霍奇金淋巴瘤面颈接受过放疗，放疗科意见该次术后不再考虑放疗，因此，外科决定下颌裂开、部分舌切除、肩胛舌骨肌上清扫和游离瓣修复。

【入院诊断】

舌癌。

【治疗经过】

2013 年 3 月 11 日在全身麻醉下行舌大部切除 + 左侧颈 I ~ IV 区清扫 + 游离股前外侧皮瓣修复 + 气管切开术。

手术简要经过：利多卡因局麻下行气管切开，插入麻醉管给予全麻。麻醉满意后用碘伏液消毒口腔及面颈部两遍，正中裂开下唇，在左侧 2~3 之间牙齿处裂开下颌骨，切开口底黏膜，探查见舌左侧缘外突状肿物，大小约 4cm×4cm×3cm，表面破溃，向前接近口底，向后达舌根，正中过中线；肿物侵犯舌肌组织。沿左侧颌下、上颈大弧形切口，切开皮肤、皮下及颈阔肌，上下分离皮瓣，探查见左颈 I 区有多枚肿大淋巴结，大小约 0.5~1.0cm，质中，活动；II 区多枚肿大淋巴结，大小约 1.0~1.5cm，部分淋巴结质硬，有包膜；III 区有多枚肿大淋巴结，大小约 1.0cm，质中，活动；IV 区数枚肿大淋巴结，大小约 0.5~1.0cm，质中，活动。游离胸锁乳突肌，解剖舌神经、面动静脉、颈动脉鞘、副神经和颈横动脉及膈神经，完成 I ~ IV 区淋巴结清扫。

右大腿皮肤消毒，取髂前上棘与髌骨外上角连线作为标记，切开该连线中份长约

15cm，达阔筋膜深面，探查于连线近端中 1/3 的连线外侧 3cm 处见一直径 1mm 穿支血管，以该穿支为供血血管设计 7cm×5cm 大小椭圆形皮瓣。切开股外侧肌与股直肌间筋膜，暴露穿支主干，辨认降支、水平支及内侧支，制备皮瓣为水平支发出的皮穿支，为筋膜穿支。结扎降支及内侧支，由远及近解剖血管蒂至其根部。切开皮瓣外侧缘及远、近端，保护好穿支，游离制备的皮瓣。根据缺损大小适当修剪皮岛，断蒂，完成皮瓣制备。供区拉拢间断缝合。

在距肿瘤约 2cm 处切开舌组织，结扎左侧舌动脉，切除左侧舌神经及舌下神经及部分口底肌肉组织。完整切除大部舌组织及部分舌根组织，送舌根及口底切缘冰冻病理检查均未见癌。解剖出甲状腺上动脉及颈外静脉，将其与股前外侧皮瓣动脉及静脉吻合。血管通畅、皮瓣血供好。将皮瓣修复口腔内缺损，用钛板固定下颌骨。创面彻底止血后冲洗伤口，放置负压引流，关闭术腔，加压包扎。术毕，过程顺利，未输血。患者清醒后更换气管套管，安返病房。

【术后处理】

1. 监测生命体征。
2. 注意伤口出血情况。
3. 术腔持续负压引流。
4. 积极补液、抗感染等支持及对症治疗。

【术后病理】

（部分舌）舌高－中分化鳞状细胞癌，肿瘤浸润舌肌，可见神经浸润。舌侧切缘、舌根切缘及口底切缘未见癌。

淋巴结未见转移癌（0/22）：
（1）（左颈Ⅰ区淋巴结清扫）0/5，另见涎腺
（2）（左颈Ⅱ区淋巴结清扫）0/7
（3）（左颈Ⅲ区淋巴结清扫）0/7
（4）（左颈Ⅳ区淋巴结清扫）0/3
pTNM 分期：T2N0MX。

【术后随诊】

术后半年复查，未见复发和转移，以后一直在当地医院复查，2018 年 6 月 9 日电话随诊，患者健在，无复发和转移。

【专家点评】

舌癌，即舌鳞状细胞癌，是头颈部最常见的恶性肿瘤之一，也是最常见的口腔癌，约占口腔癌的 1/3~1/2。口腔癌占全部肿瘤发病的 1.9%~3.5%，占头颈部肿瘤的 4.7%~20.3%，仅次于鼻咽癌。男女发病比为 2∶1，50~60 岁是发病高峰。

舌癌的病因至今尚未完全认识，多数认为其发生与环境因素有关，如热、慢性损伤、

紫外线、X 线及其他放射性物质都可成为致癌因素。另外，神经精神因素、内分泌因素、机体的免疫状态以及遗传因素等都被发现与舌癌的发生有关。具体病因如下：

1. 吸烟　吸烟与口腔癌发病显著相关，吸烟越早、烟龄越长，发病风险越高。每天吸烟 15 支 + 饮酒 2 两，口腔癌发病可高达 7.28 倍。

2. 长期刺激　WHO 国际癌症研究中心明确指出槟榔为一级致癌物，嚼食槟榔与致癌之间有因果关系。嚼食槟榔、槟榔混合物，可使口腔黏膜上铺基底细胞分裂活动增加，进而继发口腔癌。咀嚼烟草也可致舌癌的发生。另外，牙齿残根、锐利牙齿、不合适的牙托或义齿（假牙）长期刺激口腔黏膜，形成慢性溃疡，久之可癌变。

3. 人乳头瘤病毒（HPV）　包括扁桃体痛、舌癌、口底癌、鼻咽癌和喉癌中都能检测出 HPV 的 DNA。已明确 HPV 在扁桃体癌发生上起重要作用。

4. 口腔卫生　口腔卫生差，细菌和真菌滋生、繁殖形成亚硝胺及其前体，致癌。口腔炎时细胞处于增生状态，对致癌物敏感性增强。维生素 A 缺乏、微量元素如锌，可能导致黏膜上皮损伤，角化过度。

5. 辐射　环境致癌主要包括物理、化学、生物三大因素，而电离辐射是常见的物理致癌因素之一，辐射致癌是电离辐射的远后效应。

该患者 15 年前因鼻咽淋巴瘤，面颈部曾接受放射治疗，辐射可能是该次舌癌发生的主要原因，从而决定了该患者的主要治疗是手术治疗；辐射导致的肿瘤，一般对放射治疗缺乏敏感性，术后不再考虑放射治疗。因此，该类患者手术的安全范围较一般舌癌应更广、更大。

依据 AJCC 肿瘤分期第 8 版，该患者为 T4aN0M0。根据 2018 年第 1 版 NCCN 指南推荐，该患者应行原发灶切除，同侧或双侧颈淋巴结清扫，考虑到患者颈部曾接受过放射治疗，故仅完成同侧颈部淋巴结清扫，术后病理证实无淋巴结转移；结合患者既往放射治疗史，原发灶的安全界扩大到 2cm，以确保足够的安全界。

电离辐射是致癌的原因之一，其潜伏期一般在 10 年以上，其治疗以手术切除为主，一般不考虑术后放疗，因此，无论是原发灶，还是颈部区域淋巴结，均应给予积极处理。术前有效评估肿瘤的厚度是原发灶根除的保障，磁共振检查是术前评估肿瘤厚度的首选措施，由于该患者口腔内镶嵌义齿，不能实施磁共振检查和 CT 扫描检查，所以，术前肿瘤厚度的评估只能依赖体格检查。当原发灶切除超过中线，尤其口底组织切除，常常需要游离瓣修复。过去首选前臂皮瓣，由于组织量较少，近年来渐渐被股前外侧皮瓣替代，术后语言和吞咽功能恢复较满意。

（徐思源　刘　杰）

参 考 文 献

1. 李传真，郭传瑛.磨牙后区癌颈部淋巴结转移特点分析［J］.实用医学杂志，2013，34（8）：1310-1311.

2. Mahul BA，Stephen E，Frederick LG，et al.AJCC Cancer Staging Manual［M］.8th ed.NewYork：Springer，2016.

3. David G.Pfister，Sharon Spencer，David Adeistein，et al.NCCN Clinical Practice Guidelines in Oncology，Head and Neck Cancers，Version 1.2018-February 15，2018.

4. 梁尚争，陈群，付光新，等.颊脂肪垫瓣在修复口腔颌面部缺损中的应用［J］.中华医学美学美容杂志，2005，11（2）：73-76.

5. 郭朱明，王顺兰，张诠，等.116例牙龈癌的治疗与预后分析［J］.癌症，2008，21（3）：307-310.

6. van Gemert JTM，Abbink JH，van Es RJJ，et al.Early and late complications in the reconstructed mandible with free fibula flaps［J］.Journal of Surgical Oncology，2018，117（4）：773-780.

7. 段青云，贾暮云，张雄，等.下颌牙龈癌颈部淋巴结转移特点及颈淋巴结清扫术式探讨［J］.浙江医学，2013，（24）：2170-2172.

8. 阿不都克力木江·买买提，麦麦提阿卜拉·图尔苏托合提，阿地力江·赛买提，等.自体游离腓骨肌皮岛修复下颌骨大面积软硬组织缺损的临床应用.中国美容医学，2014，23（11）：889-892.

9. 贾暮云，蒋济全，初晓艺，等.下颌骨缺损重建板修复术后十年回顾性分析［J］.中华口腔医学杂志，2016，51（7）：401-404.

10. 王军轶，张彬，李德志，等.全舌或近全舌切除术后功能重建［J］.中华耳鼻咽喉头颈外科杂志，2011，46（10）：830-835.

11. 安常明，张彬，徐震纲，等.口舌鳞状细胞癌复发因素分析［J］.中国肿瘤临床，2008，35（21）：1216-1219.

12. 李正江，刘晓燕，唐平章，等.口腔舌鳞状细胞癌的临床分析［J］.临床肿瘤学杂志，2006，11（1）：46-48.

13. 张彬，安常明，徐震纲，等.下颌骨舌侧松解进路治疗口腔癌的疗效评价［J］.中国口腔颌面外科杂志，2009，7（5）：423-427.

14. 中华耳鼻咽喉头颈外科杂志编辑委员会头颈外科组，中华医学会耳鼻咽喉头颈外科学分会头颈外科学组，中国医师协会耳鼻喉分会头颈外科学组.头颈部鳞状细胞癌颈淋巴结转移处理的专家共识［J］.中华耳鼻咽喉头颈外科杂志，2016，（1）：25-33.

鼻腔鼻窦癌

【病例简介】

患者男性，68 岁。因鼻窦癌综合治疗后 8 年，反复左鼻腔流血 2 年余，于 2014 年 9 月 9 日入院。患者自诉 2006 年元月因左鼻腔堵塞半个月在当地医院以"鼻息肉"给以手术治疗，术后病理为高分化腺癌，本院病理会诊为小涎腺来源的分化较好的腺癌，形态不典型，部分视野近似腺样囊性癌，确切分类待进一步鉴别。门诊建议放射治疗，患者回当地行放射治疗，具体剂量不详。放疗后 2 周来本院进一步手术治疗，2006 年 6 月 30 日在本院行左鼻侧壁扩大切除，术后病理为低分化腺癌，大部分细胞质透明，有轻度退变，术后定期本院复查；2 年前无明显诱因下反复左鼻腔出血，可自行停止，无流脓涕、鼻塞，无呼吸困难、头痛，无视力改变，予以对症治疗，症状无明显缓解，2014 年 5 月本院电子鼻咽镜提示左鼻腔术后改变，局部有隆起，予以动态观察；2014 年 8 月复查电子鼻咽镜提示左侧鼻腔外侧壁可见新生物（性质待病理检查），可疑病变复发，活检证实后于 2014 年 9 月 9 日收入本院手术治疗。

既往史：2013 年 5 月 9 日因患有右肺上叶肿物行右上肺楔形切除术，术后病理为肺高 - 中分化腺癌，肿瘤主要呈附壁型及腺泡样，未累及脏层胸膜，周围切缘未见癌，淋巴结未见转移癌（0/6）。高血压 3 年，无心脏病及糖尿病病史。否认药物、食物过敏史。吸烟史 30 年，20 支 / 天，已戒烟 10 年；偶有饮酒。

查体：鼻外形正常，左侧鼻旁可见 1.0cm×0.4cm 缺损，与鼻腔贯通，前鼻镜检查双侧鼻腔尚通畅，左侧鼻腔鼻窦术后改变，鼻中隔大穿孔，左侧鼻腔外侧壁隆起性新生物，表面血痂形成，触之易出血，右侧鼻腔及鼻咽部未见明显异常。双侧眼球活动未见明显受限，视力、视野基本正常。双侧颈部未触及明显肿大。

【影像学及特殊检查】

1. 2009 年 5 月 27 日鼻咽颈 CT　"鼻旁窦恶性肿瘤术后复查"，无既往 CT 比较，所见如下：①左侧筛窦、鼻腔术后改变，现仅见局部黏膜略增厚，未见明确肿物。②额窦、双侧上颌窦内可见密度增高灶，考虑炎症。③鼻咽、口咽、喉部、双侧甲状腺未见明确异常。④双侧颈部、锁骨上未见明确肿大淋巴结。

2. 2010 年 4 月 7 日鼻咽颈 CT　"鼻旁窦恶性肿瘤术后"复查，与 2009 年 5 月 27 日 CT 比较：①左侧筛窦、鼻腔术后改变，现局部黏膜略增厚，平扫未见明确肿物。②额窦、双侧上颌窦内可见密度增高灶，考虑炎症，同前相仿。③鼻咽、口咽、喉部、双侧甲状腺未见明确异常。④双侧颈部、锁骨上未见明确肿大淋巴结。

3. 2010年4月9日电子鼻咽喉镜　"鼻旁窦癌术后近4年复查"左鼻腔术后改变，鼻中隔缺损，两侧鼻腔相通，左侧鼻腔鼻旁窦开放，左侧鼻腔基本平整，未见明显肿物（图45-1）。鼻咽部黏膜略充血，未见明显异常。口咽及下咽部未见明显异常。喉部未见明显异常。声带活动正常。

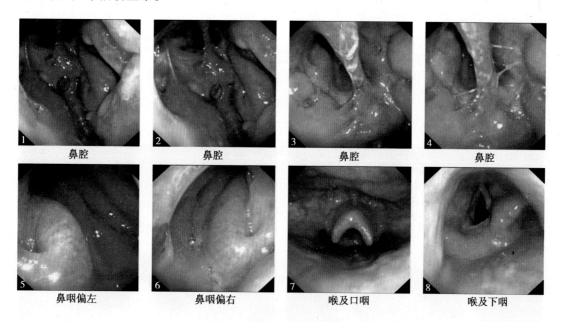

图45-1　喉镜示鼻中隔缺损

内镜诊断：鼻旁窦癌术后，左鼻腔术后改变，左侧鼻腔基本平整，未见明显复发征象，建议定期随诊。

4. 2012年5月14日电子鼻咽喉镜　"鼻旁窦癌术后近6年复查"，左鼻腔术后改变，鼻甲切除，鼻中隔缺损，两侧鼻腔相通，左侧鼻腔鼻旁窦开放，左侧鼻腔基本平整，未见新生物。右侧鼻腔未见明显新生物。鼻咽部黏膜略充血，未见明显异常。口咽及下咽部未见明显异常。喉部未见明显异常。声带活动正常。

内镜诊断：鼻旁窦癌术后，左侧鼻腔术后改变，未见明显病变复发征象。

5. 2012年5月15日鼻腔鼻旁窦MR平扫　"左鼻腔鼻旁窦低分化腺癌外院术后放疗后残留，本院术后近6年"，参阅2010年4月7日CT。

（1）左侧鼻腔外侧壁、鼻中隔后部、筛窦、上颌窦内侧壁切除术后改变，残留左上颌窦壁不规则增厚伴强化，最大厚度约1cm，倾向慢性炎症，请结合临床考虑，并注意随诊。

（2）左侧额窦积液，内可见两个类结节状T_1WI稍高、T_2WI为中等信号团，增强后强化不明显，相邻窦壁光整，大者短径约1.6cm，倾向慢性炎症后沉积物，请结合临床考虑，并注意随诊。

（3）右上颌窦、右筛窦少许慢性炎症，请随诊。

（4）扫描范围内双侧颈链多发淋巴结，大者短径约0.9cm，请随诊。

（5）鼻咽、口咽未见明确异常。

6. 2013 年 4 月 18 日鼻咽颈胸 CT "鼻旁窦恶性肿瘤术后放疗后，扩大切除术后"复查，与 2010 年 4 月 7 日 CT 比较：

（1）左侧筛窦、鼻腔术后改变，现局部黏膜略增厚，平扫未见明确肿物。

（2）左侧上颌窦软组织增厚，较前明显，大小约 2.3cm×2.2cm，与 2012 年 5 月 15 日 MRI 比较，略增大，不除外肿瘤复发（图 45-2），建议活检。

（3）其余扫描范围内鼻咽、口咽、喉部、双侧甲状腺未见明确异常。

（4）双侧颈部、锁骨上未见明确肿大淋巴结。

（5）左肺上叶钙化灶，右肺上叶尖段磨玻璃密度结节，大小约 1.2cm×0.9cm，应警惕原发肺癌（图 45-3），请随诊；右肺下叶前基底段斑片影，左肺下叶后胸膜下结节，请随诊。

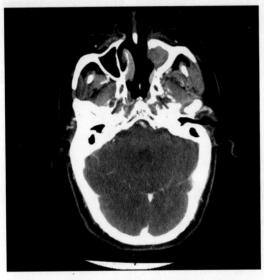

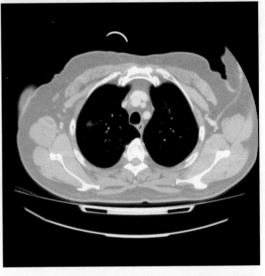

图 45-2　增强 CT 示左侧上颌窦软组织增厚、不除外肿瘤复发　　图 45-3　胸部增强 CT 右肺上叶尖段磨玻璃密度结节

（6）纵隔、双肺门未见明确肿大淋巴结。

（7）心包及双侧胸腔未见积液。

7. 2013 年 4 月 23 日电子鼻咽喉镜检查 "左侧鼻腔鼻旁窦癌术后约 7 年复查"，左鼻腔术后改变，鼻甲切除，鼻中隔缺损，两侧鼻腔相通，左侧鼻腔鼻旁窦开放，左侧鼻腔未见新生物。右侧鼻腔未见明显新生物。鼻咽部黏膜略充血，未见明显异常（图 45-4）。口咽及下咽部未见明显异常。喉部未见明显异常。声带活动正常。

内镜诊断：左侧鼻腔鼻旁窦癌术后，左侧鼻腔呈术后改变，未见肿瘤复发征象。

8. 2013 年 5 月 6 日颈胸 CT "鼻旁窦恶性肿瘤术后放疗后，扩大切除术后，发现右肺上叶结节 14 天"复查，与 2013 年 4 月 18 日 CT 比较。

（1）左侧筛窦、鼻腔术后改变，局部黏膜略增厚同前，未见明确肿物，请随诊。

（2）左侧上颌窦软组织增厚同前大致相仿（图 45-5），请随诊。

（3）右侧上颌窦内软组织影增厚，考虑为炎症。其余扫描范围内鼻咽、口咽、喉部、双侧甲状腺未见明确异常。

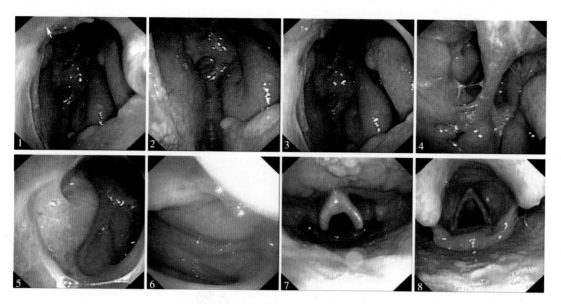

图 45-4　2013 年 4 月 23 日复查喉镜

（4）双侧颈部、锁骨上未见明确肿大淋巴结。

（5）右肺上叶尖段磨玻璃密度结节，大小约 1.2cm×0.9cm，内可见穿行血管及通气支气管，同前大致相仿，需警惕原发肺癌（图 45-6），请随诊。

（6）双肺散在结节、类结节影，同前相仿，请随诊。

（7）纵隔、双肺门未见明确肿大淋巴结。

（8）扫描范围内肝左外叶结节状强化，考虑为血管瘤。肝左外叶多发低密度灶，边界清楚，考虑为多发囊肿。

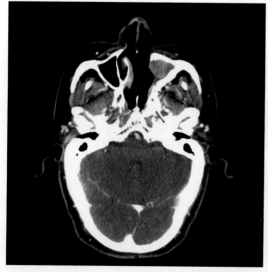

图 45-5　颈部增强 CT 示左侧上颌窦软组织增厚同前大致相仿

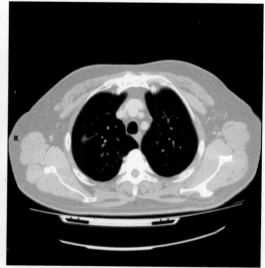

图 45-6　胸部增强 CT 示肺上叶尖段磨玻璃密度结节同前大致相仿

（9）未见胸腔积液和腹水。

9. 2014年5月28日电子鼻咽喉镜检查　"左侧鼻腔鼻旁窦癌术后、放疗后复查"，左鼻腔术后改变，鼻甲切除，鼻中隔缺损，两侧鼻腔相通，局部有隆起，表面覆盖较硬干痂，接触后出血明显。右侧鼻腔未见明显新生物。鼻咽部结构完整，黏膜略充血，未见明显异常（图45-7）。口咽及下咽部未见明显异常。喉部未见明显异常。声带活动正常。

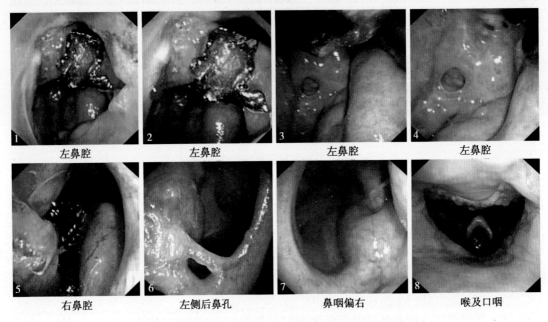

图45-7　2014年5月28日复查喉镜示术后放疗后改变

内镜诊断：左侧鼻腔鼻旁窦癌术后、放疗后，左鼻腔术后改变，局部有隆起，表面覆盖较硬干痂，请结合影像学检查，必要时活检明确。

10. 2014年5月28日颈胸部CT　"左侧鼻腔鼻旁窦低分化腺癌术后放疗后，右肺上叶癌术后"复查，参考2014年3月4日胸部CT及2013年5月6日颈胸部CT图像：

（1）左侧筛窦、鼻腔术后改变，局部黏膜略增厚同前，未见明确肿物，请随诊。

（2）左侧上颌窦见软组织密度影填充，较前略增多，不能除外肿瘤复发（图45-8），请密切随诊。

（3）右侧上颌窦内软组织影增厚，考虑为炎症，大致同前。其余扫描范围内鼻咽、口咽、喉部、双侧甲状腺未见明确异常。

（4）双侧颈部、锁骨上未见明确肿大淋巴结。

（5）右肺上叶术后改变，局部可见高密度线影及软组织影、斑片及索条影，大致同前相仿。

（6）余肺散在结节、类结节影，同前相仿。左肺小钙化结节，同前相仿。

（7）纵隔、双肺门未见明确肿大淋巴结。

（8）双侧胸腔、心包未见积液。

（9）扫描范围内肝左外叶血管瘤；肝左叶多发囊肿；均同前相仿。

11. 2014 年 8 月 19 日鼻咽部 CT　"左侧鼻腔鼻旁窦低分化腺癌术后放疗后，右肺上叶癌术后"复查，参考 2014 年 5 月 28 日颈胸部 CT 图像：

（1）左侧筛窦、鼻腔术后改变，局部黏膜略增厚同前，未见明确肿物，请随诊。

（2）左侧上颌窦见软组织密度影填充，较前略饱满，不能除外肿瘤复发（图 45-9），请结合镜检或结合临床考虑。

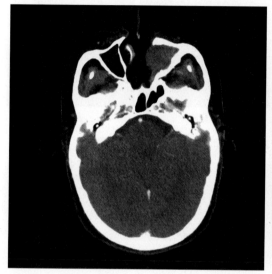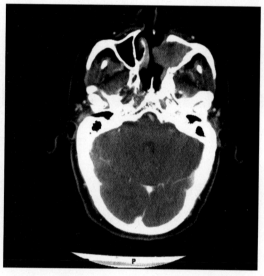

图 45-8　2014 年 5 月 28 日复查 CT 示左侧上颌　　图 45-9　2014 年 8 月 19 日复查 CT 示左侧上颌
　　　　　窦见软组织密度影　　　　　　　　　　　　　　　窦见软组织密度影较前略饱满

（3）右侧上颌窦内软组织影增厚，考虑为炎症，大致同前。其余扫描范围内鼻咽、口咽、喉部、双侧甲状腺未见明确异常。

（4）双侧颈部、锁骨上未见明确肿大淋巴结。

（5）右肺上叶术后改变，局部可见高密度线影及软组织影、斑片及索条影，大致同前相仿。

12. 2014 年 8 月 26 日电子鼻咽喉镜　"左侧鼻腔鼻旁窦癌术后、放疗后 8 年复查"左鼻腔术后改变，鼻甲切除，鼻中隔缺损，两侧鼻腔相通，外侧壁可见隆起型肿物（活检 3 块）。右侧鼻腔鼻甲基本完整，未见明显新生物。鼻咽部结构完整，黏膜略充血，未见明显异常（图 45-10）。口咽及下咽部未见明显异常。喉部未见明显异常。声带活动正常。

内镜诊断：左侧鼻腔鼻旁窦癌术后、放疗后，左侧鼻腔外侧壁可见新生物（性质待病理检查），可疑病变复发。

13. 2014 年 9 月 3 日活检病理　（左鼻腔）腺癌。

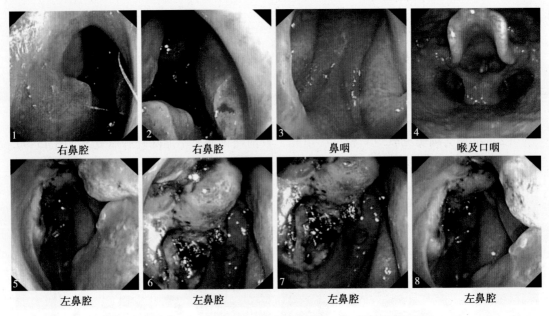

1 右鼻腔	2 右鼻腔	3 鼻咽	4 喉及口咽
5 左鼻腔	6 左鼻腔	7 左鼻腔	8 左鼻腔

图 45-10　2014 年 8 月 26 日复查鼻咽喉镜示左侧鼻腔外侧壁新生物

【入院诊断】

左鼻腔鼻窦低分化腺癌术后放疗后复发。

【治疗经过】

2014 年 9 月 12 日在全麻下行左残留上颌骨切除术，游离植皮修复。病理所见：肿瘤主要位于左上颌窦底壁，充满窦腔，侵透硬腭达黏骨膜近中线，未侵及上颌窦后壁和眶内容。

手术简要：经口腔插管给予全麻，麻醉成功后常规消毒铺巾。首先左下腹切取中厚皮片，创面自身关闭；取左鼻旁切口，同时切开上唇，向外切开唇龈颊黏膜至磨牙后，翻面瓣，暴露颧弓根部，切开左眶下骨膜，翻离眶内容物，骨凿凿断颧弓根部，切开左侧软硬腭交界及正中偏右约 0.5cm 硬腭黏骨膜和鼻底黏膜，沿梨状孔切开鼻翼，剥离鼻骨。拔除右上第一牙齿，正中凿开鼻骨和左侧内眦，正中锯开硬腭，咬除部分右侧硬腭，凿断翼突，将残留的左上颌骨及肿瘤一并切除，清除残留残留的部分翼内外板。清除筛窦内组织，冰冻病理检查未见癌，开放额窦和蝶窦。创面止血后冲洗，游离植皮。术腔填塞凡士林纱布及碘仿纱条，经鼻孔引出，逐层关闭术腔，局部加压包扎。患者清醒后拔除气管插管，安返病房。

【术后处理】

1. 密切观察生命体征。
2. 抗炎对症治疗。
3. 适时拔除术腔内的填塞物。

【术后病理】

"鼻窦癌综合治疗后 8 年"。

左部分上颌骨：符合腺癌 1~2 级，非特殊型，伴肿瘤细胞退变、间质纤维化、玻璃样变及炎细胞浸润，符合轻度治疗后改变。肿瘤主要位于上颌窦腔内，累及上颌骨。左筛窦黏膜、（左筛窦外侧壁）冰：均未见癌。

【术后随诊】

1. 2016 年 3 月 22 日鼻咽颈胸 CT　"左侧鼻腔鼻旁窦低分化腺癌术后，放疗后，复发本院术后，右肺上叶癌术后"复查，参阅 2014 年 8 月 19 日术前颈胸部 CT 图像。

（1）左侧颌面部呈术后改变，部分结构缺如（图 45-11），请结合临床、定期复查，必要时结合镜检复查。

（2）左侧额窦、右侧上颌窦炎症。

（3）鼻咽、口咽、下咽、喉部、甲状腺未见明确异常。

（4）双侧颈部、锁骨上未见明确肿大淋巴结。

（5）右肺上叶术后改变，局部可见高密度线影及软组织影、斑片及索条影，大致同前相仿。

（6）余肺散在结节、类结节影，同前相仿。左肺小钙化结节，同前相仿。

（7）纵隔、双肺门未见明确肿大淋巴结。

（8）双侧胸腔、心包未见积液。

（9）扫描范围内肝左外叶血管瘤；肝左叶多发囊肿；均同前相仿。

2. 2016 年 6 月 7 日患者因左侧鼻腔鼻旁窦低分化腺癌综合治疗后 1 年余，左颞部肿物 1 个月余来复查。查体：左侧面部塌陷，鼻外形正常，鼻根左侧可见一大小约 1.0cm×0.5cm 瘘口，前鼻镜检查左侧鼻腔内侧壁缺如，鼻窦鼻窦黏膜光滑，未见新生物及异常分泌物。左面部外眦处可见略隆起肿物，约 1.5cm×1cm。双侧眼球活动未见明显受限，视力、视野基本正常。双侧颈部未及明显肿大淋巴结。颈软，无抵抗，气管居中，甲状腺未及明确肿物。

3. 2016 年 6 月 13 日鼻咽颈胸 CT　"左侧鼻腔鼻旁窦低分化腺癌术后，放疗后，复发本院术后，右肺上叶癌术后"复查，参阅 2016 年 3 月 22 日颈胸部 CT 图像：

（1）左侧颌面部呈术后改变，部分结构缺如，图像显示左侧外眦局部不规则环形强化结节，约 1.2cm×1.4cm，局部骨质变薄（图 45-12），上述需警惕复发或转移，请结合临床。

（2）左侧额窦、右侧上颌窦炎症同前相仿。

（3）鼻咽、口咽、下咽、喉部、甲状腺未见明确异常。

（4）双侧颈部、锁骨上未见明确肿大淋巴结。

（5）右肺上叶术后改变，局部可见高密度线影及软组织影、斑片及索条影，大致同前相仿。

（6）余肺散在结节、类结节影，同前相仿。左肺小钙化结节，同前相仿。

（7）纵隔、双肺门未见明确肿大淋巴结。

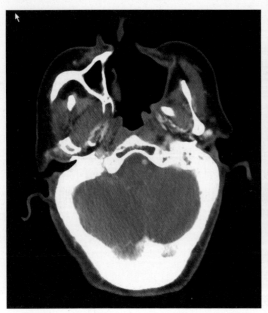

图 45-11 复查 CT 示左侧颌面部术后改变

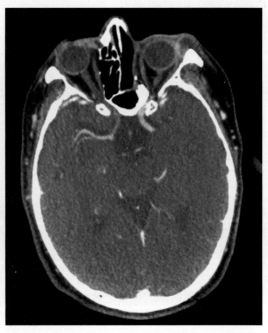

图 45-12 复查 CT 示左侧外眦局部不规则环形
强化结节

（8）双侧胸腔、心包未见积液。

（9）扫描范围内肝左外叶血管瘤；肝左叶多发囊肿；均同前相仿。

4. 2016 年 6 月 22 日在全身麻醉下行左眶内容物及眶外侧壁切除术。术后病理：（左眶内容物及眶外侧壁）眶外侧壁软组织及骨组织中见分化差的癌浸润，肿瘤细胞胞质透明，呈实性巢状，条索状及腺管状，部分区域可见细胞内黏液，结合形态及病史，符合鼻窦腺癌复发。肿瘤未累及眼睑肌层及眼球，可见脉管瘤栓，未见明确神经侵犯。视神经断端未见癌。

5. 2017 年 3 月 23 日 鼻咽颈胸 CT "左侧鼻腔鼻旁窦低分化腺癌术后，放疗后，复发本院术后；右肺上叶癌术后"复查，参阅 2016 年 6 月 13 日颈部及 2016 年 10 月 24 日头颅 CT 图像：

（1）左侧眼眶、上颌窦呈术后改变，部分结构缺如，术区软组织较前饱满，强化欠均匀（图 45-13），请结合临床及 MR 检查。

（2）左侧额窦、右侧蝶窦、右侧上颌窦炎症，同前大致相仿。

（3）图示甲状腺右叶低密度灶，约

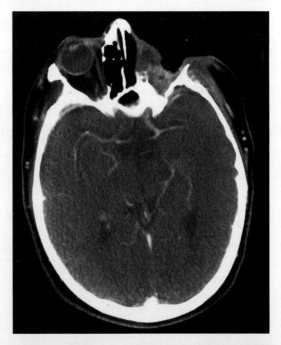

图 45-13 复查 CT 示左侧眼眶、上颌窦呈术后改变

0.5cm，建议结合超声检查；鼻咽、口咽、下咽、喉部未见异常肿物。

（4）双侧颈部、锁骨上未见明确肿大淋巴结。

（5）扫描范围内右肺尖索条、类结节，同前相仿。

6. 2017 年 3 月 30 日门诊复查　查体见左框内侧壁局部隆起，建议穿刺检查。

7. 穿刺细胞学　成片上皮细胞，细胞轻度异型，结合病史考虑为腺癌。

8. 2017 年 4 月 11 日头颈 MDT 会诊　患者多次术后复发，化疗不敏感，鉴于外院放疗后 11 年，可考虑回原放疗单位放疗。

【专家点评】

鼻腔恶性肿瘤多见于鼻腔外侧壁，如中鼻甲、中鼻道和下鼻甲。起源于鼻腔内侧壁如鼻中隔的鼻腔癌较少见，鼻腔癌以鳞状细胞癌和未分化癌多见，另外，还有腺样囊性癌、腺癌、基底细胞癌、嗅神经上皮癌及淋巴上皮癌等。

治疗方法应依据病理类型和临床分期制定，早期患者单纯放疗或手术为首选，未分化癌和低分化癌可首选放疗，晚期应采取以手术切除为主的综合治疗，手术前后辅以放疗。放疗未能控制的患者可行手术切除。肿瘤局限者，单纯放射治疗的 5 年存活率可达 75%以上。肿瘤浸润较广者，根治性切除加术前或术后化疗、放疗等综合治疗的 5 年存活率可达 40%~58%。其预后取决于肿瘤大小、病理类型及有无颈部淋巴结转移。

鼻腔恶性肿瘤手术进路，一般主张鼻侧切除，因其视野宽阔，可以同时切除累及上颌窦和筛窦的肿瘤。缺点是面部遗留瘢痕。近年来推荐面中部掀翻术，具有与鼻侧切除同样的治疗效果，但无面部畸形。对较小肿瘤，可应用内镜技术，不仅能完整切除肿瘤，还可保留鼻腔生理功能。

文献报道对于早期患者，放疗、手术、放疗 + 手术三种治疗方法无统计学差异。对于晚期患者，单纯化疗预后最差，推荐综合治疗，临床分期是影响预后的独立因素。

鼻腔是面部的重要器官之一，且周围的解剖结构复杂，鼻腔恶性肿瘤无论手术，还是放疗，周围器官的保护显得十分重要，以便改善患者生活质量。目前 NCCN 指南对鼻腔恶性肿瘤的治疗缺乏推荐方案，而国内是依据当地专家的经验及各医院的医疗条件，不仅治疗方案多样，而且治疗效果参差不齐。因此，急需鼻腔恶性肿瘤诊断和治疗的专家共识，以提高鼻腔恶性肿瘤的治疗效果。

（刘学识博杰　李正江）

【病例简介】

患者男性，46 岁。因右侧鼻塞伴出血 5 个月于 2013 年 4 月入院。患者 5 个月前自觉右侧鼻塞，渐加重，伴有头闷，偶有右鼻出血，未予注意，今年 4 月份于当地医院行 CT 检查及鼻腔病理活检考虑为鼻腔黑色素瘤，来本院就诊。本院病理会诊考虑恶性黑色素瘤。患者最近觉右眼胀，无视物模糊、鼻腔异味、憋气等症状。现为进一步治疗收入本院。发病以来，精神好，食欲好，大小便基本正常，体重无明显变化。既往史：否认高血压、心脏病及糖尿病病史；否认家族肿瘤史。吸烟史 20 年，15 支 / 天；饮酒每周 2 次，每次饮白酒约 5 两。

【影像学及特殊检查】

1. 2013 年 4 月 24 日鼻腔颈部 CT 检查　双侧颈上、中、下深链、右侧颈后三角、颏下、双侧颌下多发肿大淋巴结，大者约 1.7cm×1.0cm，均匀强化。右侧鼻腔见软组织肿物，大小约 4.1cm×1.6cm（图 46-1）。双侧扁桃体增大。

影像学诊断：

（1）颈部多发肿大淋巴结，可符合淋巴瘤侵犯。

（2）右侧鼻腔软组织肿物，考虑淋巴瘤侵犯，双侧扁桃体肿大，不除外淋巴瘤侵犯，请结合镜检。

2. 2013 年 4 月 26 日鼻腔颈部 MR　右侧鼻腔见软组织肿物，大小约 3.3cm×1.6cm，边界较清楚，T_1WI 为稍低信号，T_2WI 为稍

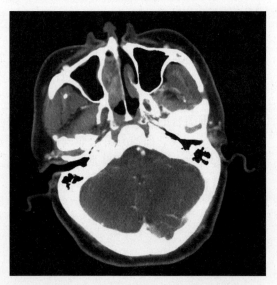

图 46-1　CT 示右侧鼻腔见软组织肿物

高信号，增强扫描中等强化（图 46-2）。左侧鼻腔、双侧上颌窦及筛窦未见异常。双侧扁桃体均匀增大，T_2WI 高信号，增强扫描均匀轻度强化。其余扫描范围内鼻咽、口咽未见明确异常。双侧颈深链多发淋巴结，大者短径 1.6cm。

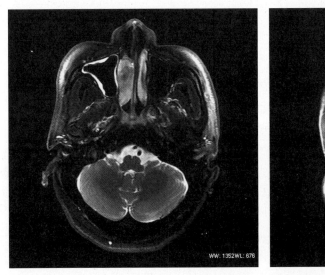
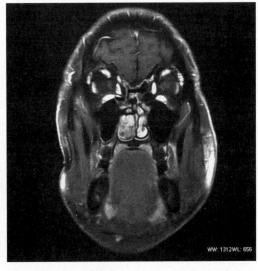

图 46-2　鼻腔 MRI 示右侧鼻腔见软组织肿物

3. 2013 年 5 月 9 日电子鼻咽喉镜检查　右侧鼻腔可见黑色肿物堵塞，下鼻甲受累及，中鼻甲可见，未见明显侵及，鼻道内镜可以通过，病变向下刚达后鼻孔，未侵及右侧后鼻孔及鼻咽部。左侧鼻腔未见明显异常。鼻咽部黏膜充血，基本平整，未见明显异常（图46-3）。口咽双侧扁桃体 II 度肿大。舌根部淋巴滤泡增生。下咽及喉部未见明显异常。声带活动正常。

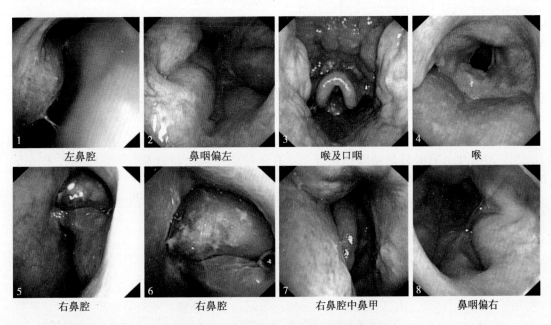

图 46-3　鼻咽喉镜示右侧鼻腔黑色素瘤

内镜诊断：右侧鼻腔肿物，已有病理检查结果，符合黑色素瘤。

【入院诊断】

右鼻腔恶性黑色素瘤（T3N0M0）。

【治疗经过】

2013 年 5 月 23 日在全麻下行右鼻腔外侧壁扩大切除术。肿瘤所见：右鼻腔黑色肿物由前鼻孔延伸至后鼻孔。

手术经过：经口腔插管给予全麻，麻醉成功后常规消毒铺巾。行右鼻侧切口切开皮肤、皮下至骨面，骨凿凿开鼻骨、内眦、上颌窦前壁及底壁，将右鼻腔外侧壁整块切除，开放筛窦和蝶窦。创面彻底止血后填塞碘仿纱条逐层关闭切口，清醒后安返病房。

【术后病理】

（右鼻侧壁）鼻黏膜恶性黑色素瘤，累及黏膜固有层，未累及骨。黏膜切缘未见肿瘤。免疫组化结果：AE1/AE3（−），HMB45（+++），Ki−67（+，50%），Melan−A（+++），Melanoma−pan（+++），S100（+++）。特殊染色结果：脱色素（+）。

【术后放疗】

2013 年 7 月 3 日至 2013 年 7 月 30 日给予右侧鼻腔术后瘤床及右上颈淋巴结引流区放疗，6f−IMPT−APP 右侧鼻腔术后瘤床及右上淋巴结引流区放疗 6f−IMRT−APP 95%PGTV tb 67.5Gy/30f/42d；95%PTV 58.5Gy/30f/42d。

【免疫治疗】

放疗后给予白细胞介素 −2 200 万 U 肌注，每周一、三、五用药，连用 2 个月；干扰素 300~600U 肌注，每周二、四、六用药。

【术后随诊】

1. 2013 年 6 月 6 日鼻咽喉镜检查　"右鼻腔恶性黑色素瘤术后"右侧鼻腔术后改变，大量干痂，右侧鼻腔内肉芽反应明显，表面凸凹不平。左侧鼻腔未见明显异常（图 46−4）。鼻咽部黏膜基本平整。口咽双侧扁桃体肿大。下咽及喉部未见明显异常。声带活动正常。

内镜诊断：右鼻腔恶性黑色素瘤术后，右侧鼻腔术后改变，大量干痂，右侧鼻腔内不平整，似术后肉芽反应。

2. 2013 年 8 月 16 日鼻咽喉镜检查　"右鼻腔恶性黑色素瘤术后、放疗中"右侧鼻腔术后改变，鼻甲切除，内部有血痂及分泌物，表面基本变平整。左侧鼻腔鼻甲肥大，黏膜充血，鼻道狭窄，内镜无法进入（图 46−5）。鼻咽部黏膜基本平整。口咽双侧扁桃体肿大。下咽及喉部未见明显异常。声带活动正常。

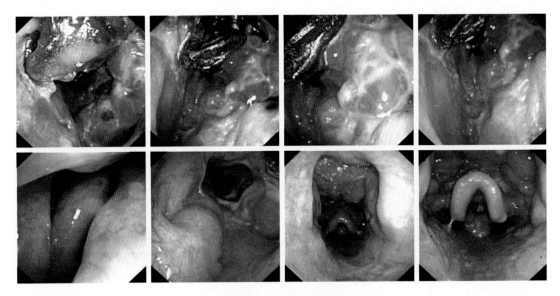

图 46-4　复查鼻咽喉镜

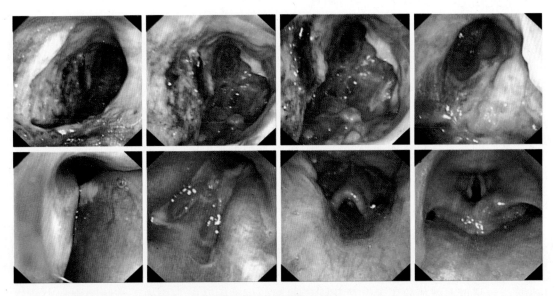

图 46-5　复查鼻咽喉镜

内镜诊断：右鼻腔恶性黑色素瘤术后、放疗中，右侧鼻腔术后改变，鼻甲切除，内部有血痂及分泌物，表面基本变平整。

3. 2013 年 8 月 19 日 MR　"鼻腔恶黑术后放疗中"复查，参照 2013 年 6 月 17 日鼻咽部 MR 图像：①右侧鼻腔及上颌窦呈术后改变，上颌窦内壁骨质缺如，右侧眶内下鼻腔内软组织强化灶较前缩小，倾向术后放疗后改变，请随诊（图 46-6）。②双侧额窦、右侧筛窦、蝶窦、右侧上颌窦炎症同前相仿。③双侧扁桃体对称性增大同前，请结合临床。④扫描范围内双侧颈上深组淋巴结同前相仿。

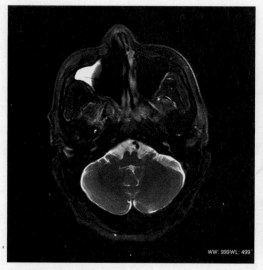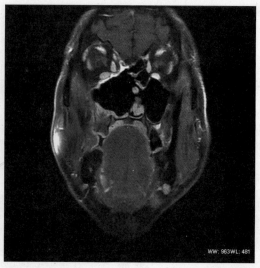

图 46-6　复查 MRI 示术后放疗后改变

4. 电话随诊　2014 年 3 月死于肿瘤。

【专家点评】

鼻腔恶性黑色素瘤是原发于鼻腔来源于色素细胞的恶性肿瘤，该病恶性程度高，早期诊断困难，治疗难以彻底，预后差，为临床难治性疾病之一。由于其在早期就发生转移，5 年生存率极低，约 20%~30%。

目前恶性黑色素瘤是以手术为主的综合治疗，术后给予放疗和大剂量的免疫治疗。鼻腔的恶性黑色素瘤如果肿瘤局限鼻腔，则行鼻侧壁切除即可；但如果肿瘤侵及上颌窦、眶内容或筛窦等，则应切除相应的器官或解剖结构。由于鼻腔位居特殊的部位，周围器官密集，手术切除的范围受到一定程度的限制，导致治疗后易于复发，也是预后差的原因之一。CLS 生物免疫治疗是一种跨时代具有标志性代表的肿瘤治疗模式，以其高度个性化、确定的临床疗效以及良好的安全性，被国内外学术界认为是"其疗效超过了以往的各种疗法，也是最有希望的一种治疗肿瘤的方法"。简单地说就是"用自己的细胞治自己的病"，是自身免疫抗癌的新型治疗方法。它具有以下功能：一是可有效清除手术、放化疗后残余的癌细胞及微小病灶，预防肿瘤细胞的复发和转移。二是可增强放疗敏感性，减少放疗毒副作用，抵抗化疗药物的免疫抑制作用，增强对化疗药物的敏感性，提高化疗的疗效，同时可以改善化疗药物产生的耐药性。三是具有免疫调节和体细胞修复作用。四是对于失去手术机会或癌细胞复发、转移的晚期肿瘤患者，CLS 生物免疫治疗能迅速缓解其临床症状，大部分患者出现瘤体缩小甚至消失，或长期带瘤生存的治疗结果，延长患者的生存时间和提高患者的生活质量。

患者依据 AJCC 肿瘤分期第 8 版，病变为 T3N0M0，给予传统的手术治疗，术后放疗和免疫治疗，但生存时间不到 1 年。因此，对鼻腔恶性黑色素瘤的治疗，应兼顾患者因素，选择合理的治疗方案，以改善患者的生活质量。中国黑色素瘤诊治指南（2015 版）提倡开展多学科（MDT）的讨论会诊制，包括完善的术前评估、合理的手术方式和切除范围及必要的术后综合治疗。早期头颈部黏膜黑色素瘤首选手术治疗，对晚期患者强调多学科协作的综合治疗。

（刘学识博杰　李正江）

【病例简介】

患者男性，53 岁。因发现牙龈肿物 5 个月，外院同步放化疗后 1 月余入院。患者 5 个月前发现左上牙龈肿物，活检示疣状癌。后出现左眼溢泪，鼻塞等渐加重。1 个月前回当地某省级肿瘤医院同步放化疗（普通放疗＋调强放疗，联合多西他赛＋奈达铂），放疗剂量不详，面部肿胀好转，牙龈肿瘤无明显变化，鼻塞症状同前。考虑肿瘤未控而来本院。经头面部颈部等增强 CT、超声、病理会诊，后经头颈联合会诊决定行手术治疗，于 2017 年 2 月 29 日收入院。

查体：硬腭及前部牙龈大部分为菜花样肿瘤占据，约 6cm×5cm，质硬，表面粗糙不平，见溃疡，上列牙齿多发松动。软腭正常。颈部放疗后改变，皮肤纤维化，右上颈部可扪及肿大淋巴结，约 3cm×2cm，质硬，活动差。

【影像学、特殊检查及 MDT】

1. 2017 年 2 月 15 日超声示　甲状腺右叶探及无回声结节，大者 0.9cm×0.4cm，边界清楚，可见彗星尾，未见血流信号。甲状腺右叶中部探及 0.7cm×0.5cm 强回声团，边界清楚，未见明显血流信号。左叶见 0.3cm 无回声结节，可见彗星尾，未见血流信号。右侧上颈部探及多个低回声结节，大小约 2.9cm×1.8cm，边界清楚，探及少许血流信号。左上颈部探及多个低回声结节，大者 0.8cm×0.5cm，边界清楚，未见血流信号。双侧锁骨上未见明确肿大淋巴结。

超声诊断：

（1）甲状腺钙化性结节，不除外恶性可能。

（2）甲状腺结节，考虑结节性甲状腺肿。

（3）右上颈淋巴结肿大，考虑转移。

（4）左上颈淋巴结探及。

2. 2017 年 2 月 16 日鼻咽鼻窦颈胸部增强 CT　双侧上颌骨局部骨质缺如，以左侧为著，内见不规则密度肿物；肿物内部密度不均匀，见多发低密度无强化区及条片样强化影，周边呈环形强化，肿物向上侵犯左侧上颌窦内侧壁，并深入其内及左侧鼻腔内、筛窦；向下侵犯左侧牙槽（义齿伪影较大）。左侧颌面部软组织肿胀，与肿物分界不清（图 47-1）。

右上颈部于颈静脉与胸锁乳突肌间见类圆形稍低密度肿物，约 2.3cm×1.8cm，内部见强化索条影，部分边界欠清楚，且与右侧胸锁乳突肌关系密切（图 47-2）。双侧颈深组、锁骨上及左侧颈后区多发淋巴结，以左侧为著，大者短径约 0.8cm。

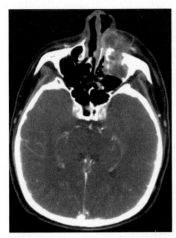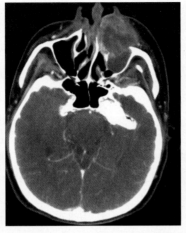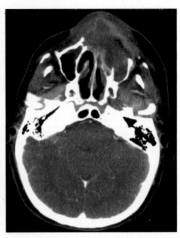

图 47-1　增强 CT 示左侧上颌骨内不规则密度肿物

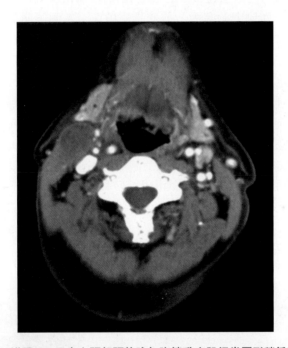

图 47-2　增强 CT 示右上颈部颈静脉与胸锁乳突肌间类圆形稍低密度肿物

右侧上颌窦、左侧筛窦黏膜增厚。甲状腺右叶见低密度影，约 0.5cm×0.6cm，边界清楚；另见粗大钙化灶。余甲状腺、鼻咽、口咽及喉未见明确异常。

右肺上叶、左肺下叶胸膜下类小结节，大者约 0.3cm；余双肺散在索条影及斑片影，未见明确肿物及实变影。

纵隔及双肺门未见明确肿大淋巴结。未见胸腔积液及心包积液。

颈 7 左侧椎弓根见结节样致密影。颈椎退行性改变。

扫描范围内肝脏低密度结节，大者约 0.5cm。

影像学诊断：

（1）左侧上颌骨肿物伴双侧上颌骨破坏，病变范围详述如上，请结合病理及治疗史。

（2）右上颈深区结节，转移淋巴结可能性大，请结合超声检查。双侧颈深组、锁骨上、左侧颈后三角区多发淋巴结，警惕恶性，建议密切随诊。

（3）甲状腺右叶低密度影及粗大钙化灶，请结合超声检查。右侧上颌窦、左侧筛窦黏膜增厚，考虑炎症，请随诊。

（4）右肺上叶及左肺下叶类小结节，建议随诊；双肺散在条索影及斑片影，考虑炎性，请随诊。

（5）颈 7 左侧椎弓根致密影，考虑骨岛可能，请随诊。颈椎退行性改变。

（6）扫描范围内肝脏小及微小低密度灶，囊肿？建议随诊。

3. 2017 年 2 月 27 日鼻旁窦 MRI　"左上牙龈癌外院放疗后"复查，本院首次 MR 扫描，所见如下：①左上牙龈、上颌窦局部可见不规则肿物，边缘不清，范围约 4.7cm×4.4cm×5.6cm，T_1WI 呈等低混杂信号，T_2WI/FS 呈不均匀高信号，DWI 可见扩散受限，增强扫描呈不均匀明显强化，中心可见无强化坏死区。肿物侵犯左侧鼻腔、筛窦，可疑侵犯右侧上牙龈。左侧上颌窦内、前壁骨质破坏，左侧颌面部软组织肿胀，皮肤增厚。符合牙龈癌，请结合临床。②右上颈可见多发肿大淋巴结，短径约 1.7cm，考虑转移淋巴结。扫描范围内左侧颈部未见明确肿大淋巴结。③右侧上颌窦黏膜增厚，考虑炎症。鼻咽、口咽未见明确异常。

4. 2017 年 3 月 1 日腹部超声　肝脏回声均匀，未见明确结节及肿物。胆囊、胰腺、脾脏未见明确结节及肿物。

5. 病理会诊　（左上牙龈活检）疣状癌。

6. 头颈多学科会诊　MDT 肿瘤以侵犯上颌窦为主，累及牙龈、硬腭，且过中线，前面累及面部皮下，不除外皮肤受侵，右颈淋巴结转移。考虑肿瘤局限于头颈部，可切除左侧上颌骨、右侧下半上颌骨，双颈清扫，游离腓骨肌皮瓣修复，气管切开。

【入院诊断】

左上颌窦癌外院放化疗后未控。

累及牙龈、硬腭、皮下。

右颈部淋巴结转移 T4N2M0。

【治疗经过】

2017 年 3 月 2 日在全麻下做气管切开，左上颌骨、右部分上颌骨切除，双颈清扫，游离腓骨肌皮瓣修复。

常规颈部消毒铺巾，1% 利多卡因局麻下气管切开改全麻。术区常规消毒铺巾，做面部类 N 形切口，切开上唇、鼻翼旁，打开口腔，探查如下：

左上颌窦肿瘤累及近全硬腭（图 47-3）、右上 4—左上 8 牙龈及颊黏膜、左侧鼻腔、

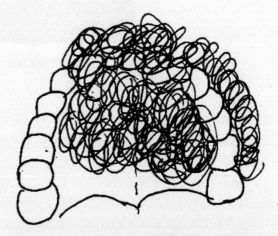

图 47-3　术中探查见左上颌窦肿瘤累及近全硬腭

鼻底、右侧上颌窦底壁、左面部皮下。肿瘤大小约 8cm×6cm。未累及眶内及筛窦。

于肿瘤外至少 0.5cm 处切开颊黏膜、皮下组织，掀开面部皮瓣，切开梨状孔，打开鼻腔，于中间水平断开鼻中隔，向外侧绕磨牙后颊黏膜，后切开软硬腭交界处。

于左眶骨膜下剥离眶骨膜，于眶下裂处锯断左上颌骨颧突。前方咬除鼻骨，向后凿开至眶尖。

右侧于中间水平锯断右侧上颌骨，凿开双侧翼突根部，切除双侧上颌骨、鼻底、全硬腭，彻底止血、碘伏液再次消毒、盐水冲洗。

行双颈淋巴结清扫，范围为：左侧 Ⅰ～Ⅳ 区；右侧 Ⅱ～Ⅳ 区。盐水冲洗伤口，将制备好的游离腓骨肌皮瓣转至面部，将腓骨塑形后分别与左颧弓、右上颌骨残端固定，肌皮瓣修复全硬腭。血管分别与左面动脉、颈外静脉吻合，检查血运良好，再次冲洗伤口，置引流管，关闭伤口。呼吸正常后更换气管套管。

【术后病理】

（左上颌骨及部分右上颌骨）左上颌窦中分化鳞状细胞癌，肿瘤细胞轻度退变，伴大片坏死，符合轻度治疗后反应。肿瘤累及硬腭、牙龈、鼻中隔、鼻腔。未累及左侧筛窦。可见脉管瘤栓及神经侵犯。软腭切缘、左侧颊黏膜切缘、右侧颊黏膜切缘未见癌。

淋巴结转移性癌（3/82），累及淋巴结被膜外。

左颈 Ⅱ 区淋巴结清扫　0/12

左颈 Ⅲ 区淋巴结清扫　0/19

左颈 Ⅳ 区淋巴结清扫　0/20

左颌下淋巴结清扫　0/ 涎腺组织

右颈 Ⅱ 区淋巴结清扫　3/4

右颈 Ⅲ 区淋巴结清扫　0/16

右颈 Ⅳ 区淋巴结清扫　0/11

PT2N2。

【术后随诊】

1. 术后 2 个月发现左侧颌下淋巴结转移，穿刺病理证实。采用吉西他滨 1.2g，静脉滴注，第 1 天，替吉奥胶囊 100mg/d，口服，第 1~14 天 /21 天为一周期。

2. 2017 年 5 月 2 日颈部 CT　"牙龈癌放化疗后术后"复查，参阅 2017 年 2 月 16 日颈胸部 CT 图像，所见如下：

（1）双侧上颌骨术后，术区可见不规则软组织密度肿物，较前明显增大，边缘不清，现最大截面约 12.2×7.2cm，增强扫描呈不均匀强化，侵犯双侧上颌窦、筛窦、后鼻孔、硬腭及软腭，并侵犯至左侧面部皮下，左侧面部软组织肿胀。肿瘤复发？请结合临床及 MR 检查。

（2）双侧颌下区、右侧颈深链、双侧颈后三角区可见多发肿大淋巴结，大者约 4.5cm×3.3cm，呈不均匀强化，考虑转移（图 47-4），请随诊。

（3）甲状腺右叶见低密度结节，约 0.5cm×0.6cm，边界清楚，另见粗大钙化灶，同前相仿，请结合超声检查。口咽及喉未见明确异常。气管切开后，请结合临床。

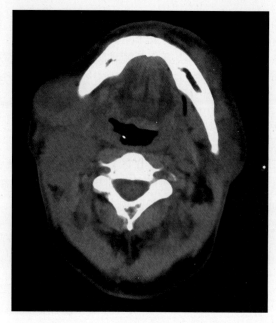

图 47-4　复查 CT 示双侧颌下区、右侧颈深链、双侧颈后三角区多发肿大淋巴结

（4）右肺中、下叶新出现多发斑片影，炎症可能性大，请随诊。右肺上叶、左肺下叶胸膜下多发小类结节，同前相仿；余双肺散在索条影及斑片影，未见明确肿物及实变影。

（5）纵隔及双肺门、腹腔、腹膜后未见明确肿大淋巴结。

（6）未见胸腔积液、腹水及心包积液。

（7）肝脏低密度结节，大者约 0.5cm，倾向良性，请随诊。双肾可见多发低密度小结节，边界清楚，未见强化，大者直径约 4.2cm，考虑囊肿，请随诊。胆囊、胰腺、脾脏、肾上腺未见明确异常。

（8）颈 7 左侧椎弓根见结节样致密影，同前相仿。颈椎退行性改变。

3. 2017 年 5 月 31 日 CT　"牙龈癌放化疗后术后"复查，与 2017 年 5 月 2 日 CT 比较：

（1）双侧上颌骨术后；颌面部多发大小不等肿物，较前进一步增大，平扫边缘不清，最大者直径约 12.5cm，侵犯双侧上颌窦、筛窦、后鼻孔、硬腭及软腭，并侵犯至左侧面部皮下，左侧面部软组织肿胀、表面皮肤破溃，考虑为肿瘤复发 / 转移。部分肿瘤及软组织间隙内见积气，为新出现，并见少量积液，肿瘤破溃伴感染？请结合临床。

（2）双侧颌下区、右侧颈深链、双侧颈后三角区多发转移淋巴结，右上颈大者短径约 3.3cm，大致相仿。

（3）鼻旁窦炎症。气管切开术后改变。甲状腺结节大致相仿。

（4）脑实质平扫未见明确异常密度结节影。脑室、脑池未见异常扩张。中线结构无偏移。

（5）右肺中、下叶、上叶后段斑片索条影增多，考虑为炎性病变。右肺上叶、左肺下叶胸膜下多发小类结节，双肺索条影，同前相仿。

（6）纵隔多发淋巴结伴钙化，大致相仿。

（7）未见胸腔积液及心包积液。

（8）颈 7 左侧椎弓根见结节样致密影，同前相仿。颈椎退行性改变。

4. 术后 3 个月病情进展，未再化疗。失访。

【专家点评】

1. 肿瘤分期较晚，累及范围较广，在上颌窦和上牙龈周围生长，以上颌窦累及范围更为广泛，故诊断上考虑上颌窦癌侵犯牙龈。

2. 患者既往病理诊断疣状癌，最后病理诊断鳞状细胞癌，尽管不完全正确，但是没有影响治疗方案的制定。外院曾行放化疗，但具体剂量不详，治疗效果不理想。

3. 肿瘤累及范围广泛，切除后骨组织和周围软组织缺损太大，尤其是双侧上颌骨切除，目前没有比较理想的修复手段。本例选用了游离腓骨进行骨组织和软组织缺损的修复，但是因为皮瓣组织量的限制没有专门进行鼻腔的重建。仅仅进行了骨组织的框架构建和硬腭的修复。

4. 肿瘤分期较晚，淋巴结已发生转移，预后较差。术后病理显示有脉管瘤栓和神经侵犯，也预示预后很差。在后期随访中发现确实很快复发，没有了救治的机会。这也提示晚期上颌窦癌，手术对患者的获益不是很大。

5. 上颌窦癌以术前放疗 + 手术的方案为最佳治疗方案，但是一些太晚期的肿瘤或对放疗抗拒的患者治疗效果较差，预后很差。

（黄　楠　张宗敏）

【病例简介】

患者女性，76 岁。因"上颌窦癌放疗后 3 周"于 2013 年 7 月 19 日入院。5 个月前，患者无明显诱因出现右侧面部疼痛，抗炎治疗后无明显好转，至当地医院检查，病理活检为中分化鳞状细胞癌，做放射治疗，剂量 50Gy，复查 CT 肿物无明显变化，遂至本院。患者有面部疼痛，伴轻度鼻塞、偶有流涕，右眼视物略模糊，右侧牙龈疼痛，无头痛及张口困难等症状。现为进一步诊治收入本院。自发病以来，患者精神、睡眠尚可，大小便无异常，体重无明显改变。

入院查体：颈软，无抵抗，颈静脉无怒张，颈动脉无异常搏动，气管居中，右侧面部隆起，皮肤完整，略充血，压痛阳性。眼球无外凸。

既往史：高血压病史 20 余年，糖尿病病史 18 年，否认家族肿瘤史。

【影像学及特殊检查】

1. 2013 年 7 月 17 日颈部超声　双上颈见多发低回声结节，大者位于右侧，约 1.7cm×0.5cm，可见淋巴门，未见明确血流，其余颈部未见明确肿大淋巴结。提示：双上颈淋巴结探及。

2. 2013 年 7 月 17 日鼻咽部 CT　右侧上颌窦肿物，不均匀强化，最大截面约 5.1cm×3.5cm（图 48-1），周围骨质溶骨性骨质破坏，向前侵犯面颊部，向后累及颞下窝，向上累及眶下壁，鼻腔、眶内未见异常强化。扫描范围左侧上颌窦积液，咽部、喉部未见异常强化灶。双颈深、锁骨上未见异常肿大淋巴结。

影像学诊断：

（1）右侧上颌窦肿物，符合癌。

（2）左侧上颌窦炎症。

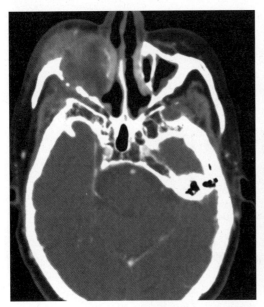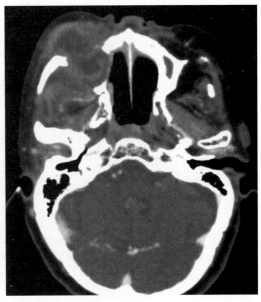

图 48-1 鼻咽部 CT 示右侧上颌窦肿物

【入院诊断】

1. 上颌窦癌外院放疗后
2. 高血压
3. 糖尿病

【治疗经过】

2013 年 7 月 24 日在全身麻醉下做右上颌骨扩大切除术。病理所见：右上颌窦肿物，侵及前壁达皮下组织，侵及外壁达颧弓根，侵及后壁达翼突根，侵及下壁达齿龈。

手术简要步骤：经左鼻腔插管给予全麻，麻醉成功后常规消毒铺巾，取右鼻旁及上唇切口（图 48-2）切开皮肤、皮下至骨面，切开唇龈、颊龈黏膜至磨牙后，向外翻面瓣暴露颧弓，剥离眶下壁，切开梨状孔，正中凿开鼻骨至内眦水平，同时凿断眶下裂，颧弓外锯断颧弓，切开软硬腭交界至磨牙后，同时切开鼻底黏膜，线锯正中锯断硬腭，骨凿凿断上颌结节及翼突，将右上颌骨连同肿物一并切除，创面彻底止血后冲洗，将制备的腹部中厚皮片修复创面（图 48-3），填塞油纱及碘仿纱布，逐

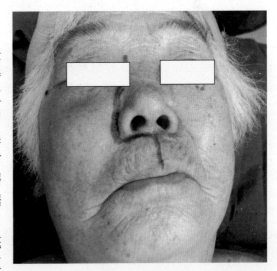

图 48-2 切口设计

层关闭术腔，稍加压包扎。患者清醒后拔除鼻腔插管，安返病房。

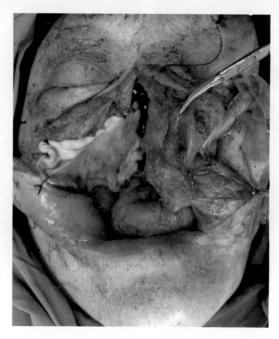

图 48-3　术中取腹部中厚皮片修复创面

【术后处理】

1. 监测生命体征。
2. 术腔碘仿纱布加压包扎，注意伤口情况。
3. 积极补液、抗感染等支持及对症治疗。

【术后病理】

（左上颌骨扩大切除）上颌窦低分化鳞状细胞癌，肿瘤细胞退变，伴坏死及间质纤维化，符合中度治疗后改变，肿瘤累及上颌骨，未累及鼻甲。后切缘、外侧切缘、内侧切缘及（1）（咬肌筋膜）冰未见癌；肿瘤邻近前切缘和上切缘。pTNM 分期：ypT2。

【术后随诊】

2014 年 7 月 10 号死于肿瘤局部复发侵及颅内，导致昏迷。

【专家点评】

上颌窦恶性肿瘤占全身恶性肿瘤的 1.2%。上颌窦恶性肿瘤主要是鳞状细胞癌，约占 80%；其次有未分化癌、腺癌、黏液上皮癌、腺样囊性癌、淋巴上皮癌、乳头状癌、恶性黑色素瘤、恶性浆细胞瘤及软骨或骨肉瘤等

为了正确认识上颌窦恶性肿瘤的生物学特征，以便于定位诊断、选择术式及估计预后，通常选用 Ohngren 法将上颌窦癌定位。Ohngren 法自内眦和下颌角之间作假想斜面，

再于瞳孔处作假想垂直面，将上颌窦分为 4 个象限。前内象限生长的肿瘤易侵入筛窦，而产生鼻部症状和内眦部肿胀。后外象限肿瘤晚期易破坏后壁，侵入翼上颌窝和翼腭窝，也可进一步破坏翼腭窝顶，或进入颞下窝而累及颅中窝，患者可出现张口困难、颞部隆起、头痛和耳痛等症状。位于下部者，最早可出现牙部症状，如牙龈肿胀、牙齿松动脱落等。

上颌窦癌初期症状无特异性，病变局限于窦腔时可无明显阳性体征，鼻塞及异常分泌物常为先驱症状，有流涕、鼻出血、嗅觉减退；继则出现牙痛、脱落等口腔症状，如牙痒、牙齿松动、牙齿脱落、出血及牙龈肿块，当肿瘤侵及翼板、翼腭窝时，张口宽度缩小，直至完全不能张口；眼部症状：突眼、流泪、结膜充血，视力障碍及复视；面部肿胀、疼痛、麻木、充血；少数患者可出现耳痛。常有肝、肺、骨等组织的转移。

上颌窦恶性肿瘤的治疗，目前仍采用以手术切除为主，同时辅以放射治疗综合治疗方针。术前放疗和术后放疗应用，各家尚未完全统一。术前适量放疗有使肿瘤体积缩小和减少淋巴转移的作用，因放射治疗能使肿瘤血供不足及组织中氧张力低下，故可减少肿瘤对放射线的敏感性，如果肿瘤未突出鼻腔或口腔局限于窦腔内，放疗前应行前壁或内侧壁开窗引流，以改善窦腔内肿瘤组织的氧含量，提高放疗的敏感性。术后放疗，对于术后安全缘残留的活跃细胞及手术难以达到并已转移的淋巴管和淋巴结，有补充治疗作用。对晚期肿瘤患者，已失去手术机会者，放疗可以延长其生存时间。

手术方式的选择应根据病变原发部位及侵犯范围而定。

1. 上颌骨部分截除术　适用于上颌窦恶性肿瘤只限于上颌窦底部或牙槽突、硬腭早期恶性肿瘤等。

2. 上颌骨切除术　上颌骨切除术是耳鼻咽喉科医生处理以上颌窦为主的恶性肿瘤常用的手术，通常采用 Weber-Fergusson 切口，为更好显露颧弓，可采用改良的 Dieffenbach-Weber-Fergusson 切口。

3. 根治性上颌骨切除术　根治性上颌骨切除术（radical maxillectomy）适用于上颌骨恶性肿瘤已广泛侵及翼腭窝、翼颌间隙、颞下窝或颅底者。

依据 AJCC 第 8 版 TNM 分期，该患者为 T4a，接受了传统的术前放疗，但放疗剂量仅仅 50Gy。上颌窦癌如果肿瘤位于后外侧，突破后壁侵及翼腭窝或颞下窝，中国医学科学院肿瘤医院建议放疗剂量提高到 60Gy，甚至可以提高到 70Gy。患者术前放疗 50Gy 后，影像检查显示肿瘤缩小不明显，恰恰说明放疗剂量不足。放疗后我们采用传统的上颌骨切除，术后不到 1 年肿瘤局部复发，发展迅速，且侵及颅内。因此，对晚期的上颌窦癌术前放疗剂量不应按常规放疗，如果患者条件允许，单次剂量和总的剂量均应提高，以确保手术的安全范围。NCCN 指南 2018 年第 1 版推荐上颌窦癌 T1~2N0 患者，除腺样囊性癌外，均建议手术切除，术后切缘阴性给予观察；术后切缘阳性，如果可能建议再次手术，获得阴性切缘后考虑放疗，不能获得切缘阴性，给予放疗或化疗和放疗；如果术后病理出现神经、脉管侵犯，应考虑放疗或化疗和放疗。对 T1~2N0 的腺样囊性癌患者，推荐手术切除，如果肿瘤位于上结构，术后给予放疗；如果肿瘤位于下结构，术后切缘阴性，且无神经侵犯，可考虑观察，否则，给予放疗。T3~T4aN0 患者推荐手术切除，如果术后出现阳性切缘或淋巴结外侵犯等不良因素，考虑放疗或化疗和放疗；如果术后无不良因素出现，对鳞状细胞癌和未分化癌考虑放疗。对 T4bN0 或 N+ 患者推荐临床试验或放疗或放疗和化疗。对 T1~T4aN+ 患者推荐原发灶手术切除，颈部淋巴结清扫，如果术后出现不良因素，考虑放疗或化疗和放疗；如果术后无不良因素出现，仍考虑放疗。

中国医学科学院肿瘤医院回顾性分析 1994 年 1 月至 2004 年 12 月 60 例初治的上颌窦鳞癌患者的临床资料单纯放疗组 5 年的生存率为 18.2%，综合治疗组总的 5 年的生存率为 47.4%，其中术前单纯放疗组的 5 年生存率为 51.7%，术前同步放化疗组 5 年生存率为 33.3%。由此可以看出，综合治疗可以明显改善生存，但术前同步放化疗与术前单纯放疗相比，并没有提高生存率，反而生存率下降。中国医学科学院肿瘤医院回顾分析 1975—2009 年 80 例上颌窦腺样囊性癌的临床资料，总 5、10、15 年累积生存率和无瘤生存率分别为 65.2%、37.1%、26.3% 和 50.7%、30.7%、24.5%。总 5、10、15 年累积局部控制率为 68.5%、47.3%、47.3%，累积远处转移率为 32.8%、48.8%、48.8%。综合治疗的局部控制率高于单一治疗，且术后放疗效果优于术前放疗；术前放疗剂量 ≥ 60 Gy 和放疗后手术切缘阴性的局部控制率优于放疗剂量 <60 Gy 和切缘阳性的患者。局部复发占患者死亡原因的 62.8%，是患者死亡的主要原因。综合治疗可以显著提高患者的生存率和局部控制率。因此，在选择治疗方式时应结合患者和肿瘤因素，制定合理的个体化治疗方案，以便能改善生活质量，提高生存率。

上颌骨术后缺损，一般采用 Brown 分类法，垂直缺损分为 4 型：Ⅰ 型为上颌骨切除，但无口腔鼻腔瘘和口腔上颌窦瘘；Ⅱ 型为上颌骨次全切除，保留眶底和眶内容；Ⅲ 型为上颌骨全切除，包括受累的眶内容；Ⅳ 型为根治性上颌骨切除，包括眶内容。Ⅱ～Ⅳ 型依据水平缺损（牙槽骨和硬腭的缺损）分为 abc 型，a 型为单侧牙槽骨和硬腭切除，切除范围不超过半侧牙槽骨和硬腭；b 型为双侧牙槽骨和硬腭切除，切除范围超过中线；c 型为全部牙槽骨和硬腭切除。我们回顾性分析 1997 年 10 月至 2010 年 6 月应用游离组织瓣 Ⅰ 期修复因肿瘤切除造成的上颌骨缺损的患者，上颌骨 Brown 缺损类型分别为：Ⅰ 型 10 例，Ⅱ 型 13 例，Ⅲ 型 23 例，Ⅳ 型 20 例。游离组织瓣种类有：腓骨肌皮瓣 26 例，前臂桡侧皮瓣 10 例，背阔肌肌皮瓣 7 例，腹直肌肌皮瓣 7 例，股前外侧穿支皮瓣 7 例，腹壁下动脉穿支皮瓣 5 例，背阔肌 – 肋骨肌皮瓣 2 例，髂骨肌皮瓣 2 例。术后对 29 例患者进行外观和功能评估。结果游离组织瓣修复成功率为 93.9%（62/66）。修复失败的 4 例中 3 例为腹直肌肌皮瓣，1 例为腓骨肌皮瓣；术后对 29 例患者进行功能评估，62.1%（18/29）的患者恢复普通饮食，交流基本无障碍的比例为 82.8%（24/29），对外观满意的比例 86.2%（25/29）。因此，对于上颌骨 Ⅰ 型缺损建议主要采用游离前臂皮瓣修复，Ⅱ 型和 Ⅲ 型主要以游离腓骨肌皮瓣，Ⅳ 型采用穿支皮瓣修复。随着经济的发展和技术水平的提高，结合患者和肿瘤情况，建议尽可能一期修复，以改善患者的生活质量。

（宁文娟　李正江）

上颌窦恶性纤维黏液肉瘤术后放疗后复发

【病例简介】

患者女性，59 岁。因"右上颌窦癌外院术后放疗后 6 个月余，右面部疼痛 3 个月"，于 2016 年 1 月 28 日收治入院。2015 年 5 月 9 日，患者因"上颌窦肿物"在外院行经鼻内镜下鼻窦开放 + 右侧上颌窦肿物切除术；术后病理：（上颌窦）间叶源性肿瘤，符合低度恶性，考虑低度恶性纤维黏液样肉瘤。2015 年 6 月在外院行局部放疗 35 次，具体剂量不详。2015 年 11 月，患者无明显诱因出现右面部肿胀疼痛，逐渐加重，伴患侧间断性鼻塞，无脓涕、鼻出血，外院给予口服中成药物治疗，无明显缓解。遂至本院，MRI 提示：右上颌窦肿物治疗后，局部骨质不连续，右上颌窦腔各壁增厚，增强后均匀强化，窦腔内充填异常信号组织，增强后未见明确强化，考虑主要呈治疗后改变，窦腔内炎性坏死组织存留，建议密切随诊；CT 提示：右上颌窦肿物治疗后，局部骨质有缺失，右上颌窦腔各壁增厚，增强后轻度强化，考虑治疗后改变，请结合 MR 扫描密切随诊。患者有面部疼痛、牙痛，无张口困难、复视、视力下降等症状。现为进一步诊治收入我科。患者发病以来，精神好，食欲好，大小便基本正常，体重无明显变化。

【影像学及特殊检查】

1. 2016 年 1 月 15 日鼻旁窦 MRI

（1）右上颌窦肿物治疗后，局部骨质不连续，右上颌窦腔各壁增厚，增强后均匀强化，窦腔内充填异常信号组织，增强后未见明确强化，考虑主要呈治疗后改变，窦腔内炎性坏死组织存留（图 49-1），建议密切随诊。

（2）其余鼻旁窦、右侧乳突炎症，鼻咽、口咽未见明确异常。

（3）双上颈未见明确肿大淋巴结。

2. 2016 年 1 月 18 日鼻咽部及颈胸部 CT

（1）右上颌窦肿物治疗后，局部骨质有缺失，右上颌窦腔各壁增厚，增强后轻度强化（图 49-2），考虑治疗后改变，请结合 MR 扫描密切随诊。

（2）右侧筛窦炎症，黏膜增厚。其余鼻旁窦、鼻咽、口咽、喉部、甲状腺未见明确异常。

（3）双侧颈部、锁骨上未见明确肿大淋巴结。

（4）双肺未见明确肿物。

（5）纵隔及双侧肺门未见明确肿大淋巴结。

（6）未见胸腔积液及心包积液。

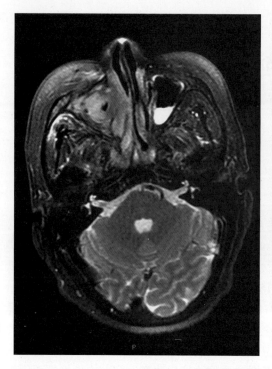
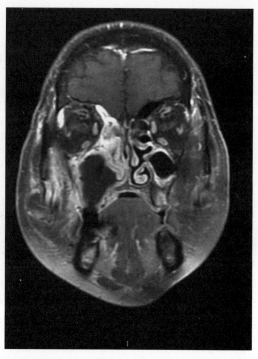

图 49-1　鼻旁窦 MRI 示右上颌窦肿物治疗后改变

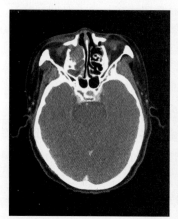
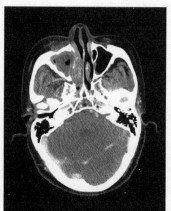
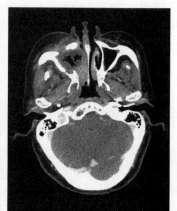

图 49-2　CT 示右上颌窦肿物治疗后改变

【入院诊断】

右上颌窦低度恶性纤维黏液样肉瘤外院术后放疗后复发。

【治疗经过】

2016 年 1 月 29 日在全身麻醉下行右上颌骨切除，左下腹取皮术。术中所见：右上颌窦前壁术后改变，部分前壁及内侧壁骨质缺如，可能为术后所致，窦腔内大量坏死组织，筛窦及蝶窦黏膜增厚，未见肿瘤。

手术经过：经左鼻腔插管给予全麻，麻醉成功后常规消毒铺巾。梭行切取左下腹中厚皮瓣，大小约 15cm×10cm，切除皮下脂肪，创面拉拢缝合。右鼻旁及上唇正中切口切开皮肤及皮下，同时切开右牙龈颊黏膜至磨牙后，翻面瓣。切开右眶下骨膜，翻离眶内容物；沿梨状孔切开鼻翼，剥离鼻骨。骨凿凿断颧弓根部，正中凿开鼻骨和右侧内眦，切除右侧软硬腭交界及鼻底黏膜，正中锯开硬腭，凿断翼突，剪开右鼻腔外侧壁，将右上颌骨及鼻腔外侧壁切除，清除残留鼻腔外侧壁及翼内外板。开放筛窦、额窦及蝶窦。创面止血后冲洗，游离植皮。术腔填塞凡士林纱布及碘仿纱条，经鼻孔引出，逐层关闭术腔，局部加压包扎。患者清醒后拔除气管插管，安返病房。

【术后处理】

1. 监测生命体征。
2. 补液、抗感染等支持及对症治疗。

【术后病理】

"低度恶性纤维黏液样肉瘤术后放疗后"（右上颌骨及肿瘤）上颌骨及窦内可见大量炎细胞、组织细胞浸润及纤维组织增生，符合治疗后改变。小灶区骨组织内可见小灶梭形细胞穿插生长，结合病史及形态，不除外小灶的肿瘤残余，切缘未见肿瘤。

【术后随诊】

1. 2016 年 5 月 16 日鼻咽部 CT

（1）右上颌窦肿物治疗后，局部骨质缺如，右上颌窦腔各壁增厚较前明显减轻（图 49-3），考虑治疗后改变，请继续随诊。

（2）右侧额窦及筛窦少许炎症，较前减轻。其余鼻旁窦、鼻咽、口咽、喉部、甲状腺未见明确异常。

（3）双侧颈部、锁骨上区未见明确肿大淋巴结。

2. 2017 年 3 月 27 日颈胸部 CT　"右侧上颌窦间叶源性肿瘤术后放疗后"复查，参考 2016 年 5 月 16 日颈部 CT 及 2016 年 1 月 18 日胸部 CT：

（1）右上颌窦肿物治疗后，局部骨质有缺失，右上颌窦腔各壁增厚，增强后轻度强化（图 49-4），考虑治疗后改变，右侧筛窦及上颌窦炎症较前进一步好转，左侧上颌窦少许积液，请结合 MR 扫描并随诊。

（2）鼻咽、口咽、喉部、甲状腺未见明确异常。

（3）双侧颈部、锁骨上多发小淋巴结，大者短径约 0.8cm，请结合超声随诊。

（4）双肺散在索条、淡片影及多发微小类结节，未见明确肿物或实变。

（5）纵隔及双侧肺门未见明确肿大淋巴结。

（6）未见胸腔积液及心包积液。

（7）扫描范围肝脏多发低密度结节，考虑囊肿可能大，请随诊。

3. 2017 年 3 月 28 日鼻旁窦 MRI　"右侧上颌窦间叶源性肿瘤术后放疗后"复查，与

2016 年 1 月 15 日 MRI 图像对比：

（1）右侧上颌窦、鼻腔及筛窦术后，右上颌窦腔未见异常增厚及强化（图 49-5），符合治疗后改变，建议随诊。

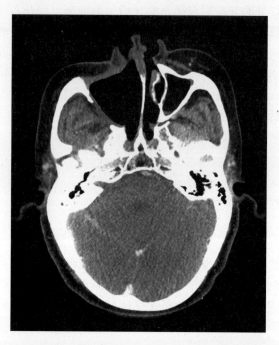

图 49-3　2016 年 5 月 16 日复查 CT 示右上颌窦肿物治疗后改变

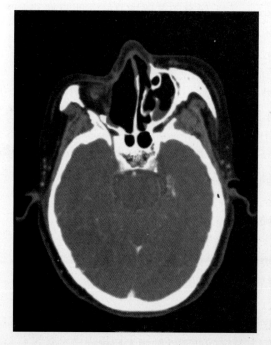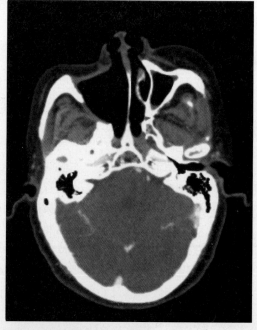

图 49-4　2017 年 3 月 27 日复查 CT 示右上颌窦肿物治疗后改变

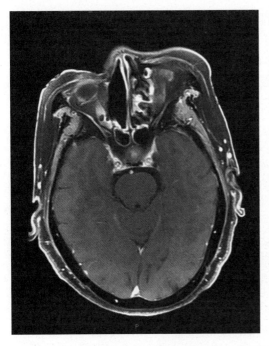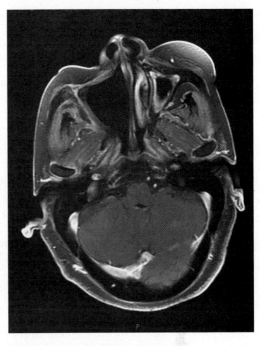

图 49-5　复查鼻旁窦 MRI 示右侧上颌窦间叶源性肿瘤治疗后改变

（2）其余鼻旁窦、右侧乳突炎症，同前相仿；鼻咽、口咽未见明确异常。

（3）扫描范围可见数个淋巴结，大者短径约 0.9cm，前片未包括在扫描范围内，难以比较，请随诊。

4. 2018 年 5 月 6 日电话随诊　患者健在，无不适。

【专家点评】

恶性组织细胞瘤（malignant fibrohistiocytoma 或 malignant histiocytoma），为最常见的中老年人的软组织肉瘤类型。包含有多种不同类型的肉瘤，具有某些共同的形态特点，如多形性和席纹状的生长方式。目前主要包括以下三种类型：多形性恶性纤维组织细胞瘤 / 未分化高级别多形性肉瘤、巨细胞恶性纤维组织细胞瘤 / 伴有巨细胞的未分化多形性肉瘤、炎症性恶性纤维组织细胞瘤 / 伴有明显炎症反应的未分化多形性肉瘤。

恶性组织细胞瘤常位于长骨，依次为股骨、胫骨和肱骨，像骨肉瘤一样，较常发生于股骨远端和胫骨近端，呈局限性、膨胀性生长，并伴有出血和坏死。症状（疼痛和肿胀）出现的时间很短，但有时可在 1~2 年以上。根据临床表现、大体检查及组织病理学即可诊断。

1. 多形性恶性纤维组织细胞瘤 / 未分化高级别多形性肉瘤　大部分为局限性、膨胀性生长的肿物，可有假包膜。肿物的大小和生长部位有一定关系，最大直径 5~15cm。切面表现多样，可有白色纤维性区域或肉质感区，并可混合有坏死、出血和黏液变区。

未分化高级别肉瘤是经充分取材和谨慎使用各种辅助检查手段之后，做出的一种排除性诊断。镜下细胞及细胞核有明显多形性，常伴有奇异型肿瘤巨细胞，混合数量不等的梭形细胞和圆形组织细胞样细胞。常有编织状结构和间质慢性炎症细胞浸润。

2. 巨细胞恶性纤维组织细胞瘤/伴有巨细胞的未分化多形性肉瘤　一般表现为大肿物，并伴有出血和坏死。镜下可见不同程度多形性的椭圆形至梭形细胞，以及间质有明显破骨细胞性巨细胞反应。大多数病变的巨细胞在细胞学上无恶性表现。

3. 炎症性恶性纤维组织细胞瘤/伴有明显炎症反应的未分化多形性肉瘤　肿瘤一般较大，因经常含大量黄瘤细胞而呈黄色。镜下含有片状良性黄瘤细胞、包括中性粒细胞和嗜酸性粒细胞的大量炎症细胞以及少数淋巴细胞和浆细胞。有一个或多个不规则深染核和明显核仁的异型性大细胞散在分布于肿瘤中。大多数病例有典型的多形性 MFH 样区域，其中梭形和多形性细胞随意分布。炎症性 MFH 为排除性诊断。

恶性组织细胞瘤可在骨上多发，即使在很广泛的切除后仍倾向于局部复发。因此，恶性组织细胞瘤的处理，特别强调切除范围必须是广泛性或根治性的。手术切除后复发率为 25%，35% 发生转移，存活率为 50%。由于恶性组织细胞瘤易于复发和转移，常常辅以放疗和化疗可提高生存率，至于手术前还是手术后辅以放疗和化疗，目前意见仍未达到共识。因此，应结合患者因素、肿瘤因素和技术条件制定个体化的治疗方案。

该患者首诊于综合医院的耳鼻喉科，以上颌窦肿物行内镜下手术治疗，术后病理考虑低度恶性纤维黏液样肉瘤，即给予局部放疗 35 次，治疗后不到半年，患者出现面部肿胀疼痛，逐渐加重，伴患侧间断性鼻塞。尽管本院影像检查考虑治疗后改变，结合临床症状，临床不排除复发的可能，经反复与患者沟通后做上颌骨根治性切除，术后病理证实不除外小灶的肿瘤残余。这样患者获得早期治疗，有望达到治愈，随诊 2 年未见复发和转移。

上颌窦的恶性组织细胞瘤是上颌窦恶性肿瘤的一种类型，在手术切除范围上不同于其他部位的恶性组织细胞瘤，类似于上颌窦癌手术切除；在治疗方式上与其他部位的恶性组织细胞瘤一样，以手术切除为主、辅以放疗和化疗的综合治疗。软组织肉瘤诊治中国专家共识 2015 年版强调遵循多学科综合诊疗原则，对已获得 R0 切除，病理级别较低的 I 级或部分 II 级软组织肉瘤，术后予以定期随访或局部辅助放射治疗即可，无须所有病例均一成不变、刻板地进行多学科讨论。对高级别软组织肉瘤在术后功能恢复与安全界发生矛盾时，通常以牺牲部分功能为代价。化疗敏感型肉瘤，如胚胎横纹肌肉瘤、原始神经外胚层肿瘤和其他小圆细胞恶性肿瘤，术前系统化疗不仅有效降低肿瘤负荷、提高 R0 切除和功能保留的比例，而且可以根据肿瘤坏死率选择术后化疗方案。对肿瘤较大，局部切除困难而无法获得安全界者推荐术前放疗，术前放疗联合或序贯化疗、介入治疗等可能缩小肿瘤体积，提高 R0 切除或功能保留的概率；对病理高级别、手术切缘阳性或未达到安全外科切缘、肿瘤侵犯周围血管和神经者推荐术后放疗，以杀死手术后残留的肿瘤细胞，减少局部复发甚至远处转移的机会；对局部晚期及无法接受手术的患者推荐姑息放疗。

（宁文娟　李正江）

参 考 文 献

1. 张允，毛燕萍，欧阳普云，等.94 例鼻腔恶性肿瘤的治疗和预后分析［J］.中国肿瘤临床，2012，39（14）：978-981.

2. David G.Pfister，Sharon Spencer，David Adeistein.et al.，NCCN Clinical Practice Guidelines in Oncology，Head and Neck Cancers，Version 1.2018-February 15，2018.

3. CSCO 黑色素瘤专家委员会.中国黑色素瘤诊治指南［M］.2015 版.北京：人民卫生出版社，2015.

4. Mahul BA，Stephen E，Frederick LG，et al.AJCC Cancer Staging Manual［M］.8th ed.NewYork：Springer，2016.

5. 张再兴、李正江、徐震纲，等.上颌窦鳞状细胞癌 60 例临床分析［J］.中华耳鼻咽喉头颈外科杂志，2010，45（7）：560-564.

6. 张国义，胡伟汉，潘焱，等.124 例上颌窦癌预后因素分析［J］.中华放射肿瘤学杂志，2005，14（5）：378-382.

7. 白袍霞，闫利英，陈阳静，等.序贯性综合治疗上颌窦癌 43 例临床疗效分析［J］.临床耳鼻咽喉头颈外科杂志，2008，22（23）：1073-4076.

8. 刘文胜，徐震纲，高黎，等.上颌窦腺样囊性癌的临床诊治研究［J］.中华耳鼻咽喉头颈外科杂志，2011，46（5）：402-407.

9. Brown JS，Rogers SN，McNally DN，et al.A modified classification for the maxillectomy defect［J］.Head Neck，2000，22（1）：17-26.

10. 张永侠，张彬，李德志，等.上颌骨缺损类型与游离组织瓣修复选择的初步研究［J］.中华耳鼻咽喉头颈外科杂志，2011，46（5）：368-372.

11. 中国抗癌协会肉瘤专业委员会，中国临床肿瘤学会.软组织肉瘤诊治中国专家共识（2015年版）［J］.中华肿瘤杂志，2016，38（4）：310-320.

其他良性肿瘤

【病例简介】

患者女性，38 岁。因鼻背部肿胀 1 年余，加重伴鼻塞 2 个月余，于 2016 年 10 月 19 日入院。患者 1 年前出现鼻背肿胀、充血，后鼻背肿胀略减轻，未予以重视及治疗，2 个月前鼻背部肿胀明显加重伴嗅觉减退、双侧鼻塞、睡眠打鼾、咽干、咽部不适、舌尖发麻等症状，无明显耳聋、耳鸣、发热及消瘦等症状。入院前 1 个月在本市医院行鼻窦 CT 检查：鼻中隔前部肿块影，性质未明。入院前 1 天在本院就诊，复查鼻窦 CT：鼻中隔及左侧鼻咽部肿瘤，鼻中隔前部骨质破坏，恶性肿瘤可能，遂入院。患者既往有鼻部外伤史，自觉与本病发病有关。既往体健，否认家族史及遗传病史。

入院查体：生命体征平稳，体温升高波动在 36.4~37.1℃。局部可见：外鼻膨隆，鼻背部肿胀明显，呈"鞍状"，触之质硬，边界不清，无瘢痕、红肿、压痛，向双侧鼻腔隆起明显，鼻前庭处鼻中隔肿瘤与鼻翼仅有缝隙状间隙，鼻中隔黏膜充血肿胀，鼻腔堵塞，深部结构未窥及。全身查体未见异常发现。腹部超声检查提示右肾错构瘤，血液检查示白细胞 10.0×10^9/L，中性粒细胞 78.5%；肝功能、肾功能、血糖等实验室检查未见异常。

【影像学检查】

1. 鼻内镜及鼻咽镜检查　镜下可见：鼻小柱偏斜，鼻中隔双侧及前方的鼻尖明显膨隆肿大，表面光滑，质地硬韧；左侧鼻咽侧壁约 2.2cm×1.5cm 肿物，质硬，表面光滑（图 50-1）。

2. 2017 年 2 月 14 日鼻部鼻窦 CT 检查　鼻部 CT 可见：鼻中隔前段及左侧鼻咽侧壁均质性肿物，鼻中隔肿物呈膨胀性生长，骨质有破坏，向前浸润鼻尖及鼻背部皮肤；鼻咽部肿瘤位于鼻咽侧壁，向内鼻咽腔膨出，向外至咽旁间隙。增强扫描，两处肿瘤均无明显增强（图 50-2）。

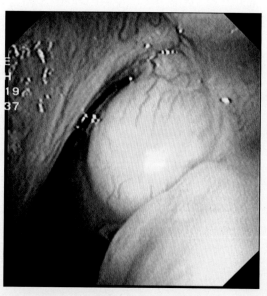

图 50-1　鼻内镜示左侧鼻咽侧壁肿物

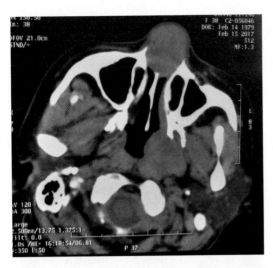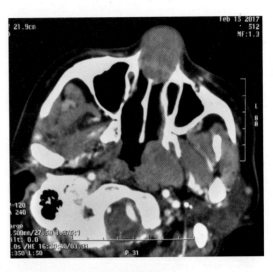

图 50-2　鼻部鼻窦 CT 示鼻中隔前段及左侧鼻咽侧壁均质性肿物

3. 活检病理　入院后给予行鼻内镜检查并镜下取活检。于左侧中隔前段切取肿瘤组织大小约 1.0cm³ 送检病理。病理检查结果显示：散在 T、B 淋巴细胞、浆细胞及中性粒细胞，并见较多胞质丰富大的组织细胞，内见吞噬淋巴细胞、浆细胞、粒细胞、部分区域见纤维组织增生。免疫组化结果显示：AE1/AE3（－），CD3（部分＋），CD20（部分＋），CD68（＋），CD30（－），ALK（－），LCA（＋），TIAI（少量＋），CD7（部分＋），CD5（－），CD56（－），KI67（约 15%），S100（＋），考虑 Rosai-Dorfman 病。

【入院诊断】

鼻中隔及鼻咽部多发 Rosai-Dorfman 病。

【治疗经过】

糖皮质激素＋鼻内镜下鼻中隔鼻背肿瘤姑息切除及鼻腔成形术。

明确诊断后，给予甲泼尼龙 80mg/d，4 天；第 5 天减量为 40mg/d，再用 4 天。患者用药 5 天后，开始自觉鼻塞症状较前似有减轻，但查体并未发现肿瘤有明显缩小。甲泼尼龙用药结束后，患者出院观察。

观察 4 个月后，患者无明显疾病进展，即给予"鼻内镜下鼻中隔鼻背肿瘤姑息切除及鼻腔成形术"。手术操作要点：①鼻内镜下切开鼻小柱左侧隆起的前方，进入瘤体内；②用小刀、动力系统及刮匙等器械姑息切除病变组织及鼻中隔软骨，保留双侧鼻中隔黏膜；③纵向切除左侧约 4mm 宽、20mm 长的条状鼻中隔黏膜及黏膜下组织；④对称性填塞双侧鼻腔，将弓状的双侧鼻中隔黏膜压回正常位置；⑤术后 5 天，抽出鼻腔填塞物。术后 1 周患者出院，鼻腔冲洗，间断清理鼻腔。

【术后随诊】

1. 2017 年 4 月 20 日鼻腔鼻窦 CT 示：鼻咽部肿瘤大小同前；鼻腔空间可，鼻背处残留有病变组织，鼻背皮肤层次恢复正常（图 50-3）。

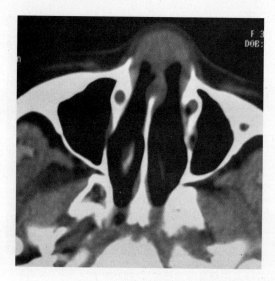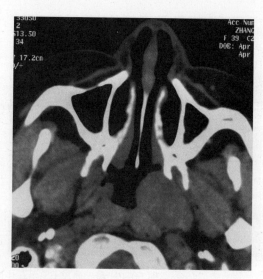

图 50-3 鼻腔鼻窦 CT 示鼻咽部肿瘤大小同前

2. 术后 6 个月，患者鼻腔通气好，鼻部外形接近正常，嗅觉恢复，无不适主诉。

【专家点评】

Rosai-Dorfman 病（RDD）又称巨淋巴结病性窦组织细胞增生症，起源于单核 - 巨噬细胞系统，常与自身免疫性疾病相伴。RDD 是一种罕见的组织细胞增生症，1965 年首先由法国病理学家 Paul Destombes 报告，4 年后 Juan Rosai 与 Ronald Dorfman 系统描述。除 RDD 的局部表现外，患者还可以出现反复发热、血细胞沉降率增快、白细胞升高、高丙种球蛋白血症等症状。RDD 受侵的淋巴结多为颈部淋巴结，此外，也可见于纵隔及腹膜后淋巴结。40% 左右的患者可累及淋巴结外部位，以皮肤最常见，也有中枢神经系统、鼻咽、鼻腔、乳房、睾丸、肾脏、甲状腺、骨髓及结肠等器官累及，其中鼻部在头颈部位居多；病变可以单发，也可以多部位同时或先后发生。无论病变发生于淋巴结内还是淋巴结外，其组织病理特征均为大量组织细胞增生，胞质丰富的组织细胞内可见吞噬有大量形态完整的成熟淋巴细胞、浆细胞、少量红细胞及散在的中性粒细胞，这种现象称为伸入运动（emperipolesis），或吞噬淋巴细胞作用，是该病普遍存在的特征性现象。其免疫组化染色特征表现为 CD68、S100 阳性，CDla 及 Lag 抗原阴性；CD14、Ki-M1P 和巨噬细胞活化抗原 27E10、髓样相关蛋白 8 及 14 等可有阳性表达，提示 RDD 组织细胞起源于单核 - 巨噬细胞系统。

RDD 有时病程不一，有的呈自限性，有的可以恶化致死。RDD 尚无规范的治疗模式，临床治疗的方法有糖皮质激素、手术、放疗及化疗。外科手术主要是用于取活检确诊，此外还用于无明显手术并发症的病变切除，或者用于减轻重要器官肿瘤压迫。非手术治疗多用糖皮质激素，多数病例可以有不同程度的肿瘤缩小，不过停药后病变会反复。尽管有少量病例报告认为，放疗和化疗可以用于 RDD 的治疗，但是，目前的资料表明，放疗与化疗对 RDD 疗效有限。因此 RDD 的治疗方法的选择应权衡利弊，以免过度治疗对患者造成更大的伤害。

　　Rosai-Dorfman 病有一定的自限性。对于局限性病灶，如果手术可以切除且无明显不良并发症，手术为治疗首选。糖皮质激素一般对淋巴受侵的 Rosai-Dorfman 病效果明显，对结外效果相对较差。目前，化疗与放疗治疗 Rosai-Dorfman 病争议较大。本例患者为结外多发 Rosai-Dorfman 病，病变侵及鼻咽部与鼻中隔，前者经鼻咽部侵及咽旁间隙；后者自鼻中隔侵及鼻尖与鼻背。如果给予手术治疗，两处的病变均可导致患者明显的并发症，严重影响患者生存质量。因此，本例患者拟采用保守治疗，给予糖皮质激素治疗，根据患者对药物的反应，决定下一步治疗。

　　治疗后两周，患者自觉鼻塞症状确有减轻，检查发现双侧鼻前庭处鼻中隔肿瘤与鼻翼的缝隙状间隙较前有所增宽，但患者仍鼻塞，需要用口呼吸。连续观察患者 4 个月，鼻塞症状既未再继续缓解也未继续加重，检查未见鼻中隔与鼻咽部肿瘤明显增大或缩小。因此拟行姑息鼻中隔肿瘤切除并鼻腔扩容成形手术以减轻患者鼻塞症状。拟采用手术方案依据：①患者鼻塞严重，需要张口呼吸。②病变侵及鼻背皮肤，根治手术会严重影响患者容貌。③ Rosai-Dorfman 病为良性病变，病情无进展。即给予"鼻内镜下鼻中隔鼻背肿瘤姑息切除及鼻腔成形术"。术后患者恢复鼻腔通气功能，明显改善患者生活质量。

　　本例鼻背及鼻中隔受侵的结外 Rosai-Dorfman 病患者，初始治疗为糖皮质激素治疗；之后为改善鼻腔功能给予姑息病变组织部分切除，获得了不错的治疗效果。这种治疗方案是这类患者治疗的一种选择。

（温树信）

【病例简介】

患者女性，23 岁。因右耳部不适 2 个月，右咽侧肿胀半月余入院。患者入院前 2 个月间断感觉右侧耳部有不适感，可以耐受，未在意。入院前半个月，张口后发现右侧口咽侧壁肿胀，就诊于附近医院。口咽部 CT 检查发现：右咽旁肿瘤。之后转本院就诊，行头颈部 MRI 检查：右侧咽旁间隙多房囊性占位。遂以"右咽旁肿瘤"收入院。发病以来，患者无头痛、呛咳、声嘶及言语不清等症状。患者既往体健，月经正常，否认家族史及遗传病史。

入院查体：生命体征平稳。面部感觉正常，张口自如。双侧扁桃体 Ⅱ 度肿大，右侧口咽侧壁明显隆起，右侧扁桃腺被推达口咽腔约 1/2。肿物触之质韧，有波动样感觉，上界到鼻咽侧壁，下界达扁桃体下极水平。双侧眼睑对称，活动自如；脑神经未发现明显异常。颈部未触及异常淋巴结。

【影像学及特殊检查】

1. 2017 年 9 月 13 日颈部 MRI 检查　右侧咽旁肿瘤有多房囊性病变，部分肿瘤的边界欠清晰，肿瘤外侧有颈内动脉嵌入（图 51-1）。

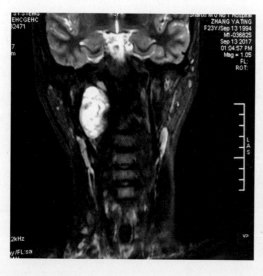
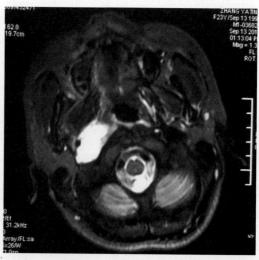

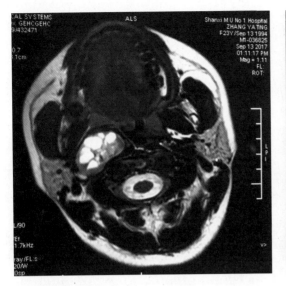
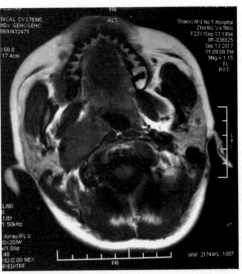

图 51-1 颈部 MRI 示右侧咽旁肿瘤

2. 2017年9月18日咽旁CT 右侧咽旁密度不均匀肿物，肿瘤将颈内动脉推向前外方，肿瘤的边界欠清晰（图51-2）。

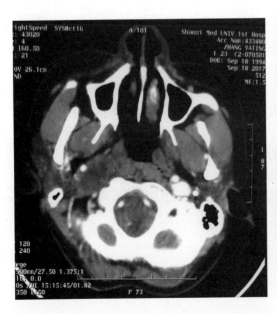
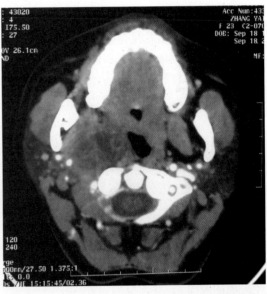

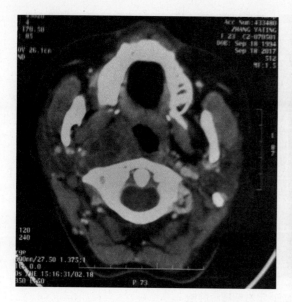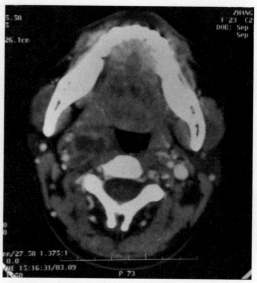

图 51-2　咽旁 CT 示右侧咽旁密度不均匀肿物

【入院诊断】

右咽旁间隙肿物，神经源性肿瘤可能性大。

【治疗经过】

全麻下经口入路咽旁神经源性肿瘤切除。

手术过程：患者经鼻插管全麻后，碘伏同时消毒口内与颈部。开口器暴露口咽部，可以看出右侧咽侧壁隆起。将两根吸痰管分别经左右鼻孔插入口咽部后拉出，将软腭提起，充分暴露口咽与部分鼻咽。

于扁桃体后方近咽后壁处，用电刀上下切开黏膜约 4.0cm，分离咽缩肌，暴露肿瘤内侧面，肿瘤内侧有完整包膜；沿肿瘤包膜先分离肿瘤后方与椎体前；之后暴露肿瘤上极；分离肿瘤外侧面时发现，肿瘤包膜不完整，与周围组织有粘连；分离肿瘤下极后，向内下牵拉肿瘤，暴露肿瘤外侧，用双击电凝沿着肿瘤仔细分离，发现有条索组织与肿瘤相连，在肿瘤表面切断条索组织，游离切除肿瘤。术腔止血，术腔内置少许明胶海绵，经鼻腔置术腔引流管，关闭术腔。

【术后处理】

1. 术后第 1 天发现患者右侧眼裂有所变小，无声嘶反呛等症状，推断为右侧交感神经来源的肿瘤。

2. 术后第 2 天拔引流管。

3. 术后第 2 天，患者自觉口内有异物感，吐出约 1.5cm 大小的黑色团状物。检查口咽，发现口咽切口裂开，给予继续抗炎、漱口治疗。

4. 术后 1 周，局部白膜形成后，出院。

【术后病理】

右咽旁间隙神经鞘瘤。

【术后随诊】

术后患者有吞咽不适，术后两周症状消失。随访 1 年，口咽局部无明显异常，患者无不适症状。

【专家点评】

茎突及其附着的肌肉韧带将咽旁间隙分为茎突前间隙与茎突后间隙，前间隙内主要有腮腺深叶、颌内动脉及脂肪等结构；后间隙主要有颈内动脉、颈内静脉、后组脑神经及交感神经等结构。咽旁间隙肿瘤多为良性肿瘤，约占 80%，多来源于腮腺深叶、神经及血管。一般来说，发生于茎突前间隙的肿瘤多为腮腺来源，将动脉推向内侧；发生于茎突后间隙的肿瘤多为神经源性肿瘤，将颈内动脉推向外侧。从影像资料可以看出：本例患者的肿瘤尽管有些层面边界不很清晰，但总体来说是有包膜的，且其内有分隔状的囊性成分，因此考虑为良性肿瘤。肿瘤将颈内动脉推向外方，因此考虑为神经源性肿瘤。目前，咽旁肿瘤切除的入路有经口内入路、颈部或腮腺入路及下颌骨劈开或部分切除入路。颈部或腮腺入路可以成功切除大多数的咽旁肿瘤，来源于茎突前间隙的肿瘤可采用腮腺入路，来源于茎突后间隙的肿瘤可采用颈部入路。但是，如果肿瘤太大，或肿瘤侵及颅底，或者上颌骨升支受侵，则需要做下颌骨劈开或部分切除入路切除肿瘤。颈外入路是经典的咽旁肿瘤手术入路，切除大部分咽旁肿瘤。手术需要解剖保护颈部血管神经，有时需要游离部分腮腺与颌下腺，必要时切除部分或全部腺体，以充分暴露肿瘤。随着内镜及等离子等新技术的应用，经口入路咽旁肿瘤切除术近年得以关注应用。该入路适合于肿瘤偏向口咽的良性肿瘤，尤其是在内镜辅助下，可以更为充分地暴露肿瘤与周围组织结构。优点是颈部无切口，选择得当的患者容易暴露肿瘤，手术时间短；其缺点是术腔暴露受限，操作空间小，如果术中出血多，则手术风险增加。本例患者从影像资料上看，肿瘤突向口咽腔的程度一般，且肿瘤与颈部血管关系密切，这些局部因素增加了术中出血的风险。考虑到患者年轻、颈部美观的因素，同时考虑到肿瘤将血管推向了外侧，因此决定先经口入路手术的思路是合理的。术者术中在充分游离肿瘤容易游离的大部分瘤体后，牵拉肿瘤向内下，暴露肿瘤与颈鞘关系密切的肿瘤外侧，手术操作沿着肿瘤外侧面仔细分离并辨认组织结构，降低了手术风险，顺利切除肿瘤。术前对肿瘤大小、包膜及肿瘤与周围组织关系的评估非常重要。经口入路一定要选择好适应证，同时备颈外入路，术中一旦出现出血较多，或手术相关的重要组织结构辨认有困难，建议立即改用颈外入路。

（温树信）

【病例简介】

患者男性，17岁。以"颈部肿物2次术后14年，复发10余年"收入院。患者16年前发现左侧颈部肿物，约1cm大小，于大连市儿童医院做手术切除，术后病理不详。14年前因左颈部肿物复发再次于大连市儿童医院做手术治疗，术后病理不详。10余年前，发现左颈部质硬肿物，无压痛，无吞咽困难，无声音嘶哑，无饮水呛咳，无呼吸困难，无气促，未诊治。近10余年来左颈部肿物呈渐进性增大，伴活动后气促，1个月前就诊于大连市中心医院，行颈部MRI检查示左颈部肿物，建议手术。半个月前本院行左颈部肿物穿刺病理检查提示未见明确恶性肿瘤细胞。既往体健。入院查体：T 36.5℃，P 72次/分，R 18次/分，BP 120/80mmHg，心、肺、腹部检查未见异常，专科检查示：颈部对称，无颈静脉怒张，无颈动脉异常搏动，气管略右偏，左颈部可触及约10cm大小肿物，表面尚光滑，形态不规则，质硬，边界欠清，活动度差。肿物上达甲状软骨层面，下达锁骨下，前界越过颈前中线，后界至斜方肌前缘。

【影像学及特殊检查】

1. 2016年6月27日颈部CT平扫增强成像　左颈前锁骨上区及锁骨上窝见多发大小不等类圆形及结节样软组织肿块影，局部突向胸骨后，气管及甲状腺左叶受压向右移位，左侧胸锁乳突肌向前移位，增强后病灶明显强化，周围可见丰富血管丛，左颈部血管受压移位，周围脂肪间隙存在，最大层面大小约5.9cm×9.4cm，增强扫描呈快进快出（图52-1），右颈部未见异常密度影，未见骨质破坏。结合既往病史，考虑淋巴组织增生可能。

2. 2016年6月10日左颈部肿物穿刺活检病理　未见恶性肿瘤细胞。

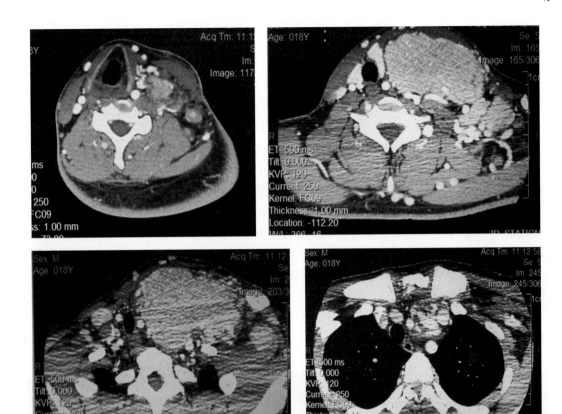

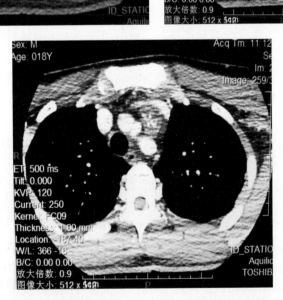

图 52-1　颈部 CT 示左颈前锁骨上区及锁骨上窝多发类圆形及结节样软组织肿块

【入院诊断】

左颈巨大淋巴结增生症。

【多学科查房】

耳鼻喉－头颈外科主任意见：该患者既往曾有两次手术史，局部病理不详，家属叙述为"淋巴结增生"，考虑现左颈部肿物为巨大淋巴结增生症可能性大，既往曾有类似手术病例，该病复发风险大，需反复手术治疗，其余治疗效果不佳。患者左颈部肿物血供丰富，行彩超引导下穿刺活检后自觉颈部肿胀，喘憋感，给予消肿止血对症治疗后症状略有缓解，如需行介入治疗，有术区再次肿胀、呼吸困难甚至窒息可能，必要时需行气管切开或气管插管术。因肿瘤血供丰富，术中视情况如颈部功能血管破裂，需血管外科协助行血管重建。

血管外科主任意见：该患者左颈部肿物血运丰富，锁骨下有一粗大血管，考虑为甲状颈干分支，其异常增生明显，周围血管增生成团，与肿瘤边界不清，颈内静脉显示不清，考虑被肿瘤压迫至肿瘤外侧，挤压变形，手术风险此处血管破裂出血可能较大，可考虑其他先行治疗方案，如介入手术阻断供血血管，择期手术。

介入科主任意见：肿瘤下方成团血管考虑为甲状颈干的甲状腺下动脉分支及颈横动脉分支，可行介入栓塞治疗。但该肿瘤大，引流静脉很粗大，且不排除其外侧分支与颅内有交通支可能，介入治疗有引起栓塞物脱落致上腔静脉栓塞或入颅引起偏瘫可能，需先行介入造影明确血供情况。

胸外科主任意见：该患颈部肿物突入胸腔内，但与胸腔内组织无明显粘连，暂不需开胸手术治疗。

麻醉科主任意见：该患者全身状态良好，麻醉风险不大，但该肿物血供丰富，术前需备血，预防术中大出血低血容量休克。

普外科主任意见：患者左颈部肿物局部突入胸腔内，且血供丰富，术中周围血管误伤后止血困难，手术可开放左侧胸锁关节，外翻左侧锁骨，暴露肿瘤，做好开胸准备，切除肿物后缝合胸锁关节，尽可能减少手术风险及开胸创伤。

医务科部长总结：现考虑肿物血供丰富，可先行血管造影明确血流情况，如有可能需行介入治疗，介入治疗后再行手术治疗。

【治疗经过】

多学科会诊后，患者家属拒绝介入治疗，要求积极手术治疗，且先行颈部切口，备开胸手术。完善术前准备后，于2016年6月28日在全麻下做左颈部肿物切除术。手术经过如下：患者取仰卧位，肩部垫高，全麻达成后，颈部常规消毒铺巾。在锁骨上窝上方约1cm处顺皮纹方向做弧形领式切口，长约20cm。依次切开皮肤、皮下组织和颈阔肌。用组织钳牵开颈阔肌，在其深面用电刀分离皮瓣，上至颌下腺下缘，下至胸骨切迹，内侧越过颈前中线，外侧越过斜方肌前缘。牵开上下皮瓣并固定。探查左颈部肿物，质地较硬，约有10cm大小，上至甲状软骨上缘，切断右侧胸锁乳突肌，暴露肿物，颈内静脉位于肿物表面，挤压变形，直径约5mm，迷走神经位于肿物内侧，神经监测仪监测迷走神经信号，沿肿物边缘逐层分离肿物上方及外侧，肿物下方与左锁骨下静脉、颈横动脉关系密切，保护左锁骨下静脉及颈横动脉，切断结扎颈横动脉分支，完整切除左颈部肿物。触诊发现此肿物后下方另有 2 枚约 4cm 大小肿物，质较软，完整切除肿物，止血。于手术区放置硅胶引流管两根，持续负压吸引。清点器械无误后，依次缝合各层，表面皮肤以皮肤吻合器吻合。术中麻醉平稳，出血约 400ml，术程顺利，病人完全清醒后安返病房。

【术后处理】

1. 观察生命体征；监测呼吸情况，床旁备气管切开手术器械包。
2. 清淡饮食 1 周。
3. 保持颈部负压引流，观察引流液的量和颜色，择期拔管；
4. 术后 3 日患者出现左侧披裂水肿，活动较对侧减弱，给予局部消肿、营养神经对症治疗。

【术后病理】

颈部巨大淋巴结增生症，CD20 和 CD79aB 细胞 +，CD3 和 CD8T 细胞 +、Ki-67 生发中心增殖指数 60%。

【术后随诊】

术后患者出现声嘶，左声带活动减弱，术后 3 个月恢复正常。

【专家点评】

Castleman 病（Castleman 7S disease，CD）又称巨大淋巴结增生症、血管淋巴滤泡增生症、血管瘤样淋巴结增生症、淋巴样错构瘤等。可以发生在任何年龄，以 10~45 岁多见，男女无性别差异，病程长短不一，可长达 20 年；是一种少见的淋巴组织增生性疾病。多数学者认为是一种不明原因引起的非特异性炎症反应，目前大多数学者研究集中在人类疱疹病毒 8 型（HHV8）感染、血中白细胞介素（IL-6）水平。CD 是一种少见的、原因未明的、介于炎症及肿瘤之间的不典型淋巴组织增生性疾病，1954 年由 Castleman 首先描述，并于 1956 年提出其特征。临床上分为局限型（LCD）和多中心型（MCD）2 型。症状、体征不一，缺乏特异性，一般局限型很少引起症状，多因意外或压迫症状就诊，局限型半数以上为透明管性；而多中心型多表现为多部位淋巴结肿大并累及外周淋巴结。常伴有多系统功能紊乱，包括发热、乏力、贫血、肝脾肿大、血沉加快，多克隆高免疫蛋白血症和骨髓浆细胞病等。手术切除困难，目前无确切治疗方案。一般采用激素、化疗、抗病毒及靶向治疗等，预后不良。此病病理学分为 3 型：透明血管型（HV）、浆细胞型（PC）和混合型（MIX）。其中约 90% 以上为透明管型，浆细胞型占 8% ~9%。本病以淋巴结无痛性肿大为特征。多见于纵隔，颈部 CD 少见，约占全部患者的 10% ~14%。病灶强化是 CD 常见表现，HV 型与 PC 型强化方式不同，HV 型增强病灶内及周边可见点条状的滋养动脉，且多在较早的动脉期明显强化。CD 的不同病理类型的强化特点与其组织病理学特点密切相关。HV 型 CD 组织切片中可见大量增生的微小动脉及滋养血管，因此在较早的动脉期即明显强化，与此同时，增生的微小动脉多为增厚、玻璃样变的血管，致血液在微循环的停留时间延长,所以不呈现"快进快出",而是逐渐均匀强化。PC 型仅有少许毛细血管增生,并以毛细血管后微静脉为主,因此在较早的动脉期强化不明显。

1. 影像鉴别诊断 CD 大部分血供丰富,主要应与下述病变鉴别:①甲状腺癌淋巴结转移:常见的转移部位为颈静脉链周围淋巴结,血供丰富,且有甲状腺组织的吸碘特性,可明显强化,淋巴结内细颗粒状钙化、囊性变及壁内明显强化的乳头状结节为其特征表现,有原发肿瘤史等。②颈动脉体瘤:位于颈总动脉分叉处,造成颈内外动脉分离移位,常包绕颈动脉强化,肿瘤血供丰富,MR 上显示胡椒盐征。③血管性病变,颈动脉瘤常发生于颈内动脉下 1/3 段,假性动脉瘤远多于真性动脉瘤,增强 CT 明显强化,MR 可见明显血管流空效应。④淋巴瘤:部分霍奇金淋巴瘤强化明显,与 CD 不易鉴别。总之,颈部 CD 罕见,增强扫描有一定特点。HV 型在较早的动脉期强化,且动态扫描逐渐均匀;PC 型在动脉早期强化不明显,往往在较晚的时相强化。动态增强扫描可能有助于 CD 的不同病理类型的判断及与其他疾病的鉴别。

2. 该病的 CT 鉴别诊断 包括:①淋巴瘤:青壮年多见,平扫一般是稍低密度,强化不明显,多合并全身多发淋巴结肿大;②转移性淋巴结肿大:一般发病年龄较大,肿大淋巴结密度多不均匀,内有坏死,钙化少见,多有明确的原发肿瘤病史;③淋巴结结核:临床症状明显,单发或多发淋巴结肿大,钙化明显,强化或不强化,可有干酪样坏死;④颈动脉鞘瘤:肿块位于颈动脉间隙内,呈类圆形或圆形,可压迫颈动脉或颈静脉,将被推移或分离,增强将呈均匀一致中度强化;⑤迷走神经鞘瘤:临床症状明显,病变周围分界清楚,增强明显,颈静脉孔增大,周边可见一硬化缘。

(王 玲 李会政)

【病例简介】

患者女性，56 岁。因发现颈部肿物半个月收入院。患者半个月前自觉右颈部、咽部不适明显，于 2017 年 11 月 4 日就诊于大连医科大学附属第一医院做甲状腺及颈部淋巴结彩超，检查所见：甲状腺右叶下后方与甲状腺有包膜相分隔，见无回声区，大小 29mm×19mm，边界清楚，未见血运。检查提示：甲状腺右叶下后方囊性占位（建议进一步检查，不除外鳃裂囊肿）；双颈部未见异常肿大淋巴结。为手术治疗，门诊以"鳃裂囊肿？"收入病房。患者自患病以来，一般情况良好，无吞咽困难，无声音嘶哑，无饮水呛咳，无呼吸困难，无气促，进食正常，大小便正常，睡眠佳。既往体健，否认家族肿瘤史。专科检查：颈部对称，无颈静脉怒张，无颈动脉异常搏动，气管居中，甲状腺无肿大，无压痛，颈部无抵抗，无肿大淋巴结。

【影像学及实验室检查】

1. 甲状腺及颈部淋巴结彩超（大连医科大学附属第一医院 2017 年 12 月 4 日）　甲状腺右叶下后方与甲状腺有包膜相分隔，见无回声区，大小 29mm×19mm，边界清楚，未见血运。检查提示：甲状腺右叶下后方囊性占位（建议进一步检查，不除外鳃裂囊肿）；双颈部未见异常肿大淋巴结。

2. 电子喉镜检查　双声带运动良好，未见新生物，双侧梨状窝未见瘘口。

3. 甲状腺功能检查　均无明显异常。甲状旁腺激素 102.5pg/ml，血钙 2.31mmol/L。

4. 颈部增强 CT 检查　甲状腺右叶后下方囊性病变，大小 3.0cm×1.9cm（图 53-1）。

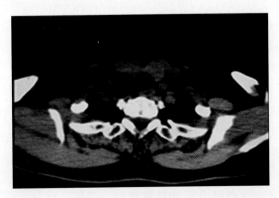

图 53-1　颈部增强 CT 示甲状腺右叶后下方囊性病变

【入院诊断】

右颈部肿物，甲状旁腺瘤？结节性甲状腺肿？神经鞘瘤？

【治疗经过】

2017 年 12 月 22 日在全麻下行右颈肿物切除术。

手术过程：患者取仰卧位，气管插管全麻成功后，肩部垫高，头后仰，固定，保护眼睛和面部。颈部常规消毒铺无菌巾。在胸骨切迹上约一横指处顺皮纹方向做弧形领式切口。依次切开皮肤、皮下组织和颈阔肌。用组织钳牵开颈阔肌，在其深面用电刀分离皮瓣，上至甲状软骨切迹，下至胸骨切迹，两侧越过胸锁乳突肌前缘，上下 4 号线固定。打开颈白线，暴露甲状腺。探查甲状腺右叶下极背侧囊性结节。结合彩超检查及术前化验检查，高度怀疑为甲状旁腺囊肿，拟行甲状旁腺囊肿切除术。双极切割电凝切断甲状腺下静脉、甲状腺中静脉，向前上方牵拉甲状腺组织，充分暴露甲状旁腺囊肿，沿肿物周围囊肿与甲状腺间隙仔细分离肿物，见肿物约 4cm，壁薄，内可见淡黄色透明液体，完整切除肿物。术中冰冻病理检查结果为甲状旁腺来源组织。以生理盐水冲洗创面，彻底止血。清点器械无误后，依次缝合各层，表面皮肤以特殊缝线间断缝合。

【术后处理】

1. 密切监测生命体征。
2. 密切观察颈部伤口和颈部引流，引流量每日少于 20ml 可拔除引流管。
3. 监测 PTH、血钙等变化等。
4. 术后 1 日甲状旁腺激素 94.69pg/ml，钙 2.13mmol/L，术后 4 日甲状旁腺素 47.76pg/ml，钙 2.21mmol/L。
5. 必要时静脉及口服补钙，预防低钙血症。

【术后病理】

右侧甲状旁腺囊肿。

【术后随诊】

1. 术后 1 个月甲状旁腺激素 45.69pg/ml 钙 2.14mmol/L。
2. 术后 3 个月甲状旁腺素 49.25pg/ml，钙 2.2mmol/L。

【专家点评】

甲状旁腺囊肿是临床少见疾病，约占颈部囊性疾病的 1%，占甲状旁腺疾病的 0.5%。根据其是否引起甲状旁腺功能亢进的症状可以分为无功能性和功能性甲状旁腺囊肿。无功能性甲状旁腺囊肿主要发生于中年女性，男女比例约为 1∶2~1∶3.5，常发生于下旁腺，上旁腺受累少见。而功能性甲状旁腺囊肿多发生于男性。功能性甲状旁腺囊肿病人血清钙和甲状旁腺激素均有改变，因血钙升高常导致骨骼、泌尿、消化系统等一系列病理生理改变，如骨关节疼痛、病理性骨折、泌尿系结石、顽固性恶心呕吐、厌食等。无功能性甲状旁腺囊肿通常无明显临床症状，多以颈部肿物为首发症状或体检超声检查发现或是甲状腺手术时被发现，偶尔可因肿物压迫引起吞咽困难，呼吸困难，声音嘶哑。无功能甲状旁腺囊肿实验室检查多无特异性发现。

无功能性甲状旁腺囊肿在术前常难与颈部胸腺囊肿、水囊状淋巴管瘤、鳃裂囊肿、甲状舌管囊肿、甲状腺来源囊肿以及罕见神经来源的神经鞘瘤相鉴别。颈部胸腺囊肿发生于胚胎时期胸腺咽管的残余管道，多在青少年期发病，左侧多发，大部分的这种囊肿会扩大至胸腺。但是颈部胸腺囊肿大多发生于颈前三角区。在胸锁乳突肌内侧或深面，与颈动脉鞘关系密切。甲状舌管囊肿位于颈部正中，多位于上颈部，颈内动脉前内侧，与舌骨关系密切。鳃裂囊肿常位于上颈部，大多在舌骨水平，胸锁乳突肌上 1/3 前缘附近，有时附着于颈动脉鞘的后部，或自颈内、外动脉分叉之间突向咽侧壁。甲状腺下极的甲状腺囊肿，一般与甲状腺有连续，光滑，多数为结节性甲状腺肿，伴有腺体内多发结节，囊液中可含有甲状腺激素。神经源性神经鞘瘤囊性变，镜下表现为梭形细胞，如果来源于喉返神经，术后往往出现声音嘶哑。

术前准确的定位诊断对手术的成功及完整性有重要的意义。目前对于甲状旁腺肿瘤术前定位有肯定价值的除了仔细的体格检查，主要是各种影像学检查，包括 B 超、CT、MRI 及 MIBI 等。B 超因其操作简单、无创、经济，常常作为诊断甲状旁腺肿瘤的首选方法，但正常甲状旁腺因腺体小，位置多在甲状腺背部或背外侧，并可异位于纵隔、胸骨上窝、胸骨后方及颈侧方肌群内等处，故一般的声像图不易显示。

CT 及 MRI 检查并不能提高诊断准确度，但能提示肿物位置、大小及与周围血管关系，特别在纵隔巨大囊肿手术方案制订方面有优势。近年来应用 ^{99m}Tc 甲氧基异丁基异腈闪烁放射计算机断层扫描（^{99m}Tc-MIBI）定位甲状旁腺病变可取得准确的效果，对异位及单发的肿瘤显像敏感性达 82%~100%。由于核素显像使用大视野探头可使整个颈部及胸部一次成像，因而不论对什么位置的肿瘤，结果均具有良好的客观性，这对于提高甲状旁腺异位病变的定位诊断准确率具有明显的优势。但 ^{99m}Tc-MIBI 甲状旁腺显像检查并不适用于无功能性甲状旁腺囊肿。

对于无症状的甲状腺肿物，若 B 超检查提示甲状腺背面（尤其是下极背面）囊性肿物时应考虑本病。需要进一步检查血清 PTH 及血钙、血磷及血清碱性磷酸酶水平。结合病史判断其是否为功能性甲状旁腺囊肿。必要时行细针穿刺抽吸囊液并对囊液行相关生化检查有助于术前明确诊断。肿物穿刺涂片检查由于很少能穿刺到上皮细胞，对诊断囊肿来源并不具有特殊优势，但穿刺能够观察到囊内容物颜色及性质，配合囊液生化检查，如甲状腺球蛋白及 PTH 水平检测，有助于诊断。

手术切除是治疗甲状旁腺囊肿的有效方法。甲状旁腺囊肿可单纯行囊肿切除，无须探查其余甲状旁腺情况，甲状旁腺囊肿有完整的包膜，易于分离剥除。多数甲状旁腺囊肿位于甲状腺后下方，贴近甲状腺下动脉与喉返神经交叉处，处理时应避免误伤喉返神经。手术时应先显露喉返神经，然后再切除囊肿：大部分囊肿的囊壁较薄，分离时动作要轻柔，避免囊肿破裂，从而使囊壁残留。应将囊肿完整剥除，避免囊肿残留日后复发。

本病例术中见囊肿位于甲状腺实质外，与甲状腺及周围组织粘连疏松，囊肿壁薄如纸，囊液清亮，可完整剥除。术中送检冷冻切片快速病理检查。回报甲状旁腺来源组织。手术切除标本肉眼检查为囊状，壁薄光滑透明，内含淡黄色或无色清亮液体。

（王　玲　李会政）

参 考 文 献

1. Haroche J，CohenAubart F，Rollins BJ，et al.Histiocytoses：emerging neoplasia behind inflammation［J］. Lancet Oncol，2017，18：e113-25.

2. 李涤臣.Rosai-Dorfman 病.临床与实验病理学杂志，2002，18（6）：645-647.

3. 刘艳梅，杨群培，高立敏，等.鼻的结外 Rosai-Dorfman 病 10 例临床病理观察及文献复习［J］.中华病理学杂志，2012，41（12）：844-845.

4. 罗颖君，马寒.Rosai-Dorfman 病发病机制的研究进展［J］.国际皮肤性病学杂志，2016，42（4）：247-249.

5. Shrirao N，Sethi A，Mukherjee B.Management Strategies in Rosai-Dorfman Disease：To Do or Not To Do［J］. J Pediatr Hematol Oncol，2016，38（7）：e248-250.

6. Locketz GD，Horowitz G，Abu-Ghanem S，et al.Histopathologic classification of parapharyngeal space tumors：a case series and review of the literature［J］.Eur Arch Otorhinolaryngol，2016，273（3）：727-734.

7. Cassoni A，Terenzi V，Della Monaca M，et al.Parapharyngeal space benign tumours：our experience［J］.J Craniomaxillofac Surg，2014，42（2）：101-105.

8. 石小玲，陶磊.咽旁间隙肿瘤手术入路的研究进展［J］.中国眼耳鼻喉科杂志，2016，16（2）：135-137.

9. Shahab R，Heliwell T，Jones AS.How we do it：a series of 114 primary pharyngeal space neoplasms［J］.Clin Otolaryngol，2005，30（4）：364-367.

10. Wang J，Li WY，Yang DH，et al.Endoscope-assisted Transoral Approach for Parapharyngeal Space Tumor Resection［J］.Chin Med J（Engl），2017，130（18）：2267-2268.

11. 刘玲，杨群，培魏懿，等.颈部 Castleman 病影像表现及病理对照［J］.中华放射学杂志，2010，44（3）：323-325.

12. 陈晓峰，韩辉，李永红.局灶性 Castleman 病 17 例报告并文献复习［J］.癌症，2008，27（3）：315-318.

13. 马世红，王军.颈部巨大淋巴结增生症误诊 10 例分析［J］.中国误诊学杂志，2008，8（6）：1390-1391.

14. 杨征，陈晓红，房居高，等.无功能性甲状旁腺囊肿临床分析［J］.中华耳鼻咽喉头颈外科杂志，2012，47（5）：417-419.

15. 冯露，刘善延，张旭，等.无功能性甲状旁腺囊肿的外科诊治经验［J］.中华普通外科杂志，2015，30（7）：566-567.

16. 刘艳丽，朱桂兰，聂增尧，等.非功能性甲状旁腺囊肿五例的临床分析［J］.中华普通外科杂志，2002，17（6）：356-357.